欧州医療制度改革から
何を学ぶか

超高齢社会日本への示唆

松田晋哉

勁草書房

は じ め に

　少子高齢化の進行と不断の医療技術の進歩により医療費が増加し続けている．しかしながら，国民皆保険を支える財政は，経済成長の低下と雇用状況の変化により厳しい状況が続いている．他方で，国民の医療に対する要求は高まっており，その対応に医療者が現場で戸惑う事例も散見される．こうした状況下で，これからの医療制度をどのように再構築するのかが重要な政策課題の１つとなっている．

　国民皆保険と言いながら我が国の医療費の財源の 40％ は税金である．我が国と同様，社会保険制度に基づく医療保障制度を構築してきたフランスやドイツが収支相等原則を厳しく適用して医療保障の財政規律を維持してきたのとは対照的である．しかしながら，フランスやドイツの医療財政も我が国と同様厳しい状況にある．収支相等原則に基づく保険財政運営の結果，これらの国では保険料率が我が国に比較するとかなり高くなっている．企業にとって高い保険料率は高コストにつながり，それが国際競争を勝ち抜く上で不利であるとの強い不満がある．また，国民にとっても高い保険料率に好ましいものではない．

　1970 年代，欧州は２度のオイルショックによって経済状況が著しく悪化した．おりしも第二次世界大戦後の福祉国家建設により，企業や政府の社会保障負担はかなり大きいものになっていたため，この経済環境の変化は欧州諸国における医療政策の見直しの契機となった．医療計画や総額予算制といったマクロレベルでのコントロール，DRG 導入や内部市場の創設といったミクロレベルでの医療提供の効率化などが 1970 年代以降，欧州各国で取り組まれることとなった．この欧州の経験は我が国の医療制度改革の将来を考える上で参考になる点が少なくない．なぜならば，現在わが国で議論されて

はじめに

いる改革案の多くはすでに欧州の医療制度改革の過程で「社会実験」として一定の評価がされているからである．特にアメリカで開発されたマネージドケアや疾病管理，DRG，管理競争といった手法が，国民保健制度や社会保険制度の国でどのように展開されていったのかを知ることは興味深い．

ただし，多くの識者が論述しているように，欧州の医療制度改革は必ずしもうまく行っているわけではない．また，制度の基盤となる歴史や文化が異なる国の仕組みが，そのまま日本に適用できるものでもない．それでも制度研究を行う意義は大きい．制度研究のポイントは出来上がった制度の内容を検証することよりも，それが構築される過程で行われた議論にあると筆者は考えている．欧州の場合，医療制度改革に伴って種々の議論とそれに基づいた社会実験が行われ，そしてその結果を踏まえてその制度を一般化するかどうかが検討される．この過程にこそ我が国が学ぶべき多くのヒントがある．本書は筆者のこれまでのヨーロッパ諸国の医療制度研究を国相互の比較を行いながらまとめ直したものである．筆者の理解不足のために誤った記載があるかもしれない．また，本書の執筆に当たっては多くの文献を参考にさせていただいた．そのすべてを引用文献・参考文献として明記したつもりであるが漏れているものもあるかもしれない．読者の方々のご指摘をいただければ幸いである．いずれにしても本書が医療制度に関心のある方々の何かのお役にたてばと思う．

目　　次

はじめに　i

第Ⅰ部　ヨーロッパの医療制度の概要

第1章　イギリスの医療制度 ……………………………………3

はじめに　3／1　医療保障制度　4／2　医療提供体制　26
／まとめ　31

第2章　フランスの医療制度 ……………………………………37

はじめに　37／1　医療保障制度　38／2　医療提供体制
64／まとめ　77

補　論　フランスの自由開業医療職について ……………89

はじめに　89／1　フランスの自由開業セクターの原則
90／2　フランスの自由開業コメディカル　91／3　近年の
動向　94／まとめ　97

第3章　オランダの医療制度 …………………………………101

はじめに　101／1　医療保障制度　102／2　医療提供体制
110／まとめ　122

第4章　ドイツの医療制度 ……………………………………129

はじめに　129／1　医療保障制度　129／2　医療提供体制
146／まとめ　161

iii

目　次

第5章　ヨーロッパにおける近年の医療制度改革の概要

···169

1　外来医療　172／2　入院医療の適正化　174／3　医療技術・医薬品政策　175／4　医療職の適正配置　176／5　医療費の適正化　176／6　代替政策　179／7　質の保証　180／8　改革理念としての第三の道　182／9　社会実験　184

補　論　ヨーロッパにおけるコミュニティケアについて

···186

はじめに　186／1　コミュニティとは　187／2　第二次世界大戦後のヨーロッパにおける移民問題　188／3　ヨーロッパにおける多文化主義の行きづまりと新自由主義的思考の広がり　189／まとめ　190

第Ⅱ部　日本への示唆

第1章　日本の医療制度の概要　································201

1　財政方式　201／2　診療報酬　203／3　医療提供体制　203／4　保険者機能　204

第2章　今後日本でも検討されるべき対策　··················207

1　コントロールされた代替政策（substitution）　207／2　民間活力の活用　210／3　患者のエンパワーメント（Self care, Self medication）　219／4　プライマリケアの充実　223／5　予防を重視した制度設計　228／6　医療職の偏在対策　233／7　質の保証　239／8　医療政策推進の

ための基盤づくり——シンクタンク及び審議会の在り方
244／9　公的保険の給付範囲の見直し　246／10　人口構
造の変化に対応した社会保障制度の再構築　247／11　改
革の基盤としての情報化，そして理念　250

付録　1990年代から2010年代のヨーロッパ諸国における政治状況　259
　　　主な統計資料　293
おわりに　301
事項索引　305
人名索引　317

第Ⅰ部
ヨーロッパの医療制度の概要

本章ではヨーロッパの主要 4 か国（イギリス，フランス，オランダ，ドイツ）の医療制度について説明する．欧州においてイギリスとオランダは制度改革が最も積極的に行われている国である．前者は税金に基づく National Health Service の効率性を如何に向上させるのか，そして後者は社会保険制度に内在する医療費増の傾向を如何にコントロールするのかという点に重点をおいた改革を行ってきている．そして，フランスはイギリスを，ドイツはオランダを参考としながら制度改革を行っているという印象を筆者は持っている．筆者がフランスに留学したのが 1991 年から 1992 年で，それを機に欧州の医療制度の研究を始めたことを踏まえて，分析の期間は 1990 年前後から 2010 年前後の 20 年間を対象としている．この期間は欧州各国で大きな医療制度改革が行われた時期にあたる．この意味で我が国のこれからの医療制度改革のあり方を考える上で参考になる時代であると考える．

　なお，記述や図表の一部は前著（『医療のなにが問題なのか──超高齢社会日本の医療モデル』，勁草書房，2013 年）と重なる部分もあるがテーマの関係上ご容赦いただければと思う．

第❶章　イギリスの医療制度

はじめに

　イギリスの医療制度はベバリッジ報告（1942 年）に基づいて 1948 年より導入された国民保健サービス（National Health Service：NHS）と呼ばれるものである．税を財源として全国民に医療を保障するイギリスの NHS は他の先進国の注目を集め，オーストラリア，ニュージーランド，カナダといった英連邦の国々だけでなく，北欧諸国，スペイン，ポルトガル，イタリアなどの国でも採用されている．しかしながら，予算制にありがちな非効率性とそもそもの財源不足により，長い入院待ちなどを始めとして 1970 年代以降は機能不全ともいえる状況になり，歴代の政府が種々の改革を行うこととなる．一貫しているのは競争を促進することで，医療の質と効率性を向上させようという姿勢である．

　なお，周知のとおりイギリスはイングランド，ウェールズ，スコットランド，北アイルランドの連合国であり，医療制度を含めた行政システムには地域ごとに若干の差がある．ここではイングランドの制度を前提に説明する．

第1章　イギリスの医療制度

1　医療保障制度

1-1　医療保障制度の概要

　NHSでは予防からリハビリテーションまでの包括的な医療が，税を財源として，全国民に提供されている（図表1-1）．国民は自分の家庭医（General Practitioner GP：一般医）をあらかじめ決めて登録し（現在はGPのいる診療所に登録），通常の診療についてはまず家庭医の診療をうけなければならない．そして，家庭医が必要と判断した場合，病院の専門医に紹介されるというゲートキーピング（門番機能）の仕組みが導入されている．家庭医の選択は自由であり，逆に家庭医も登録する住民の居住地が診療所から大きく離れている場合などは登録を拒否できる仕組みとなっている．家庭医への登録は当該診療所に行って申し込みを行うことで可能である．一般医及び病院での診療

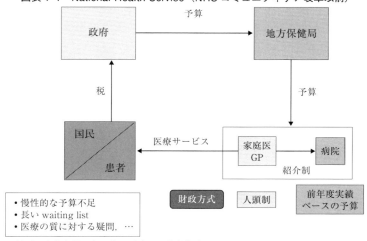

図表1-1　National Health Service（NHSコミュニティケア改革以前）

＊以下，出典表記のないものはすべて筆者作成．

1　医療保障制度

図表1-2　NHS Choiceによる住民への情報提供

A&E（救急）とWalk in Centre
24時間受診可能のA&Eに加え，Walk in Centreも都市部・地方共に存在

❖ このような24時間診療所ではNurse Practitionerによる診察，処方も行われている

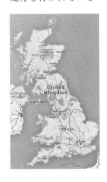
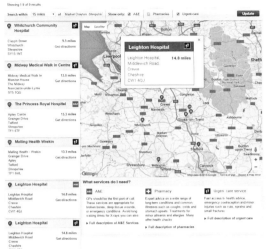

に関して自己負担はないが，薬剤や歯科診療に関しては自己負担がある．なお，NHS憲章の「住民の権利としてのGP及び病院選択の自由」を保証するために2007年から各種情報（所在地，患者登録数，利用患者による評価など）に基づいてGP及び他の医療機関を選択することを支援するNHS Choiceというウェブサイトが運用されている（www.nhs.uk/service-search/）．図表1-2は救急を行う医療機関についての画面を例示したものである（なお，このような情報提供サービスは我が国においても各都道府県医師会によって行われている．例えば，福岡県メディカルセンターのホームページを参照されたいwww.fmc.fukuoka.med.or.jp/fmc/index.asp）．

　イギリスの医療は予算制となっているために，他の先進国に比較すると国民所得に占める医療費の割合が低くなっている．それでも1970年代のオイルショック以降，経済状況が悪化する中で医療費の増大が問題となった．その一方で長い入院待ち期間に代表される公的医療の非効率性の改善も重要な政策課題となっていた．医療の効率性の改善と医療費の抑制を同時に達成す

5

図表1-3 イギリスの医療制度（NHSコミュニティケア改革以後）

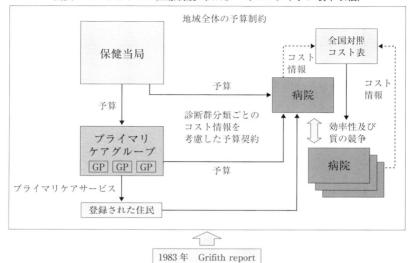

る目的で1990年に当時のサッチャー・メージャー政権によって行われたのが次節で説明する国民保健サービス・コミュニティケア改革である（図表1-3）．

1-2 歴代のNHS改革

(1) サッチャー・メージャーの国民保健サービス・コミュニティケア改革

　サッチャーはNHSの非効率性の原因は競争が不足していることによると考えた．そこで，1983年に出されたGrifithレポートに基づいて，NHSにマネジメント改革を導入することを決定した．具体的には地方レベルで財政当局とサービス提供者を分離し内部市場を構築して，サービス提供者間で価格と質の競争を促進しようとしたのである．この理念に沿ってNHS改革を進めるために制定されたのが，1990年サッチャーの後を継いで政権についた

メージャーによる NHS 及びコミュニティケア法 National Health Service and Community Care Act である.

この法律に従って,それまでは地区当局(日本の都道府県に相当)が医療財政とサービス提供を一括して行っていたものが,提供者と購入者に分離され,独立した経営主体となった病院(NHS トラスト病院)のサービスを地区当局が病院との価格交渉によって購入するという内部市場(擬似市場)の仕組みが導入された.さらに経営状況の悪い(=非効率的な)病院についてはそれを閉鎖し,また清掃やリネン部門,給食や看護補助などの部門・人材は民間の派遣会社に委託するという経営のスリム化も行われた.こうした病院の民営化はサッチャーの後を継いだメージャーによっても継続され,NHSトラスト病院に PFI(Private Finance Initiative)が導入された.これは病院の建設及びその後の運営を民間の出資によって行い,その運営会社に Trust 病院が賃料や管理費用を支払って病院医療を行うというスキームである.契約期間は 30 年以上にわたるものが一般的である.

また,家庭医についても登録患者のために病院医療を購入する権限と予算を持つシステムが導入された(これを GP ファンドホルダーという).具体的にこれを説明する.イギリスでは国民は家庭医を登録し,病院を受診する際には家庭医による紹介が必要となる.サッチャー・メージャー改革ではこの患者を紹介するという機能に付加する形で,家庭医が病院と医療サービスの価格を交渉する仕組みが導入された.医療サービスの価格は,当初は 1 日当たり入院費用額のようなものであったが,その後イギリス版 DRG である HRG(Health Resource Groups)をもとにしたものになった.各 HRG には全国の病院から収集したコストデータをもとに作成された標準コストが設定されており,家庭医はこのデータをもとに各病院と価格交渉を行うことが期待されたのである.

この改革により家庭医の地位が向上し,また薬剤処方量が抑制されるといった効果も部分的には観察された.しかしながら,事務コストが高くつくこと,また事前に予想したほど市場原理主義的な競争はおこらず,質やコスト

第1章　イギリスの医療制度

に関する改善効果も観察されなかった．その理由としては，患者の多く（特に高齢患者）は多少の価格差よりもアクセスのしやすさを重視したことなどが指摘されている（Klein R, 1995）．さらにファンドホルダーになっているGP となっていない GP との間で登録している住民の受けることができる医療に差が生じているという批判もあった．こうした批判がブレア政権におけるプライマリケアトラスト創設につながっていく（後述）．

(2)　ブレア改革

1997 年に保守党に代わって政権についた労働党は，競争的な仕組みではなく，関係者間のパートナーシップに基づいて総合的なサービス提供体制を構築することを掲げ，NHS に関して以下の 6 つの原則を示した（The Stationery Office, 1998）．

① 全国民が質の高い医療にアクセスできる．
② 地方自治体の責任で国の示す基準に合う医療を提供する．
③ NHS と地方自治体のパートナーシップを確立し，Local Health Improvement Programme という保健事業（健康づくりや健康教育など）を実施する．
④ 官僚制を排除し，パフォーマンスの評価に基づく効率的なサービス提供を実現する．
⑤ サービスの質に焦点をあてる．
⑥ 公的サービスとしての NHS への国民の信頼を再構築する．

図表 1-4 はブレア改革後の NHS の概要である．以下，この図をもとに説明する．改革を進めるにあたってブレア政権は質の高い医療へのアクセスを保証するための NSF（National Service Framework），費用対効果の高いサービスを提供するための NICE（National Institute for Clinical Excellence；現在はソーシャルケアもその業務範囲になったことにより，National Institute for Heath and Care Excellence と名称が変わっている），医療の質評価のための CHI（Commission for Health Improvement，現在は CQC：Commission for Qual-

8

1　医療保障制度

図表1-4　イギリスの医療制度（ブレア政権以後）

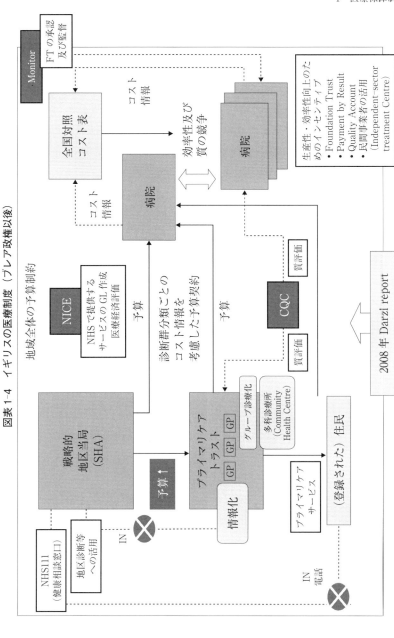

IN：Internet, FT：Foundation trust
GL：Guideline

第 1 章　イギリスの医療制度

ity Control）の 3 つの枠組みを創設した．以下それぞれについて説明する．

NSF

　NSF は領域ごとに医療サービスの基準とサービスモデルを設定し，それ
をプログラム化した上で実行をサポートする事業である．サービスモデルに
おいてはパフォーマンス指標が設定され，合意された期間における実行状況
がモニタリングされる．2015 年時点では，がん戦略（Cancer Strategy），冠
動脈疾患対策（Framework for CHD），慢性閉塞性呼吸器疾患の国家戦略（Na-
tional Strategy for COPD），糖尿病の質指標（Diabetes Quality Standard），腎
疾患のケアに関する標準の設定（Setting Standard for Kidney care），慢性疾
患戦略（Framework for chronic conditions），精神保健戦略（Mental health
startegy），高齢者対策（Framework for older people），脳卒中ケアの標準
（Standard for stroke care）が設定されている．例えば，がんに関して設定さ
れている指針では Improving outcomes（アウトカムの向上）で，イギリスに
おけるがんの状況（有病率・死亡率など）を示した上で，予防のための戦略
（一次予防，二次予防），より適切な治療（放射線治療，陽子線治療，医療への早
期のアクセス），実施状況のモニタリング（患者意見の収集を含む）が行われ
ることとなっている．こうした対策によって，年間，現在よりも 5,000 人以
上の救命を行うことが目標として示されている．また，患者の QOL に関す
る目標が設定されていることが特徴である（www.nhs.uk/nhsengland/NSF/）．

NICE

　NICE はエビデンスに基づく信頼できる医療及び社会サービスのガイドラ
インの作成と質の標準の作成，そして医療技術評価を行うことを任務とする
NHS の組織である．組織は公衆衛生に関するガイダンスを制定する Centre
for Public Health Excellence，臨床ガイドラインを作成する Centre for Clinical
Practice，技術評価及び治療に関するガイダンスを作成する Centre for Health
Technology Evaluation から構成されている．当該医療行為を NHS の提供す

るサービスに含めるかどうかは NICE の HTA（Health Technology Assessment：医療技術評価）によって決まるが，その方法論が諸外国における医療技術評価の基本となっている（後述）（https://www.nice.org.uk/）.

CHI

イギリスでは 1980 年代から種々の組織が医療の質評価に取り組んでいたが，共通の基盤がないため，そうした試みが施策に反映されることはなかった．また，国営医療のため経営の質を評価するということもなかった．CHIはこのような状況を改善し，NHS サービスの提供者の医療の質及び経営の質を評価する枠組みとして創設されたものである．CHI の事業を進めるために，国レベルで NHS Performance Assessment Framework が創設され，健康状態の改善，公正なアクセス，適切なケアの効果的提供，効率性，患者とその介護者による評価，医療アウトカムの 6 つを軸として，領域ごとの指標が設定された．

2004 年に CHI は Healthcare commission となった後，2008 年の the Health and social care act によって Care Quality Commission（CQC）に組織変更されている．CQC は政府とは独立した組織で，医療，ソーシャルケア，精神保健の各分野のケアの質向上を目的とした種々の活動を行っている．CQC はケアの質保証を目的として，組織の監査も行っている．CQC の定める質基準を満たすことはサービス提供者として認可される（ライセンスを与えられる）ための要件となっている．サービスごとに質評価のためのガイドラインが公開されており（Provider handbook），各サービス提供組織はそれにしたがって質の評価を受けることになる．例えば，急性期病院の外科のガイドラインでは，各部門の状況について，安全（safe：患者は回避可能な乱月や危険から守られているか），有効性（effective：治療は EBM に基づいて行われているか），ケア（caring：職員は患者を親切丁寧にそして尊厳を尊重してケアしているか），反応性（responsive：患者のニーズにあったケアがされているか），適切な主導（well-led：リーダーシップとマネジメント，そしてガバナンスが質の高い患

第1章　イギリスの医療制度

者中心医療を実現し，学習とイノベーションをサポートし，開放的で公正な組織文化を促進しているか）の各視点に対応する具体的項目の評価をもとに質及び安全に関する組織全体の評価が行われる仕組みとなっている．（http://www.cqc.org.uk/）

　こうした政策目標を達成するために，ブレア政権はコミュニティレベルでのマネジメント力の向上を試みた．具体的には個々の家庭医が予算を管理する仕組みではなく，医療職のグループ（50人程度の家庭医，地域看護師，理学療法士など）が包括的な医療サービスに関する予算を管理するプライマリケアグループあるいはプライマリケアトラスト（Primary Care Group：PCG, Primary Care Trust：PCT）の仕組みを導入した．ここで重視されたのはPCTのコミッショニング機能であった．ここでコミッショニングの定義であるが，NHSはそれを，「医療・福祉サービスを効果的に対象者のニーズを満たすよう確実に提供するプロセス」としている．具体的には対象者（及び地域）のニーズの評価，そして評価結果に基づく優先順位を考慮した上でのサービスの調達とその提供状況の管理まで責任を持つプロセスである．また，新しい制度では従来以上に予防的なサービスが重視され，看護師が24時間体制で電話やインターネットにより国民の健康相談にあたるNHS Direct（現在はNHS 111）などのサービスが提供された．

　サービスの総合性を高めるためそれまでソロプラクティスの多かったGPの診療所（これをGP surgeryという）については，徐々にグループプラクティス化され，5人くらいのGP及びPractice Nurseが共同で診療にあたる仕組みが一般化されている．Practice Nurseは独立して診療を行う権限を持った看護師で，主に乳幼児健診や妊婦の管理，予防接種，慢性疾患患者の管理（治療的健康教育を含む）などを行っている．

　さらに地域ごとの医療政策をより効果的に行うために，従来の地域当局は戦略的地域当局（Strategic Health Authority：SHA）に改組された．これは国レベルで策定された健康政策を実現するためにはより地域別の状況を勘案した上で政策を展開することが望ましく，そのためには分権化が必要であると

いう政府の考えによるものである．さらに SHA レベルに戦略的マネジメント（strategic management）の機能を持たせた上で，実際の政策目標の実施（operational management）は PCT にゆだねるという改革が行われた．

しかしながら，長い入院待ちに代表される医療の質の問題はなかなか改善されなかった．問題の根本にはそもそも医療に対する予算が少なすぎることがあった．そこで，ブレア政権は 2000 年の NHS 計画（NHS Plan 2000）で医療予算を EU 平均レベル（対 GDP 比）まで増額することを公約に掲げ，実際医療に対する予算を大幅に増加させた．そして，この予算をもとに 2010 年を目標年度として以下のような目標を掲げて実行に移していった．

- 全国で 7,000 ベッドの増床
- 100 の新病院の建設と 500 の one-stop primary care service の創設
- 3,000 以上の GP 診療所の近代化
- 250 台の CT スキャナーの新規導入
- 医療職の増員：病院医師（コンサルタント）7,500 人，GP 2,000 人，看護師 20,000 人，セラピスト（OT/PT/ST）6,500 人，医学部定員の 1,000 人増

また，こうした医療全体への資源投資を増加させる一方で，医療の効率性をあげるためにいくつかの重要な改革を行った．まず，その第一のものは個々の病院がより大きな裁量を持って経営にあたることができるようにするために，基金トラスト（Foundation Trust：FT）という仕組みを導入したことである．FT になるためには経営状況の安定性や診療実績などの条件を満たす必要があるが，認定されると民間の金融機関から融資を得ることができ，また施設や人員の整備もより大きな裁量を持って行うことができるようになる．

第二は病院医療からプライマリケアへの資源の再配分である．このためには病院医療の効率性の向上が不可欠であり，そのための目標が設定され，それをモニタリングする仕組みが導入された．これが前述の CHI の枠組みである．また，病院は病院で行うことが望ましい領域に特化し，プライマリケ

第1章　イギリスの医療制度

アにゆだねることができるものは，GP レベルで対応することとされた．そして，これを可能にするために PCT 内に少なくとも一か所の Community Health Centre（多科診療所 Polyclinic）を創設することが義務づけられ，コミュニティレベルで一次医療とある程度の二次医療が提供される体制作りが進められた．

　第三のものは民営化のさらなる推進であった．2000 年の NHS 計画では保健省と民間の医療提供者協会との間で，待期手術，救急医療，亜急性期医療（リハビリテーション等）の 3 領域で NHS の財源で民間の医療提供事業者が医療サービスを行うことが可能になった．また，2002 年以降はさらに民間事業者の活用が進み，白内障，股関節置換術，膝関節置換術，心臓手術などの待期手術を行う Independent-sector Treatment Center の設立が進み，NHS との契約下で国民がこうした施設で手術を受けることが可能になっている．さらにプライマリケア領域でも民活が進み営利民間組織が NHS 制度下での GP サービスを行うことが可能となっている．例えば，GP surgery が時間外診療のみをそのような民間事業者に委託することも可能である．しかしながら，行き過ぎた民活は医療費増をもたらす懸念があったことから，2009 年には NHS が委託事業者に関して指定を行う Preferred Practitioner Model が導入されている．

　第四のものは支払い方式の変更である．例えば，従来の Trust 病院への支払いはどのような手術を何件という予測ベースの Block contract であったが，イギリス版 DRG である HRG の精緻化とコストデータが作成されたことを受けて成果に基づく支払い方式 Payment by Result（PbR）が導入された．HRG ごとの価格は当初は国レベルでの平均であったが，徐々にベストパフォーマンスレベルに変更されている．そして，その上でパフォーマンスの良い病院に追加のボーナスが支払われる Pay for Performance（P4P）の仕組みが導入された．さらに後述の Darzi レポートによる提言を受けて Quality account 制度も導入されている．これは CQC（かつての CHI）の定める臨床指標の達成度を各病院が測定し，それを 4 半期ごとに NHS 当局に提出し，各

施設はその結果に基づいて支払額の調整を受けるという制度である（例えば，成績の良い施設は追加の支払いを受けることができる）．

　第五の改革は患者個人のエンパワーメントとそれをサポートする医療職の育成である．具体的には慢性疾患を持つ患者のセルフケア能力向上を支援する Expert Patient Programme が開始され，患者の予防活動を支援する NPO の育成などが行われている．また，慢性疾患患者のセルフケアの支援については薬剤師の役割が重視されるようになっており，例えば OTC 医薬品の使用にあたっての薬剤師によるアドバイスが評価されている．患者のエンパワーメントに関しては NHS Direct という患者への助言システムも導入されている（現在は NHS 111 と名称が変更されている）．これは 24 時間体制の電話およびインターネットで国民に健康相談や情報の提供を行うものである．2010 年の実績では 1 年間で 500 万件の電話相談と 4,200 万件のインターネットへのアクセスがあったと報告されている．しかしながら，この仕組みについては当初の目的であった GP の負担軽減にはつながらず，かえって潜在需要を掘り起こし，GP への負荷を高めただけという批判もある．

　第 6 の特徴は質の重視である．無料の医療が国民の広い支持を得ている一方で，長い入院待ちに象徴されるイギリス医療の質の問題はもう 1 つの重要な国民の関心事であった．1999 年の Health Act で質の保障義務が明記され，それを担う CHI（2009 年に CQC に改編）の創設，そして評価指標の総合的評価としてのスターシステム（質のレベルを星の数で評価，現在は廃止されている）の導入，P4P や Quality account といった質と連動した支払方法の導入などが行われている．また，GP の Harold Simpson 医師による患者殺害事件や Stafford General Hospital におけるディフィシル菌 Clothtridium difficile の院内感染による過剰死亡や虐待事件も国民の医療の質への関心を高めることとなった．

　労働党政権下における NHS 改革の特徴は毎年出される白書や法律で，改革の目標が設定されたことである（例えば，1997 年 The New NHS: Modern, Dependable, 1998 年 A First Class Service: Quality in the New NHS, 1999 年

第1章　イギリスの医療制度

Our Healthier Nation, 2000 年 NHS Plan 2000, 2003 年 The Health and Social Care Act, 2003 年 Keeping the NHS local New direction of Travel, 2006 年 Our health, our care our say, 2007 年 The World Class Commissioning Framework 及び Trust, Assurance & Safety). そして，その状況をモニタリングするために医療の情報化が進み，現在では GP surgery の診察室の PC から，日常診療業務に連動する形で医療のパフォーマンスに関する情報が NHS に体系的に収集され，そして分析される仕組みとなっている.

　近年の NHS 改革の動向を考える上で重要なものが 2008 年に出された Darzi レポート（DH, 2008）である. このレポートでは国民の健康を保持するための予防サービスの充実，患者のエンパワーメント，有効な治療の提供，患者安全の重視といった 1997 年の NHS 白書の内容を踏襲した上で，新しい提案として PCT が地方自治体との協力のもと患者の個別ニーズにあった総合的サービスをコミッショニングする体制を構築すること，NICE による質評価の対象を拡大すること（例えば，福祉サービスも含む），ケアの質に関する体系的評価と結果の公表制度（Quality Account）の導入などが提案され，そしてその後実施に移されていった. また，同報告で「臨床家が改革の主たるプレイヤーになるべき」という提言がその後の CCG 創設につながっていく（後述）.

　以上のような労働党政権における NHS 改革はどのような効果をあげたのであろうか. 保守党政権と同様の民間部門の活用により NHS サービスは量・質ともに改善し，また医療の情報化と透明化が進んだことは確かである. NHS 予算の増額により手術数は大幅に増加した（Boyle S, 2011）. 例えば，1998-9 年に比較して 2009-10 年では白内障手術が 73%，股関節置換術が 47%，PCI が 227%，MRI による検査件数は 50 万件から 200 万件，CT による検査は 125 万件から 372 万件に増加している. GP サービスにおいても診療時間延長への経済的インセンティブが設定されたことから，2009 年には 77% の GP が診療時間の延長を行い，国民の GP サービスへのアクセスが改善されている. ブレア政権が設定した医療の質目標に関しても，例えば 10

万人の入院待ち患者の解消（2000 年 3 月に達成），外来における予約後診察までの時間の短縮も 2002 年の 12.7 週から 2010 年の 4.3 週まで改善されている．また，NHS に対する国民の満足度調査の結果を見ると，「NHS に満足している」と回答した者の割合は 1997 年の 34% から 2009 年の 64% に大幅に改善している．

　しかし，他方で NHS 予算の増額の大半はスタッフの給与費に回っており，サービスの生産性・効率性は改善していないという指摘もある（Boyle S, 2011）．また，ブレア政権になっても継続的に行われた病院への PFI 導入についても，コスト削減にはつながっていないという批判がある．もっとも効果のあった削減策は NHS 全体で 10% にもなる不動産の売却で，これは経営体質を強化した一方で，地方における病院へのアクセスを悪化させた（地域間の医療提供体制の格差拡大）．さらに病院情報システムの整備が不完全な状態での医療の質指標の作成と公開（Quality account）制度の導入は，病院の事務負担を高めマネジメント部門の作業負荷と人件費を増大させている．

　2011 年に出された Health in Transition -United Kingdom- の Conclusion の章では労働党政権は待機手術等などについてはその提供量を増加させ，Waiting list を削減するといった効果ももたらしたが，Value for money 改革については失敗したと結論づけている（Boyle S, 2011）．そして，ここで重要な点は一連の改革は好調な経済の裏付けのもとで行われてきたということである．一人当たり医療費と医療費全体に占める公的部門支出は 1980 年に ￡231・89% であったが，これが 2000 年には ￡1,168・74% となっている．しかし，2000 年の NHS 予算の増額とリーマンショック以後の経済悪化の影響を受けてこれらの値は 2008 年には ￡1,852・83% となっている．

（3）　キャメロン改革

　キャメロン政権による NHS 改革であるが，その基本的路線は労働党政権のものと大きな差はない．すなわち，民営化，地方分権化の推進とその前提としての個人およびコミュニティの自立である．しかし，前節の最後で記述

第1章　イギリスの医療制度

したように，ブレアが政権についた時と異なり，財政状況は厳しいものとなっており，キャメロン政権は前政権のような NHS に対する大盤振る舞いをすることはできなかった．

2010 年に新政権が出した白書 Equity and Excellence: Liberating NHS（公平と卓越：NHS の自由化）は "more freedom, more transparency" を掲げ，①患者中心であること，②結果を改善すること，③自立性・説明責任・民主的正当性を向上させること，④官僚主義を排除し，効率性を上げることの 4 つを基本方針としたうえで，以下のような改革案を出している（DH, 2010）．

- ・　公衆衛生サービスの強化
- ・　Health and Social Care Information Center の創設
- ・　NICE による social care 領域の評価
- ・　NHS Trust 病院の廃止とその FT への全面的移行
- ・　CQC による質評価の強化（Quality account の充実）
- ・　Monitor（後述）による医療及び経営の質の監視の強化

以上の改革を具体化するために制定されたのが 2012 年の「医療及び社会ケア法　Health and Social Care Act」である．内容的には，前政権の政策を引き継いだものとなっており大きな変化はない．しかしながら財政状況の厳しさを受けて，効率性向上による費用の捻出と配分の改善が当面の政策目標の前提となっている．具体的には病院医療を効率化することで 200 億ポンドの財源を確保し（効率化基金），それをもとに病院からコミュニティケアに資金を移すとしている．その第一の具体的施策が PCT の解体と CCG（Clinical Commissioning Group）の創設である．

PCT は患者（特に高齢者や障害者）の複合的な医療福祉ニーズに総合的に応えようという画期的な試みであったが，実際にはサービスの財源が NHS（医療）と自治体（福祉）に分かれていることがネックとなり，調整役を担うスタッフのコミッショニング機能が十分には働かなかった．その原因の分析結果をふまえて，医療について病院からコミュニティケアにという流れを作るためには，コミッショニングに関してより臨床的な力を持った職種が担当

18

した方が良いということ，そしてそうした意思決定は現場に近いところで行った方が管理コストも安くなるということが合意された．こうした検討結果を踏まえてキャメロン政権は PCT を解体して CCG という新しい組織体を制度化した．

図表 1-5 及び図表 1-6 はその仕組みを説明したものである．キャメロン政権による NHS の改組により，保健医療政策は保健省――4 つの Regional office――27 の Local office の階層構造の中で行われることとなった．そして，各 Local office の下に地域単位で CCG が組織されている（全国で 212 か所）．CCG は GP，NP，ソーシャルワーカーなどで構成されており，NHS と地方自治体の双方から予算を得る．GP グループの医師のうち，通常の臨床サービス以外にコミッショニングの役割も担うことになった者は，多職種で構成される理事会の評価結果に基づいて，顧客である患者のためにプライマリケアサービス，病院サービス，福祉（介護）サービス，メンタルヘルスサービスをサービス提供者から購入して，サービス提供を組織化する．ここで注目される点は病院間の競争だけではなく，病院などのセカンダリーケアとプライマリケアとの間の競争も導入されていることである．例えば，それまで地域の精神病院が担っていたデイサービスを地域のプライマリケア組織がより良い費用対効果で提供できるのであれば CCG が後者と契約するということが可能となった．その他，同様の競争が例えば病院の救急部門とプライマリケア組織の Walk in centre でも導入されている．また，social prescribing（社会的処方）という興味深い仕組みも導入されている．これは例えば認知症のために地域の中で孤立しがちな高齢者及びその介護者に対してアルツハイマー協会などの NPO が提供している支援サービスを GP が紹介するというようなものである．いわゆる医療的なケアだけでなく，地方自治体や NPO が提供する社会サービスを処方するというものである．そして，こうした社会サービスを提供する NPO はそのサービスに関して CCG と契約し，予算を受け取っている（ただし，こうした予算は当該 NPO が必要とする費用のすべてを確保するものではなく，当該 NPO はチャリティなどの資金獲得活動を別途行っ

第1章　イギリスの医療制度

図表1-5　イギリスの Clinical Commissioning Group

20から30のGP診療所から構成される地域がCCGの地理的管轄となる。CCGは管轄地域内のGPから選挙で選ばれるGP及び地域の病院の医師、NHSの委員、住民代表から構成される理事会があり、これが、顧客である患者のためにプライマリケアサービス、病院サービス、福祉（介護）サービス、メンタルヘルスサービスを契約する。GPは必要に応じて、患者にこれらのサービスを処方する。

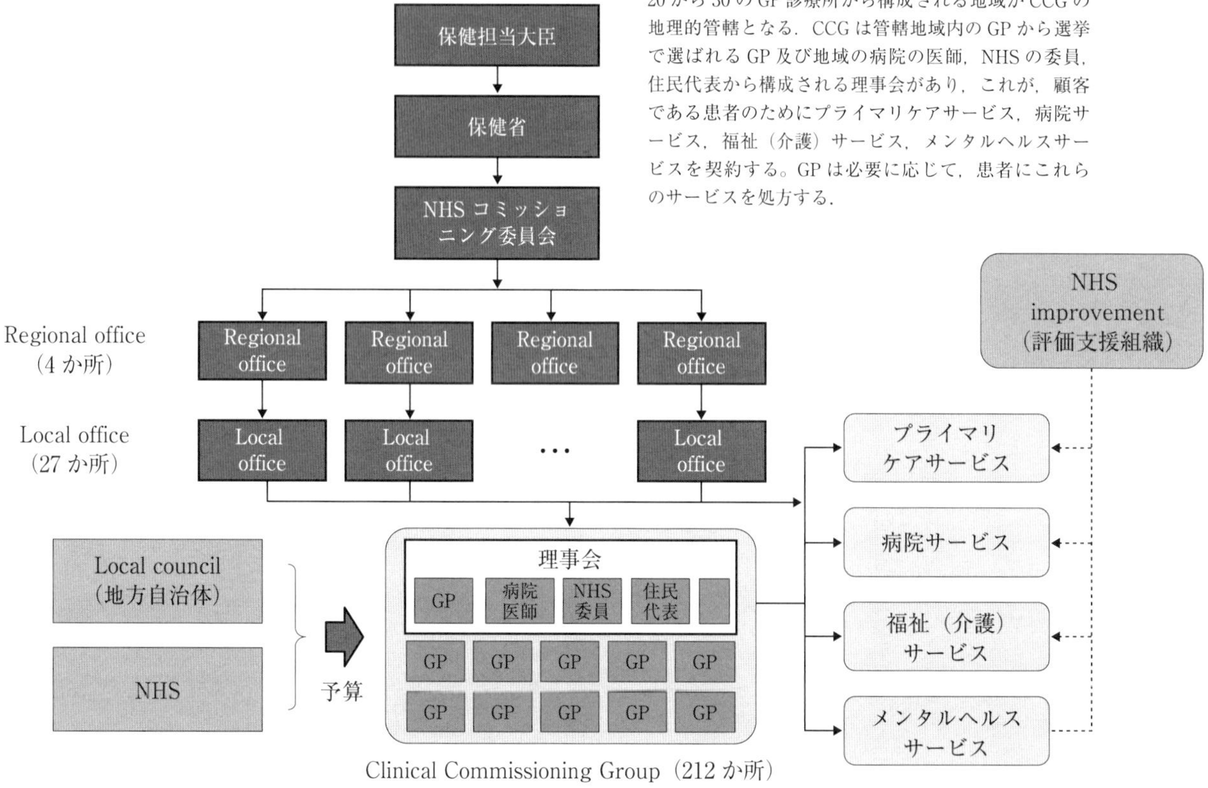

NHS improvement（評価支援組織）

プライマリケアサービス

病院サービス

福祉（介護）サービス

メンタルヘルスサービス

保健担当大臣

保健省

NHSコミッショニング委員会

Regional office

Local office

Clinical Commissioning Group（212か所）

理事会
病院医師　NHS委員　住民代表
GP　GP　GP　GP　GP　GP　GP　GP　GP　GP

Local council（地方自治体）

NHS

予算

Regional office（4か所）

Local office（27か所）

20

図表 1-6 イギリスの医療制度（キャメロン政権以後）

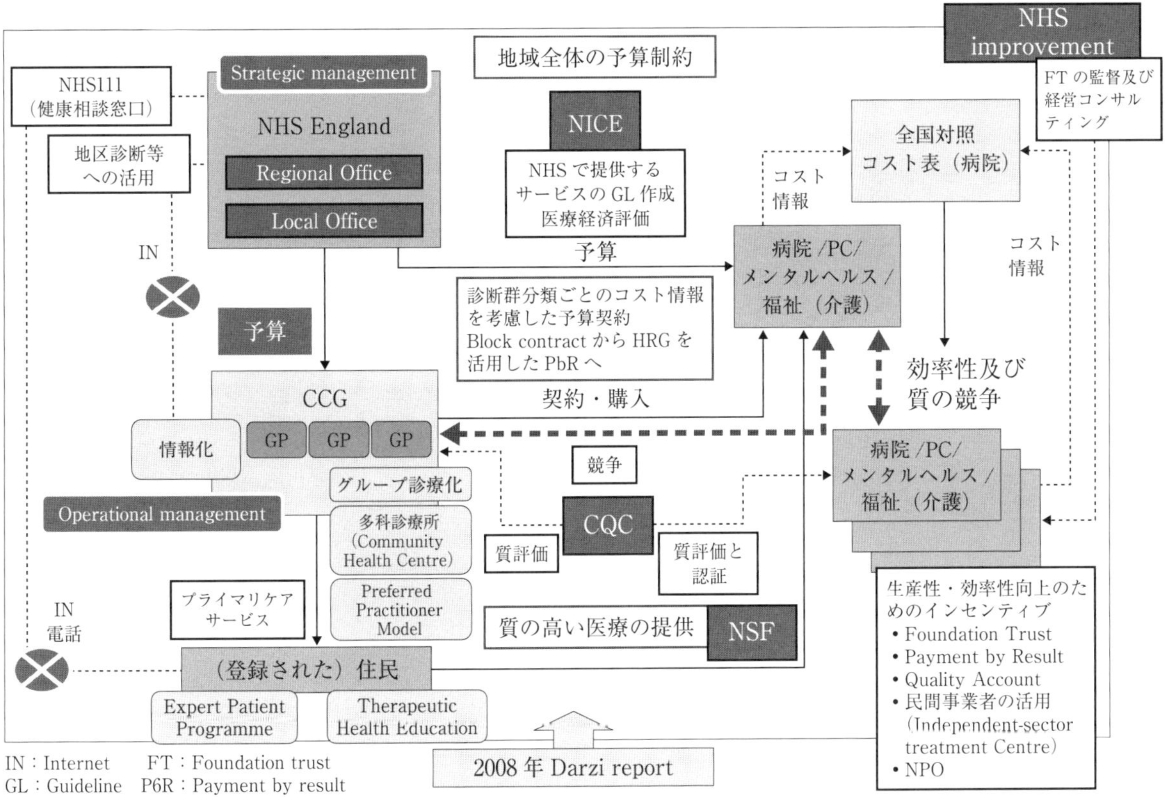

NHS improvement

FT の監督及び経営コンサルティング

全国対照コスト表（病院）

コスト情報

効率性及び質の競争

病院/PC/メンタルヘルス/福祉（介護）

生産性・効率性向上のためのインセンティブ
- Foundation Trust
- Payment by Result
- Quality Account
- 民間事業者の活用（Independent-sector treatment Centre）
- NPO

病院/PC/メンタルヘルス/福祉（介護）

コスト情報

地域全体の予算制約

NICE

NHSで提供するサービスのGL作成 医療経済評価

予算

診断群分類ごとのコスト情報を考慮した予算契約 Block contract から HRG を活用した PbR へ

契約・購入

競争

CQC

質評価と認証

質評価

NSF

質の高い医療の提供

2008 年 Darzi report

Strategic management

NHS England

Regional Office

Local Office

予算

CCG

GP GP GP GP

グループ診療化

多科診療所（Community Health Centre）

Preferred Practitioner Model

情報化

Operational management

プライマリケアサービス

（登録された）住民

Therapeutic Health Education

Expert Patient Programme

NHS111（健康相談窓口）

地区診断等への活用

IN

IN 電話

IN : Internet   FT : Foundation trust   P6R : Payment by result
GL : Guideline

第1章　イギリスの医療制度

ている).

　ところで,キャメロン政権下で導入された興味ある制度として「提供者不問制度 Any Qualified Provider（AQP）」がある.これは国民が NHS の病院（Foundation Trust や Trust 病院),民間病院,その他の私的病院（NPO 病院など）を NHS の枠組みの中で自由に選択できるようにする仕組みで 2012 年から運用されている.これにより Trust 病院間のみでなく,多様な病院間での競争を促進し,サービス提供の効率性を高めることが目指されている.

　その他,興味深い試みとしては個人予算制度（Personal budget）という仕組みが導入されている.個人予算制度とは例えば利用者に福祉サービスを購入する予算を与え,利用者自身が民間市場からサービスを購入することを可能にする仕組みである.このような改革の目的は価格競争を喚起することでサービス価格の抑制を図ること,そしてサービス量を増やすことであるとされている.

　図表 1-5 及び図表 1-6 に NHS Improvement という組織が示されているが,これは 2004 年に Foundation trust の承認及び監督を行う組織として設立された Monitor の後継組織である.Monitor は FT の監督に加え,①NHS にサービスを提供する組織の許認可,②NHSが提供するサービスの価格（National tariff）の設定,③NHS との契約でサービス提供を行っている組織間の公正な競争の監視などを行っていたが,医療の質に関する重大事件を受けて出された Fransis 報告のあと,CQC に施設の許認可権限が付与されたこと,大半の NHS トラスト病院が FT に移行したことなどを受けて,医療機関の経営改善を支援する NHS Improvement となった.

　このようにイギリスではキャメロン政権下で,NHS の枠組みを守りながらも再び市場原理的な改革が進んだ.その主たる手法は医療提供者の財政自立性を高めること,そしてサービス提供者間の競争を喚起することで,サービス提供の効率性をあげるというものである.

1-3　医療保障の内容

　NHS では外来，在宅，入院，医薬品といった基本的医療のすべてがカバーされている．外来，在宅，入院について基本的に自己負担はないが，医薬品については処方ごとの低額の自己負担がある．歯科の場合は，15 歳以下の歯科診療は NHS によってカバーされるが，成人の歯科医療は自費となっている．また，NHS が推奨しない医薬品や医療材料についても自費となっている．イギリスの場合，医薬品価格は NICE による医療技術評価の結果により NHS による給付の対象となるか否かが決まるが（後述），価格設定は企業側の自由度が高いため，NHS の給付対象とならない医薬品については，それをカバーする民間保険に加入していなければ実質的に使用することはできない．特に近年数多く開発されているがんをターゲットとした分子標的薬でこうした事態が多く生じていることから，患者団体から強く批判されている．

1-4　医療技術評価

　諸外国では，限られた財源を有効に活用するための方策の一つとして，医療技術評価（Health Technology Assessment：HTA）の活用が進んでいる．医療技術評価とは，個々の医療技術に対し，有効性や費用対効果，社会的影響など，その開発や普及，使用で生じる医学的，経済的，社会的，倫理的な意義を多面的に分析する学問領域である．イギリスではその有効性をQALY（Quality Adjusted Life Year）で評価している．QALY は生命の量的側面（生存年数）と質的側面（健康状態）の双方を単一の尺度で評価する方法で，生存年数に効用値（utility score）を乗じることによって計算される．効用値「1」とは完全な健康，「0」とは死亡に対応し，種々の健康状態のレベルがこの 0 と 1 との間でスコア化される．ある健康状態での QALY は，

第1章　イギリスの医療制度

図表1-7　質調整生存年（QALY（s）：Quality Adjusted Life Year（s））の考え方

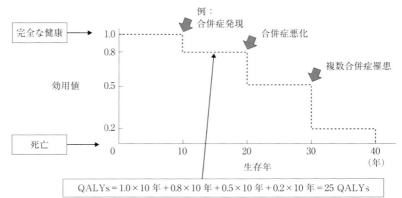

出典：池田俊也，小林慎，福田敬，坂巻弘之（2011）「薬剤経済学の新薬の薬価算定への利用可能性と課題（上）」『社会保険旬報』No. 2467（2011.8.1号）．

　効用値×生存年数であるが，図表1-7に示したように時間とともに効用値が変化する場合は，獲得できるQALYは効用値の曲線の下の面積となる（池田他，2011）．

　そして，このQALYに基づいて評価を行われる際に用いられる指標がICER（Incremental Cost-Effectiveness Ratio；増分費用効果比）である．図表1-8にその概念を示したように，1QALY増加させるのに，どれだけの費用がかかるかを指標化したものである．NICEの場合，ICERが20,000～30,000ポンドであればNHSの償還対象として推奨する（recommended）というルールが示されている[1]．しかし，この数字に明確な根拠があるわけではないため，時に，患者の医療へのアクセスを阻害するものであるとして患者団体や製薬会社からの批判の対象となっている．例えば，軽度アルツハイマー型認知症患者に対してドネペジル等のコリンエステラーゼ阻害薬使用が認められなかったため，製薬企業と患者団体からNICEが提訴されるという事態も生じている．

図表 1-8　ICER の考え方

$$増分費用効果比（ICER）= \frac{費用の増分（b-a）}{効果の増分（B-A）}$$

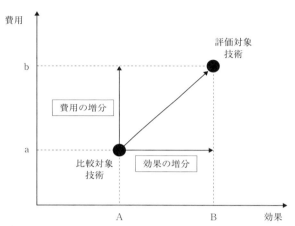

ICER：incremental cost-effectiveness ratio

　こうした批判を受けて NICE による医療技術評価はその結果に基づいて当該医薬品を NHS の償還対象にすることの推奨の可否を判断する根拠としてではなく，VBP（Value Based Pricing：価値に基づく価格設定）という医薬品の価値に基づいて価格調整を図るための根拠として用いる方向で検討が進んでいる．具体的には ICER が 20,000–30,000 ポンドになるように薬価を決める事前許可方式と，当初の薬価をいったん設定して NHS で採用した後，市販後調査で NHS と製薬会社が合意した知見に基づく追加の効果があった場合は価格の増額，期待以下の効果であった場合は価格を減少させるという事後許可方式の 2 つが検討されている．

第1章　イギリスの医療制度

2　医療提供体制

2-1　医学教育及び研修

(1)　医師

　イギリスの医学教育は 28 の国立大学医学部で行われる．学生は，日本と同様に高校卒業後直接医学部に入学する．入学に際しては，書類審査と面接を経て，高校卒業前に A-level という統一試験を受ける．その結果，各大学の要求を満たした者は大学から入学許可が与えられる．

　医学教育は原則 5 年制で（6 年制の大学もある），前半 3 年間が講義を主体とする pre-clinical で，解剖学，生理学，病理学，生化学，微生物学，免疫学などの基礎医学を学ぶ．後半は臨床実習が主体の clinical で，臨床診断学や臨床講義が実習を中心に行われる．イギリスでは日本のような国家試験はなく，各大学の卒業試験に合格すると，1 年間，Junior House Officer として，病院で内科と外科の仕事を半年ずつ行なう．1 年目の終了時に試験があり，それに合格すると医師として登録され，その後，内科もしくは外科の Senior House Officer（SHO）として研修をするか，GP の研修プログラム（3 年間）に進むかの選択を行う．GP コースの場合は GP の診療所で 1 から 1.5 年の研修が義務づけられている．研修終了時に，それぞれの分野で王立医学会 Royal College の試験（専門医の試験）を受け，それに合格することで当該分野の専門医の認定を受ける．病院に残って SHO を選択した者は，その後 3-5 年の専門研修（期間は専門領域により異なる）を受け Registrar（医局員），Consultant（診療部長）と昇進していく．専門医コースを選択した者が途中で GP になることを希望した場合，再度 GP の研修課程を受けることが必要となる（これは後述のドイツと同様）．卒業後 GP としてプライマリケアに従

26

事するものは約 50% で，残りは専門医を選択している．

(2)　看護師

　イギリスでの看護教育は大学での学士課程（3年間）で行われる．教育は実習が中心で，卒業と同時に看護師として登録される．イギリスの看護教育の特徴はその後の継続教育が充実していることであり，その課程を修了することで独立して患者を診察することができる Nurse practitioner や Practice nurse，あるいは処方権を持つ Nurse prescriber を含めた各種の専門看護師になることができる．

2-2　開業医医療

　イギリスの医療制度のもっとも重要な特徴は GP（一般医）制度である．国民は GP（グループ診療の場合は診療所）に登録し，日常的な診療や予防接種をかかりつけ医である GP を受診する．従来は 1 人で開業する solo practice が多かったが，すでに述べたように近年は 4-5 人の GP がグループ診療を行う例が増加している．グループ診療を行っている一般医の診療所には通常 1 名の看護師（Practice nurse）が勤務しており，看護的ケアに加えて慢性疾患患者の療養指導や乳幼児の育児指導・栄養指導などを行っている．また，看護師の中には薬剤の処方権限を付与された者（Nurse prescriber）もおり，プライマリケアの担い手として重要な役割を果たしている．なお，GP の診療所を GP surgery という．

　GP の診察室のカルテは電子化され，かつネットワーク化されており診療情報の共有や病院の専門医による診察・画像診断の予約などができるようになっている．このカルテ情報は NHS 当局にもつながっており，このデータをもとに種々の公衆衛生学的地区診断が行われる仕組みとなっている（例えば予防接種率や感染症の流行状況の把握など）．なお，住民は生涯変わらない NHS 番号が付与されており，住民が登録する GP または GP surgery を変更

第1章　イギリスの医療制度

した場合は，この NHS 番号をもとに，それまでの診療記録が次の GP に引き継がれるようになっている．

　国のプライマリケア重視の政策もあり，一次救急（一部二次救急）については病院の ER ではなく地域の GP によって対応する仕組みが広がりつつある．具体的には，地域の GP が交代で地域ごとに設置されている Community Health Centre において一次救急を担当する仕組みが構築されている（我が国の郡市医師会が運営している休日夜間診療所に相当，勤務に対しては別途報酬が設定されている）．さらに民営化の流れの中で，このような休日夜間の診療を請け負う民間医療組織も増加している．こうした組織の場合は，NHS との契約でその報酬を受ける．

　また，2000 年以降，病院の ER や地域のドラッグストアに Nurse prescriber が常駐する Walk in centre を併設することが認められ，軽症患者は予約なしにここで診療を受けることができるようになっている．

2-3　病院医療

　イギリスでは救急（ER）を除いてかかりつけ医の紹介なしに病院を受診することはできない．しかしながら，実際には病院の ER 部門には多くの軽傷患者が来ており，我が国の病院の外来とそれほど大きな差はない印象を受ける．結局，予約診療が中心となっているため，予約をいやがる患者が ER 部門に押しかけているという状況がある．ちなみに，ER 部門にはトリアージを行う看護師がおり，軽傷の場合は併設されている Walk in centre で Practice nurse の診察と治療を受けて帰宅する場合も多い．

　病院は専門診療を行う機関であり，一般医から紹介のあった患者の専門外来と入院診療が行われるのが基本である．レジデントとコンサルタントと呼ばれる専門医が診察にあたる．医師は基本的に勤務医であるが，コンサルタントの場合，病院内で限定的ではあるが私費診療を行うことができる．

　すでに説明したように NHS から一般病院への支払いはイギリス版 DRG

28

である HRG に基づく 1 件あたり包括支払いである（PbR）．NHS では図表
1-9 に示したように，HRG ごとの参照価格を公表しており，これをもとに
CCG と各病院が価格交渉を行うことになる（実際にはその病院の実績価格で
の契約が多いようである）．また，病院医療については質評価が行われており，
その結果に応じて追加報酬が支払われる仕組みも部分的に導入されている
（Quality account）．

　病院はすでにトラストという独立行政法人になっているが，さらに経営の
自由度を向上させるために FT（前述）の制度が導入されている．キャメロ
ン政府は FT 対象病院の大幅増を目標としたが，長く予算制であった病院の
情報部門の近代化が遅れているために，文書の管理と整理にかなりの負担コ
ストがかかっている．これが「NHS 予算の増額の大半はスタッフの給与費
に回っており，サービスの生産性・効率性は改善していない」という事態の
原因の 1 つともなっている．

　新しい病院形態である FT についても，対象施設数を拡大しその活動を促
進する方向で改革が進められている．具体的には 2016 年までにすべてのト
ラスト病院が FT になることが目指されている．また，急性期入院医療を担
う FT がアウトリーチとして外来センターや診療所を持つ例が増加しており，
またトラスト病院内で私的医療を行う NHS pay-beds や NHS amenity-beds
なども一定の条件下で認められるようになってきている．さらに，イギリス
では私的病院の役割は限定的であったが，近年 NHS がより効率的な医療を
促進する目的で，非 NHS の民間病院でのサービスをカバーする例も増えて
きている（2008 年度は 68 億ポンド）．

2-4　薬局

　イギリスは医薬分業が一般化しており，医療用医薬品の場合は医師（一般
的には GP）の処方箋をもって地域の薬局に行き，処方を受ける．NHS でカ
バーされている医薬品については薬の種類にかかわらず，定額の自己負担

第 1 章　イギリスの医療制度

図表 1-9　イギリス診断群分類 HRG の参照価格（National Tariff）

HRG code （HRG コード）	HRG name （HRG の名称）	Ordinary elective spell tariff （£） （通常の待機手術の場合の価格）	Ordinary elective long stay trimpoint （days） （通常の待期手術の場合の入院日数上限）	Non-elective spell tariff （£） （非待期手術の場合の価格）	Non-elective long stay trimpoint （days） （非待期手術の場合の入院日数上限）
AA02A	Intracranial Procedures for Trauma with Diagnosis of Intracranial Injury with CC 頭蓋内外傷，頭蓋内手術，併存症・続発症有	4,244	53	6,162	43
AA02B	Intracranial Procedures for Trauma with Diagnosis of Intracranial Injury without CC 頭蓋内外傷，頭蓋内手術，併存症・続発症無	3,373	11	4,080	18
AA03A	Intracranial Procedures for Trauma with Diagnosis of Head Injury or Skull Fracture with CC 頭部外傷・頭蓋骨折，頭蓋内手術，併存症・続発症有	3,558	18	5,445	28
AA03B	Intracranial Procedures for Trauma with Diagnosis of Head Injury or Skull Fracture without CC 頭部外傷・頭蓋骨折，頭蓋内手術，併存症・続発症無	3,558	18	4,354	16
AA06A	Intracranial Procedures Except Trauma with Brain Tumours or Cerebral Cysts - category 4 with CC カテゴリー 4 の脳腫瘍・頭蓋内シスト（非外傷性），頭蓋内手術，併存症・続発症有	6,580	22	8,605	42
AA06B	Intracranial Procedures Except Trauma with Brain Tumours or Cerebral Cysts - category 4 without CC カテゴリー 4 の脳腫瘍・頭蓋内シスト（非外傷性），頭蓋内手術，併存症・続発症無	5,229	12	8,295	24

出典：https://www.gov.uk/government/publications/national-tariff-payment-system-2014-to-2015

（7ポンド40ペンス・2011年）を支払う．ただし，60歳以上の高齢者と16歳以下の子供については原則として自己負担はない．長期間にわたって同じ処方箋薬を服用する場合は処方医がrepeat prescription（いわゆるリフィル処方）という枠組みで処方する場合もある（割引料金が適用される）．

2-5　医療の質保証

　医療費の適正化は他方で粗診粗療を誘導するリスクがある．そこでNHSサービスの提供者の医療の質及び経営の質を評価する枠組みとしてイギリス政府が創設したものが，CQC（かつてのCHI）である．CQCの活動は我が国の病院機能評価機構のそれに似ているが，がんや高齢者ケアといった具体的な領域ごとに安全（safe），有効性（effective），ケア（caring），反応性（responsive），適切な主導（well-led）の5領域から評価されていること，そしてそうした評価がNICEの臨床ガイドラインや国全体の保健医療戦略の経時的評価と有機的に関連付けられている点で，我が国の状況よりも数段進んでいると評価できる．

まとめ

　以上，イギリスの医療制度の概要について説明したが，これに基づき我が国の今後の医療制度改革を考える上での論点について私見を述べてみたい．

プライマリケア

　イギリスの医療制度の根幹はGPを中心としたプライマリケア体制にある．国民はすべて自分のかかりつけ医（登録医）を持ち，予防を含めて日常的な医学的管理を受けている．また，特記すべき点として近年グループ診療が促進されていることは我が国におけるプライマリケアの今後を考える二で重要であろう．フランスの医師に対するアンケート調査で地方での開業を敬遠す

第1章　イギリスの医療制度

る理由の一つとして業務の多忙さがあげられているが（Commission Démographie Médicale, 2005），これはその他の国においても同様である．医師のワークライフバランスを考えたとき，グループ診療のメリットは大きい．また，一般医であってもそれぞれ得意分野を持つのが普通であることを考えれば，グループ診療を行うことで総合性を高めることができるし，また常に他の医師の目が入ることで医療の質確保にもつながると考えられる．加えて，グループ診療に「治療的健康教育」の専門家として Practice Nurse（いわゆる特定看護医師）が加わっていることが重要である．糖尿病や高血圧，肝臓疾患などの慢性疾患を持った患者の場合，日常生活における療養上の注意点について理解しておくことが重要である．このような指導を行うエキスパートがグループ診療に加わっているイギリスの事例は我が国の今後のプライマリケアの在り方を考える上で参考になる．

　また，近年 GP が何らかの専門性（例えば，循環器や消化器）を持つ GPwSI（General Practitioner with Special Interest）という仕組みが制度化されている．グループプラクティスが中心であるイギリスの家庭医医療において，このような形でグループが全体としてその総合性のレベルを高めることは，一次医療による二次医療の代替性を高める効果がある．

医療の質評価と医療技術評価

　医療の質への関心の高まり，そして医療費増の主因となっている医療技術の進歩を公的医療保障の中にどのように取り込むのかという医療政策上の課題から，近年，イギリス，スウェーデンをはじめとする諸外国では，医療技術評価を政策に取り込んでいる．

　本章で説明したようにイギリスでは1990年代以降，医療の質に関する取り組みが急速に進んできた．その背景には医療費の適正化のためにも医療の質評価を行うことが不可欠であるという認識がある．その具体的取り組みが NICE による QALY を用いた医療技術評価とその結果に基づいて NHS が給付対象にするかどうかを決める仕組みとなっている．イギリスにおけるこう

した動向を受けて我が国でも，2011年5月12日に社会保障改革に関する集中検討会議で提示された社会保障制度改革案において，医療イノベーションの評価に関して，医療経済的な観点を踏まえた検討を行うことが明記された．そして，2012年5月に，中央社会保険医療協議会（中医協）の下に「費用対効果評価専門部会」が設立され，日本においても医療技術評価を導入する議論が開始されている．

　後述するようにイギリスにおけるこうした取り組みはドイツやフランスにおける質評価事業においても参考にされている．しかしながら，これらの国はQALYを保険給付の対象にするか否かを決定する絶対的な基準としては採用していない．フランスの場合は，価格を決める際の参考資料の一つという位置づけであるが，我が国において仮にHTAを導入するにしてもQALYについてはそのような緩やかな採用の仕方が現実的であると考える．

　ところで，質の評価事業に関してイギリスから我が国が学ぶべき点は，その体系的な活用にあると筆者は考えている．イギリスではNSF（領域ごとの国家戦略）と，NICEで策定された各種ガイドライン，そして個々のサービス提供者における質評価（CQC）の活動が相互に関連しあっており，それによって個々の医療機関における質改善の活動が，国全体の医療の質向上につながる仕組みとなっている．我が国の場合，地域医療計画（NSFに相当）が日本医療機能評価機構における臨床ガイドライン策定（Minds：EBM医療情報サービス）及び機能評価事業と連動していない．第6次医療計画以降，PDCAサイクルに基づく進捗管理が行われることとなっているが，ほとんど行われていないのが現状である．質評価の取り組みと連動しなければ医療計画の本来の目的である「質の高い医療の効率的かつ公正な提供」を実現することは難しい．この視点から医療計画のありかたを再検討する必要があると考える．

市場主義的改革

　サッチャー以降，イギリスの制度改革は保守党，労働党のどちらの政権に

第 1 章　イギリスの医療制度

おいても NHS の制度的枠組みを維持した上で，医療提供体制の効率性・透明性を改善するために市場主義的な手法を取り込んでいる．具体的には一般医による病院医療の購入を行う内部市場や，効率化のインセンティブとしての P4P や RbR である．近年は消費者による選択を重視する立場から，患者自身が予算を持ち，それで医療介護サービスを購入するという personal budget の仕組も導入されている．また，NHS 本体のサービスを GP サービスや救急医療も含めて株式会社が運営する医療グループに委託するという民営化も行われている．さらに民間保険による私的医療やアメニティサービスの給付も増加しており，1980 年代以降誕生した新中間層と呼ばれる富裕層が重要な顧客となっている．

　このような市場主義的な改革により，確かにサービス供給量は増加しているが，それが医療費の適正化や医療の質向上，さらには患者アクセスの改善に必ずしもつながってはいない．むしろ情報弱者である高齢者や低所得層にとってはこのような民営化によるメリットよりもデメリットの方が多いように思われる．実際，NHS で給付されない医療行為（医薬品を含む）やアメニティサービスなどをカバーする民間保険に加入できる国民とできない国民の間での医療へのアクセスレベルの差は拡大しており，特に歯科診療でこうした問題が大きくなっている．これに関しては基本的サービスは NHS によって平等に給付されているという説明があるが，基本的給付の範囲をどのように決めるのか，HTA の妥当性を含めて判断の難しい問題であると考えられる．イギリスにおけるこうした動向は我が国の混合診療問題を考える上でも重要な示唆を与えるものである．

　なお，保守党，労働党のいずれの政権においても市場主義的な改革が行われているが，それはサッチャー時代のビッグバン的なものではなく，白書で中期的な目標を明確にした上で漸進的に行われている．この点も我が国の政策運営を見直すうえで参考になるものであると考える．

注

1) NICE による評価は Recommended, Optimized, Only in research, Not recommended の 4 段階で行われるが, 実際のガイダンス及びガイドラインでは Recommended, Not recommended で示されているのがほとんどとなっている.

引用文献

Boyle S (2011) United Kingdom (England) Health System Review, Health Systems in Transition, Vol. 13 (1).

Commission Démographie Médicale (2005) Rapport Yvon Berland: Ministère de la Santé et de la Protection Sociale.

CQC: http://www.cqc.org.uk/

Deaprtment of Health (2008) High Quality Service for All (Darzi report).

Deaprtment of Health (2010) Equity and Excellence: Liberating NHS.

Klein R (1995) Le service national de sante (NHS) britannique et le consommateur. In MIRE ed. *Les transformations des systemes de sante en Europe: Vers de nouveaux contrats entre prestataires, payeurs et pouvoirs publiques?* Rennes: ENSP.

NICE: https://www.nice.org.uk/

NSF: www.nhs.uk/nhsengland/NSF/

The Stationery Office (1998) Our Healthier Nation.

池田俊也, 小林慎, 福田敬, 坂巻弘之 (2011)「薬剤経済学の新薬の薬価算定への利用可能性と課題 (上)」『社会保険旬報』No. 2467 (2011. 8. 1 号): 16-21.

白岩健, 福田敬, 渡辺茂, 津谷喜一郎 (2009)「イギリス NICE における医療技術評価の現状と医療技術ガイダンスのレビュー」『医療経済研究』Vol. 21, No. 2: 155-1770.

参考文献

Fattore G (1999) " Cost containment and health care reforms in the British NHS," In Mossialos E and Le Grand J edn. *Health care and cost containment in the European Union.* Aldershot: Ashgate, pp. 733-782.

伊藤善典 (2006)『ブレア政権の医療福祉改革——市場機能の活用と社会的排除への取り組み』ミネルヴァ書房.

医療経済研究機構『イギリス医療保障制度に関する調査研究報告書』(各年度版).

小田兼三 (1993)『現代イギリス社会福祉研究』川島書店.

柏木恵 (2014)『英国の国営医療改革——ブレア＝ブラウン政権の福祉国家再編政策』日本評論社.

川北稔 (2010)『イギリス近代史講義』講談社現代新書.

岐部秀光 (2012)『イギリス　矛盾の力』日本経済出版社.

第 1 章　イギリスの医療制度

黒岩徹（1999）『決断するイギリス――ニューリーダーの誕生』文藝春秋.

近藤克則（2004）『「医療費抑制の時代」を超えて――イギリスの医療・福祉改革』医学書院.

近藤克則（2012）『「医療クライシス」を超えて――イギリスと日本の医療・介護のゆくえ』医学書院.

社会保障研究所編（1987）『イギリスの社会保障』東京大学出版会.

武内和久・竹之下泰志（2009）公平・無料・国営を貫く英国の医療改革』集英社.

地域医療振興協会診療所委員会（2013）『英国に学ぶ家庭医への道』メディカルサイエンス社.

仲村雄一・一番ケ瀬康子編（1994）『世界の社会福祉④イギリス』旬報社.

ジョン・バトラー／中西範幸訳（1994）『イギリスの医療改革』勁草書房.

日本医師会・民間病院イギリス医療・福祉調査団報告書（2012）『キャメロン改革で日本型に近づくイギリス医療――日本医療のイギリス化は時代に逆行』日本医師会.

林信吾（2009）『イギリス型＜豊かさ＞の真実』講談社現代新書.

松渓憲雄（1998）『イギリスの医療保障――その展開過程』光生館.

松本勝明編著（2015）『医療制度改革――ドイツ・フランス・イギリスの比較分析と日本への示唆』旬報社.

第❷章　フランスの医療制度

はじめに

　フランスの医療制度の特徴は，わが国と同じような国民皆保険の原則のもと，患者には医師及び医療機関選択の自由，そして医師には出来高払いによる診療報酬と自由開業制による医療活動の自由が認められている．筆者がフランスに留学していたということで多少のバイアスがかかっている面もあるが，医療職のメンタリティや行政や政治のあり方を含めて，フランスの医療制度は本書で取り上げた4か国の中でわが国の制度にもっとも類似していると思われる．

　フリーアクセス，出来高払い，償還制といった特徴のため，フランスの医療費は増加傾向が強く，オイルショック以降，歴代の内閣はその抑制策に力を入れてきた．当初，その主な柱は保険者における収支相等原則に基づく保険料の値上げ，自己負担の増額，給付範囲の制限といった需要者対策が中心であった．しかしながらこうした政策はフランス企業の労働コストを高め，その国際競争力をそぐといった批判があったこと，また自己負担の増額も補足制度があるためにその医療費抑制効果は小さく，むしろ補足制度があるために医療サービスの過剰利用が生じているなどの理由から，政府は次第に対策の軸足を提供体制に移していくことになる．こうした一連の改革の多くは我が国で議論されている内容に重なるものである．直近では都道府県医療費適正化計画の議論の際に取り上げられた医療費支出目標（ONDAM：後述）がある．その意味でもフランスの医療制度を知ることは我が国の医療制度改

第2章 フランスの医療制度

革の方向性を検討する上で有用であると考える．

1 医療保障制度

1-1 医療保障制度の概要

図表 1-10 はフランスの医療保険制度の概要を示したものである．フランスの疾病保険制度は職域をベースに構成されているが，国民の 80% がカバーされる被用者保険制度，自営業者保険制度，特別制度，農業一般制度の4つに大きく分けることができる．

被保険者の医療機関の受診にあたっては，医療機関選択の自由が認められている（ただし，2004 年以降は後述のかかりつけ医制度により一定の制限がかか

図表 1-10 フランスの医療保険制度（償還制）

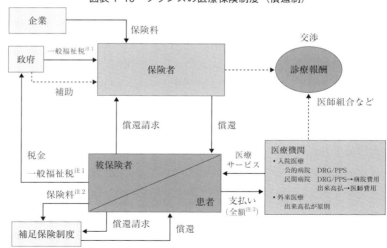

注1：現在は保険料ではなく一般税化が進んでいる
注2：多くの場合は労働協約に従って雇用者が負担
注3：公的病院の入院医療は一部負担のみ（第三者支払い方式）

っている）．被保険者は受診した医療機関において診療費の全額を支払い，医師が発行した領収証（処方薬がある場合は薬局での費用を含めた領収証）を所属する疾病保険金庫に送ることで償還を受ける償還払い制となっている（現在は，Vital カードという IC カードを用いた自動決済が広がりつつある；後述）．いったん全額を払うことで患者のコスト意識が高まることが期待されているが，実際には小切手やクレジットカードが使用されているために，そのような効果は少ない．償還率は疾病，薬剤の種類により異なっている．

　フランスは他国に比較すると，公的保険における自己負担割合が高く設定されているが，この自己負担分をカバーする非営利の共済組合形式の補足制度が発達しており，国民の 80% は何らかの相互扶助組合等に加盟している．被用者の場合，この補足制度は労働協約の一部として共済組合あるいは相互扶助組合形式で組織されたり，民間保険会社に委託される形式で運営されている．また，国民が自助努力として個人的に民間保険に加入する場合もある．さらに 1996 年からは CMU（Couverture Maladie Universelle）という低所得者向けの社会扶助制度が導入され，それまで医療保険に加入できなかった者，加入していても補足制度でカバーされていなかった者も，他の国民と同様の給付をうけることができるようになった．さらに ALD（Allocation de Longue Durée；長期給付）の対象として指定されている悪性腫瘍，神経難病，合併症のある糖尿病といった長期に高額の医療費がかかる 30 の疾患については，疾病金庫の事前審査を受けることを条件として，自己負担が無料となっている．ALD 対象疾患の医療費は全医療費の 60% 以上になっており，その適正化が課題となっている．

1-2　これまでの医療制度改革

(1)　1970 年から 1990 年の動向

　本節では 1990 年以降のフランスの医療制度改革の説明の前提として，

第 2 章　フランスの医療制度

1970 年から 1990 年の動向について説明する．1970 年代の 2 度にわたるオイルショック，そしてフランス企業の国際競争力の低下により，この時期フランスの医療保障財政は非常に厳しいものになっていった．フランスの医療保険制度は国の関与を排除した労使協働による運用を原則としていたため，この間の医療費増に対して収支相等原則のもと，主に保険料率及び自己負担の増加によって対応していた．しかしながら，失業率の増加とインフレに伴う医療サービスの価格上昇により，こうした対応は徐々に限界に達していった．右派政権は緊縮財政により危機を乗り切ろうとするが，それは国民生活の悪化を意味するものであり，結局 1981 年の選挙ではケインズ的改革を訴えたミッテラン率いる社会党が勝利することになる．これにより 1980 年代以降，フランスは社会主義的理念を基盤として医療制度改革を進めて行く．

　例えば，1984 年には病院財政については総額予算制が導入され，病院は施設計画と前々年度の診療業績によって「計画的」にファイナンスされることとなった．しかし，この方式は当局の目的とは裏腹にパリやリヨン，マルセイユといった大都市の病院に有利に働く一方で，地方の病院はその実績の悪さゆえ（その主たる原因は医療職の不足），さらに財政状況が悪くなるという結果をもたらした．また，社会党政権の目玉政策であった企業の国有化はすでに陳腐化していたフランス企業の古い技術を温存することで国際競争力をさらに失うという結果になり，手厚い給付を受けることができる公的企業の疾病金庫財政をさらに悪化させた．こうしてミッテランのケイジアン的政策は失敗し，その後の選挙の敗北もあり，保革共存の連立政権（コアビタシオン）が 1980 年代後半以降常態化する．

　そして，興味深いことに，この時期右派政党の提言もあり，フランス政府も他のヨーロッパ諸国と同様，アメリカで発達した市場主義的な改革手法をいくつか社会実験として導入している．具体的には，保険者が契約によって医療提供者のサービス内容を規定するマネージドケア（フランス語では Reseau de soins coordonés：RSC）や民間保険による医療提供，DRG の導入実験などが行われている．しかしながら，こうした改革は特に医療の自由を標榜

する医療職の強い反対にあって実現にはいたらず，1990年前後にはフランスの医療財政はさらに厳しいものになっていった．

(2) 1991年病院改革法

フランスにおいては1970年の病院改革法において医療地図が導入されたことにより，医療提供のための地域（我が国の二次医療圏に相当）が設定され，そして病床および高額医療機器については国の定める整備指標に従って設置されることとなった．例えば，内科系病床数と外科系病床数については人口1000対1-2.2，産科系病床数については人口1000対0.2-0.5，CTスキャナーについては人口11万対1，MRIについては人口50万対1等となっていた．この法律の当初の目的は医療資源の適正配置を図るというものであったが，1970年代の2度にわたるオイルショックの影響を受けて医療費増をコントロールすることが必要になった政府によって，医療費適正化のためのツールとして活用されていくことになった．

しかしながら，医療地図については新規の病床や高額医療機器の導入は制限するが，既存のものについては何ら規制が及ばず，公平の観点あるいは質の面からも問題が生じてきていること，そしてより重要な点として，時代とともに変化する地域の医療ニーズに的確に応えるための手段となっていないという批判が強くなっていた．

そこで，1991年の病院改革法では，各地方に地方医療計画（SROSS：Schéma Régionale de l'Organisation Sanitaire et Sociale）の制定を義務づけ，これまでの医療地図に基づく規制に加えて，地方医療社会組織化委員会（CROSS：Comité Régionale de l'Organisation Sanitaire et Sociale：地方における医療・公衆衛生の問題について審議する委員会で国会議員，国代表者，医療施設代表者，疾病金庫代表者，利用者代表者，有識者などで構成される）の意見を参考に作成される地方内の医療資源の配分のあり方に関する計画が付録として記載されることとなった．例えば，ここには施設間の近接性，補完性などを基準として診療科の統廃合や医療施設間の協力関係の構築あるいは統廃合等

第2章　フランスの医療制度

が記載された．

　1991年病院改革法は社会党政権の地方分権化政策の流れの中で行われた
ものであり，病院経営の民主化（病院理事会の構成と運営方法の改革），医療
計画における地方の役割の強化（地方レベルでの委員会の設定と実施に対する
責任の付与）など，社会主義的統制主義（ディリジズム）の性格の強いものに
なっている．こうした計画を合理性をもって運営していくためには標準的な
情報が必要であり，フランス政府はこの目的でフランス版DRGである
GHM（Groupes Hômogènes de Malades）の適用拡大と外来医療情報化のため
のICカードを活用したレセプト収集体制の準備をこの時期にはじめている．
具体的には，前者についてはLangudoc-Roussillonで，そして後者については
Bretagne地方で社会実験が行われた．病院情報の標準化と電子化のために
1991年病院改革法はすべての病院に医療情報部門（DIM：Division d'Informa-
tion Médicale）を創設することを義務づけ，これがその後のDRGの一般化
及び病院の情報化進展の基盤となった．

（3）　ジュペプラン

　フランスにおける現在の社会保障制度改革の方向性を明確に示したのは，
1995年11月15日に当時のアラン・ジュペ首相（保守派）によって示された
ジュペプランである（大統領はシラク）．このプランは，社会保障制度の全体
にわたる改革案を提示したものであり，社会保障財政に関する議会権限の強
化，国と社会保障機関との関係の整理，保険者理事会の機構改革，病院改革，
老齢年金制度における財政構造の強化と特別制度の改革，家族手当制度の所
得条件の見直しと給付事務の簡便化，財政に関する会計年度ごとの赤字の清
算，徴収事務の改善など広範な内容となっている．同プランは発表直後から
既得権の喪失に反対する特別制度の対象者や高齢者の激しい反対に会い，完
全に実現されることはなかった．また，ジュペ政権も選挙で敗北するという
憂き目にあうことになる．

　しかしながら，ジュペプランに記載された項目は，その後もフランスにお

ける社会保障制度改革の基本的な指針となっている．これは欧州の経済統合の条件であった 1999 年度における財政均衡を達成するために社会保障制度改革が不可避だったこともその大きな理由の一つであるが，社会的正義，責任の明確化，及び緊急性という国家の基本にかかわる理念をもとに，普遍的かつ包括的な改革を目指したこの計画の内容が，財政問題の解消という政権の違いを超えて行われるべき課題であったことが大きい．

ジュペプランにおいては，関係者の責任を明確にした上で（責任化原則 résposabilisation），当事者間の契約に基づく政策運営（契約化原則 Contractualisation）を行うというシステムが導入された．具体的には，この契約が実証データに基づいて行われることを可能にするために，DRG に基づく病院情報システムの整備や IC カードの導入など医療および社会保険における情報の透明化が促進された．例えば，地方医療計画 SROSS の策定にあたっては透明化された情報が活用されるようになり，実績と将来予測に基づいて各病院の医療提供体制の整備が SROSS との整合性をもって地方病院庁と複数年契約で行われる体制となった．ここで重要な点はこうした契約は医療費の支払いと連動しており，目標を達成できない施設に対しては支払上でのペナルティが科せられるようになったことである．

そして，こうした情報を基に国レベルでは公的病院医療，私的病院医療，開業医医療，社会医療，医療連携など主要項目ごとに年間の支出目標額（これを ONDAM：Objectif National de Depenses d'assurance Maladie と言う）が国民議会で決められる制度が導入された．導入当初は目標額に過ぎなかった ONDAM であるが，その後の改革で目標額を超過する事態が予想される時，疾病金庫の理事長は抑制策をとることが可能となった．

このようにジュペプラン以降のフランスでは，社会保険制度に基づく医療提供体制を維持しながらも，New Public Management 的な要素を適宜取り入れることで，医療経営の合理性を各レベルで高めることが目指されたのである．以下，DRG の一般化と地方病院庁の創設，ONDAM について説明する．

第 2 章　フランスの医療制度

DRG の一般化と一入院あたり包括支払い方式（DRG/PPS）の導入

　フランスにおける DRG 導入可否に関する検討開始は 1983 年とヨーロッパ諸国の中では最も早い．使用されたのはアメリカの HCFA（アメリカの連邦医療財政庁 Health Care Financing Administration で，現在のメディケア・メディケイドサービスセンター Centers for Medicare and Medicaid Services：CMS）で開発された DRG をフランス語に翻訳したものである．しかしながら，初期の社会実験以降の活用に関して 1980 年代には大きな進展がなく，1991 年の病院改革法でその活用が本格的に始まった．DRG 活用の当初の目的は，各病院の医療活動の状況を記述し，そしてその結果に基づいて公的病院の総額予算の調整を行うことであった．また，民間病院については，この結果に基づいて各施設の一日あたり費用額が設定されてきた．

　しかしながら，ジュペプランにより DRG に基づく 1 入院あたり包括支払い方式（DRG/PPS：Perspective Payment System）に移行することが決定され，これにより DRG/PPS 方式導入のための社会実験が開始された．そして，2004 年からはそれが制度化された（DRG/PPS 方式をフランス語では Tarification à activité：T2A と呼ぶ）．

地方病院庁（ARH：Agence Régional de l'Hospitalisation）の創設

　フランスにおいては，歴史的に公的病院と私的病院とで異なる財政方式が採用されてきた．医療費に関して私的病院と公的病院と比較すると，患者 1 人当たりの医療費増加率は私的病院の方がかなり低いが，全体の増加率は私的病院の方が公的病院を大きく上回っていた．この理由として私的病院は主として中流階級以上の富裕層に対して外来手術や透析，分娩等の比較的コストパフォーマンスの良い医療を提供しているのに対し，公的病院には生活保護を受けている患者や複雑な症例が集中しているという指摘があり，地方レベルで実際の医療活動の内容に応じた医療費や医療資源の公正な配分を可能にするための共通の評価基盤を整備する必要性が生じていた．

　このような要望に応えるためにジュペプランに基づきフランス政府は 24

の地方毎に地方病院庁（ARH）を創設した．ARH には保健担当大臣から任命される事務局長のもと，標準的には 2 人の副事務局長と国の代表者，地方疾病金庫の代表者から構成される実行委員会があり，中央から地方に配分された病院医療費（公的・私的）の各施設への配分額の決定，域内の施設の病床・診療科・高額医療機器に関する許認可業務，そして地方医療計画の策定を行うこととなった．

　ここで病院医療費の配分に関して重要な点は 1997 年より公的，私的を問わずすべての病院は DRG に基づく病院活動報告を ARH に提出することが義務づけられ，ARH では実際に行われた医療行為を踏まえた上での各医療機関の決算と予算を評価することが可能になった点である．

　さらに現在は病院医療に限らず，外来医療についても地域単位でコントロールしていくために，ARH は地方医療庁（ARS：Agence Régionale de la Santé）に改組されている．

ONDAM（Objectif National de Depenses d'assurance Maladie）
　従来，フランスの医療財政は労使協働による疾病金庫の自主的な運営下に収支相等原則によって賄われていた．その結果，医療費増に対しては主として保険料や患者の自己負担割合を上げることで対応してきた．しかしながら，経済の低迷と失業者の増大により，労働所得に依存した社会保険制度の限界が露呈し，また補足保険制度も含めて高い保険料負担がフランス企業の国際競争力を削いでいるという批判が強まり，ジュペ内閣は被保険者の保険料部分を労働所得のみならず資産所得を含めた全所得を対象とした一般福祉税（Contribution Socilale généraliéee：CSG）に置き換えるという改革を行った．これにより医療保障に対する国の関与が強まり，そしてその財政規律を強化する目的で 1996 年社会保障財政法（Loi de Financement de la Sécurité Sociale：LFSS）が成立した．この LFSS により，現在フランスでは国レベルで公的病院医療，私的病院医療，開業医医療，社会医療，医療連携など主要項目ごとに年間の支出目標額（これを ONDAM と言う）が国民議会で決められる

第2章 フランスの医療制度

制度が導入されている．以下，ONDAMの計算方法を説明する．

① まず，政府の保険当局と財務当局が，医療支出のトレンドを予測する（これをtrend ONDAMという）．今年度の医療費の実績に，理論的な伸び率を当てはめ，それに，すでに実行されている医療費抑制策の波及効果を加味して推計が行われる．

② 次に，"trend ONDAM"と関係大臣間で決められた目標値が比較され，この自然増と政治的な目標値の乖離幅に関して，省庁間で，新たな抑制策の効果を踏まえた最終的な目標としての全体のONDAMと各部門支出目標が定められる．

③ 抑制策の主なものとしては，薬価引下げ，ジェネリックへの代替処方，病院の効率化（機能集約及び在院日数の短縮，入院から外来への代替政策など），外来医療の報酬引下げなどである．これらの対策がONDAMの付録Annexとして記載され，事後的にデータに基づいて評価が行われる体制となっている．2013年分としては総額24億ユーロ（約3,400億円）の措置が決められた．

導入当初は目標額に過ぎなかったONDAMであるが，その後の改革で目標額を超過する事態が予想される場合，疾病金庫の理事長は診療報酬の据え置きなど抑制策をとることが可能となった．また，LFSSにより分野別に設定された適正化目標と実際の値の乖離の状況を検証できるようになったことで，対策の効果検証とそれを踏まえた次の政策立案が可能になったことも重要である．特に，LFSSにより4年間の分野別の収支に関する推計と実績が比較評価できるようになったことで，政策を中期的に評価できるようになった点も，政策の実効性を高めていると評価されている．

図表1-11に近年のONDAM（医療費の伸び率％）と実績値（伸び率の％）を示した．

(4) ブラジプラン

2004年にブラジ保健担当大臣名で出された医療制度改革案（通称Blazy

46

図表1-11　ONDAM（増加率）の議決目標値と実績値の経時的変化

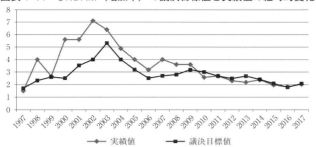

出典：Haut conseil de l'assurance maladie（-2012年），Commission des comptes de la sécurité sociale（2012年-）

plan）は，医療制度改革を現在のフランスが取り組むべき最大の政策課題の一つとした上で，その基本的対策を収入対策，支出抑制策，制度の効率化の3つの視点から検討したものである．なお，ブラジプランについては2015年にIRDSからその概要と効果について総括的な評価が行われている[1]．本記述はその内容に基づくものである（IRDS, 2015）．

まず収入対策としては退職者におけるCSGの増額（0.4パーセントポイント），計算の基礎となる労働所得の上限割合の増加（95%から97%へ，23億€の収入増），企業からの拠出金の増額（9億€の収入増），タバコ税収入のうち10億€を疾病金庫に繰り入れる，といった対策が採られることとなった．これにより疾病金庫の収入は合計で52億€増加すると試算された．

また，フランスの医療費増加の根本的な原因はフリーアクセスと自由セクター医師に対する出来高払いの組み合わせ，そして情報が共有されていないことによる連携の不足にあるとブラジプランは考え，この問題の解消を最も重視した．すなわち，医療の仕組みをより効率的なものにすることが志向されたのである．具体的にはイギリスやオランダのGPのようなGate Keeperとしての「かかりつけ医（Médecin Traitant)」の導入と患者の個人医療カードの導入が行われた（2004年8月13日法）．以下，ブラジプランで行われたこれら2つのプログラムと支出抑制策，保険者機能の強化策について説明す

第 2 章　フランスの医療制度

る.

かかりつけ医制度

　まず「かかりつけ医（Médecin Traitant）」であるが，新しい制度では 16 歳以上の患者はすべて自分の「かかりつけ医」を選択することになった.「かかりつけ医」は一般医でも専門医でもよい．かかりつけ医制度については，かねてからフランス政府がその導入を検討していたものであり，1998 年から 2004 年まで社会党内閣においても，その導入のための社会実験が行われていた．社会党内閣における「かかりつけ医」制度では，患者によって選択された「かかりつけ医（Médecin Reférant：一般医の中から選択される）」が当該患者の診療情報を管理し，その管理業務に対して疾病金庫から管理費用としての診療報酬が支払われる仕組みとなっていた．しかしながら，この方法は専門医に対する一般医の権限を相対的に強めるものであり，専門医からの強い反対があった.

　政権交代に伴い，社会党政権下におけるこの「かかりつけ医（Médecin Reférant）制度は破棄され，新しい「かかりつけ医（Médecin Traitant）」制度が導入されることになった（図表 1-12）．この仕組みでは患者はかかりつけ医の紹介状無しに他の医師にかかることが出来る．ただし，紹介状無しに他の医師にかかった場合，その医師は法的に設定された上限までの診察費用を患者に要求できるが，患者には診察費用の基本料部分の 30％ しか疾病金庫から償還されない形式となっている．この差額部分を補足保険制度（共済組合や互助制度，あるいは民間保険）が負担すべきかどうかが議論になったが，結局個人の負担となった.

　また，このような「かかりつけ医制度」に対する医師組合の反対を抑える目的で，診察費の増額（23 € から 27 €）も行われた．さらに，専門医の反発を抑える目的で，専門医もかかりつけ医になれること，かかりつけ医を介さずに専門医にかかることが出来るようになった.

　導入直後の 2006 年度の実績によると 51％ の患者が「かかりつけ医」制度

48

1 医療保障制度

図表1-12 フランスにおけるかかりつけ医制度の導入

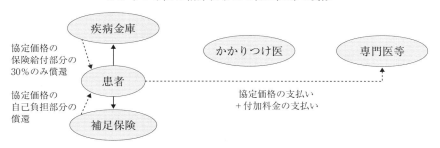

を利用しており，年齢別に見ると高齢者ほどその利用率が高い結果となっている（16-20歳：59％，71-80歳：95％）．地域別ではîle-de-France，Sud Sud-Oestなどの高所得地域では利用率が低く，Pays-de-la Loire，フランス北部，西部など低所得地域で利用率が高い．

2006年度からは「かかりつけ医」が予防分野でも貢献することが協約に盛り込まれることとなった．具体的には，高齢者における医原性疾患の防止（特に医薬品に起因するもの），乳がん健診，糖尿病患者における心血管系疾患の予防の疾病管理3事業について，診療報酬の設定が行われている（フランス版疾病管理制度：Rémunération sur objectifs de santé publique；後述）．

DREESは2005年度の開業医医療費の状況についての分析結果を2006年

第 2 章　フランスの医療制度

8 月に発表している．その結果によると，2005 年の医療費の伸びは 3.4% で
2004 年度の 3.9% に比較して鈍化していた．伸びを価格の効果と量の効果に
分離した結果をみると，価格の効果が − 0.2%，量の効果が 3.6% となってい
る．

　内容別に見ると診察料の伸びが 1.9% と 2004 年度の 2.9% に比較して大き
く鈍化している．価格リスト（LPP）に収載されている医療材料費の伸びも
2005 年度は 8.2% と 2004 年度の 11.7% に比較して大きく鈍化している．医
薬品と処方についてはほとんど変化していなかった．

　DREES の分析結果では，このような医療費の伸びの鈍化の第一の理由は，
経済全体の低迷による受診抑制であるとされた．特に疾病給付金の引き下げ
が受診を抑制する効果があったとして，その上で，2004 年に導入された
「かかりつけ医制度」によって受診回数の適正化（重複受診の減少など）があ
ることも，医療費増の抑制に効果があったと結論している．さらに受診に際
して 1 € の免責制度が導入されたことも医療費増抑制に効果があったと考え
られている．増加が続いている医薬品については，ジェネリック使用の促進
等による価格低下の効果が量の増加によってなくなっており，今後医薬品の
適正使用をどのように促進するかが課題であるとしている．

患者個人カードシステム（Dossier Médical Personalisé：DMP）

　患者個人カードシステムは Vital カードを用いるシステムであり，公的な
仕組みとして患者の診療情報が蓄積されるデータベースが構築されつつある
（ただし，進捗状況は芳しくない）．まず，Vital カードを用いた支払い方式に
ついて説明する．現在，フランスではすべての国民に Vital カードという社
会保障番号の入った IC カードが配布されている．患者は医療機関を受診し
た際に，このカードを提示し資格確認などが行われる．医療機関で行われた
診療行為は患者ごとに作成される電子化領収書に記録され，医療機関から疾
病金庫に送付される．患者は医療機関でいったん全額を支払うが，医療機関
から保険者に電子的に送付された電子化請求書をもとに償還を受ける．図表

50

1 医療保障制度

図表1-13 フランスにおけるICカード導入後の開業医医療支払い方式

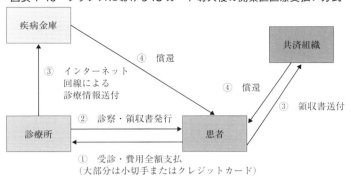

1-13はその流れを示したものである．なお，医療機関がこのネットワークにアクセスし，電子化領収書を送付するためには医療職カード（carte de professional de santé）を端末のICカードリーダーに接続することが必要となる．

DMPは上記のICカードを用いて患者の同意のもと，各種医療情報を患者も含めた関係者で共有するシステムである（図表1-14）．国レベル（現在は地方レベル）で構築されているDMPの大規模データベースには診察した医師から入力された基本情報（患者氏名，性別，生年月日，社会保障番号　アレルギー有無とその内容，既往歴など．その多くは被保険者用ICカードであるVitalカードから記録可能）と連携のキーとなる個人ID（INS：Identifiant National de Santé 社会保障番号）が記録されている．この個人IDをもとに各医療者は患者の情報を共有する．共有される情報は各医療機関の診療記録だけではなく，薬局における処方情報，臨床検査クリニックなどでの検査処方情報などである．

DMPへの登録は医療職が患者への説明と同意を行ったうえで行われなければならない．その上で医療者は自身の医療職カードを用いてネットワークにアクセスし，DMPを用いた患者情報共有のための認証を取得する．なお，フランスでは各医療機関からインターネットを用いて診療報酬請求を行う仕

第2章　フランスの医療制度

図表 1-14　フランスにおける医療情報共有システム（DMP）

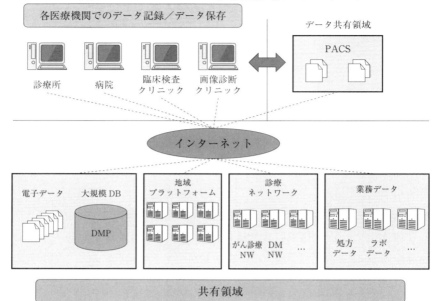

組みがすでに稼働している．仮に患者がある医療機関とは情報を共有したくないと希望した時には，その医療機関はDMPから除外される．また，患者は本人の意思でDMPへの登録をいつでも中止することができる．

DMPの内部は構造化されたデータベースであり，共有されるべきデータ（データ提供元のコンピュータ内にある情報）が共有番号（インデックス）と保管先の情報などを含めて記録されている．すなわち，データそのものを共通化するのではなく，データがある場所のアドレスの記述方式を共通化することで相互参照を行う仕組みとなっており，これにより異なった電子カルテ間の連結が可能になっている．これは我が国で開発・運用が進んでいるID-Linkと同様の考え方であり興味深い．

DMPの大規模データベースの構造は図表1-15のようになっている．参照する情報のアドレスがデータベース化され，それをもとに相互参照する仕

図表1-15　DMPの内部構造

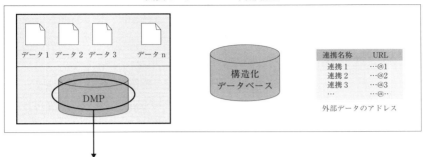

組みとなっている．

　ところで，フランス政府機関の調査結果では，フランス人1人当たりの抗生物質及び高脂血症治療薬の使用量はそれぞれドイツ人の3倍と2倍であり，1処方箋あたりの薬剤数も3倍というデータが出されている．このような状況は医療費として無駄があるばかりではなく，重複処方や交互作用など健康への悪影響も懸念される．異なる医療職間で情報が共有されることでこのような問題は解決できるものであり，こうした課題で患者個人カードの導入は効果が期待できる．しかしながら，患者個人カードの一般化はかなり遅れている．国はその原因について詳細な調査結果を公表しているが，技術的な問題に加えて，個人情報保護に関するフランス人の強い関心があり，この「文化的背景」をどのように改善していくかが課題とされている．

支出抑制策

　支出の抑制に関しては，給付範囲の見直しが行われた．フランスでは糖尿病，悪性腫瘍，腎不全，あるいは神経系の変性疾患のように長期の治療が必

第 2 章　フランスの医療制度

要で医療費が高額になる疾患については自己負担分が免除される仕組みとなっている（Affectation de Longue Durée または Allocation de Longue Durée：ALD）．ALD 対象患者は全患者の約 5% であるが，その支出が総医療費に占める割合は約 60% と大きなものになっている．

　また，薬剤については抗生物質，精神安定剤，睡眠薬の償還割合を低くすることも予定されている．このような給付範囲の見直しにより，支出は 10 億 € 削減できると推計されている．

保険者機能の強化

　ブラジプランでは保険者機能の強化も行われた．すでに説明したようにフランスの保険者は被用者（CNAMTS），農業事業者（MSA），自営業者（CANAM）のように業種ごとに構成されており，しかも国レベル，地方レベル，県レベルという行政レベルごとに独立に疾病金庫が作られているために，保険者全体としての統一方針が作りにくい，実行にあたっての責任の所在が不明瞭であるという問題点があった．

　ジュペプランにより地方レベルでは異なる保険者の共通組織である地方疾病金庫連合（Union Régionale de Caisse d'Assurance Maladie：URCAM）が構成され，地方レベルでの統一的な方針やプログラムの作成が可能となっていた．

　そこでブラジプランでは，さらにこの統一的な活動を強化するために，国レベルで全国医療保険連合（Union Nationale de la Caisse d'Assurance Maladie：UNCAM）を創設した．UNCAM 理事長の権限は大きく，医療者代表との協議による毎年の償還額及び支出目標の決定，地方疾病金庫，初級疾病金庫の事務局長の任命に関する権限が付与されている．また，UNCAM 理事長の下には警告委員会（Comité de l'Alerte）が設置され，ONDAM の遵守状況のモニター結果が事務局長に報告される．仮に，ONDAM の目標値を超過する恐れがあるときには，UNCAM 事務局長は関係者と対策について協議し，改定前の診療報酬への据え置きなどの対策を行うことが可能となった．

54

さらに国レベルで医療サービスを検討する組織として高等保健機構（Haute Autorité de la Santé：HAS）が創設された．HAS は主に医療材料，医薬品，医療技術などの評価，特にその有効性と償還対象とするか否かの評価を担当している．また，病院機能評価や診療ガイドラインの作成を行っていた全国医療評価認証機構（ANAES）を含めて 4 つの組織が HAS に統合された．

以上がブラジプランの概要であるが，増大一方の医療費を適正化するために，医療提供体制の改革に最大の重点が置かれていることがポイントである．そして，この方針にそって，予算的制約と国民皆保険とを両立させるための NHS 的改革，サービス提供者間の競争を強化するためのアメリカ的な改革，医療保険の部分的民活化と民間組織によるマネージドケア的要素の導入が段階的に行われている．

(5)　病院・患者・健康・地域に関する法律（2009 年 7 月 21 日 HPST 法）

2009 年 7 月 21 日に公布された病院・患者・健康・地域に関する法律（HPST 法）はサルコジ政権下において制定された医療制度改革で最も重要なものである．この法律の第一の目的は質の高い医療サービスを効率的に提供するための枠組みを作ることであり，それを各地域の優先課題を踏まえて実行するために，医療機関及び医療職の役割，地方保険庁の役割，そして関係者間の協力の在り方を定めている．国レベルではこの法に沿った事業を推進するために全国医療・社会医療機関支援機構（Agence nationale d'appui à la performance des établissements de santé et médico-sociaux：ANAP）が創設されている．

HPST 法は 4 章，133 条，310 項からなる大部なものである．ここではその主な内容について簡単に紹介する．

まず，第 1 章では病院の内部組織の在り方とマネジメント部門や診療科といった各部門の役割について記述されている．また，医療の質及び医療安全に関する行動方針が示され，各医療機関にその活動状況について指標を公開

第 2 章　フランスの医療制度

することを求めている．ここでは患者のエンパワーメントの推進についても明記されており，例えばセルフケア・セルフメディケーションを推進するための薬剤師の役割や治療的患者教育の推進方法などが記載されている．

第 2 章では医療機関と地方保険庁（ARS）との関係について記述されている．ARS は HPST 法によりかつての ARH から発展的に改組された独立行政法人で，地方（Région）ごとに病院医療だけでなく，外来医療，社会医療，公衆衛生も含めて監督及び計画策定（地方医療計画）を行う組織である．医療機器や診療科の許認可権を持ち，また医療計画に定められた機能分化と連携，施設の統廃合に関する複数年契約を各組織体と締結する権限を持っている．医療計画に関しては，地方の健康上の問題を分析した上で優先課題（Priorité Régionale de la Santé：PRS）が数値目標とともに明記され，それをどのように解決するのかが医療計画（Schéma Régionale de l'Organisation Sanitaire et Sociale：SROSS）の中に具体的にプログラムとして記述される形式となった（SROS-PRS）．医療計画に記載された事項は ARS と各医療機関の複数年契約に基づいて行われ，その進捗状況が継続的に評価される仕組みとなっている．

第 3 章では SROS-PRS を実現するための医療機関間の協力関係のあり方について記述されており，例えば地域病院共同体（La communauté hospitalière de territoire）の構成や役割が定義されている．SROS-PRS は HPST 法が目標とする政策を実現するための最も重要な政策ツールである．SROS-PRS が従来の SROS と異なる点は SROS が入院医療の提供体制を中心に記述されていたのに対し，SROS-PRS では前述のように各地域の課題をふまえた上で外来医療や予防，医療社会領域まで含んだ総合的な計画となっていることである．また，その実施状況をモニタリングするために課題ごとに数値目標が設定されており，それが経時的に評価される仕組みとなっている．指標の設定及び評価は各地域（Région）で設置されている地域保健・自立委員会（Conference Régional de la Santé et de l'Autonomie: CRSA）で検討される．この委員会にはかならず住民を含めた地域の関係団体の代表者が入らな

ければならない．このような仕組みの背景にある理念が保健民主主義（Démocratie sanitaire）と呼ばれるもので，その提唱者の一人である左派のベルナール・クシュネール（国境なき医師団の創設者の一人）がサルコジ政権下では担当閣僚として入閣している．この背景には，サルコジ政権の政策が国による管理を強める極めて官僚主義的なものであるという関係団体からの強い批判があり，そうした批判をかわすために「民主的な手続き」が組み込まれているという見方もある．

以上説明した ARS による地域医療の監督の概要を図表1-16 に示した．

ところで，HPST 法が目的とする病院サービスの質と効率性を高めるためには，それを技術的に支援する組織が必要である．2008 年にこの目的のために創設された独立行政法人が前述の ANAP である．図表1-17 に ANAP と関連組織との関係を示した．ANAP は HAS などと共同で医療の質や経営の質を評価するための指標を開発し，さらに ATIH（Agence Technologie de l'Information Hospitalière 病院情報技術庁；DRG の精緻化や医療情報のフォーマット作りなどを行う独立行政法人）などの技術支援を得て，ARS 及び各施設がこれらの指標群を用いて計画策定やそのモニタリングをするためのツールの開発を行っている．また，必要な場合はこうしたツールを用いた経営改善の個別コンサルテーションを個別の施設や ARS を対象に行っている．これらのツール・コンサルテーションの費用は各施設及び ARS によって負担される．さらに，こうした指標やツールを用いた経営を担う人材育成については国立公衆衛生研究高等学院（EHESP：l'Ecole des hautes études en santé publique）などの研究教育機関と協力している．

なお，ANAP はフランス独自の発想によって創設されたものではなく，イギリスの NHS Modernization Agency（NHS 近代化庁：2005 年まで存在）及びその後継組織である NHS Institute for Innovation and Improvement（NHS 革新及び改善研究所）を参考にしている．

第2章 フランスの医療制度

図表1-16 地方医療庁と地域医療計画

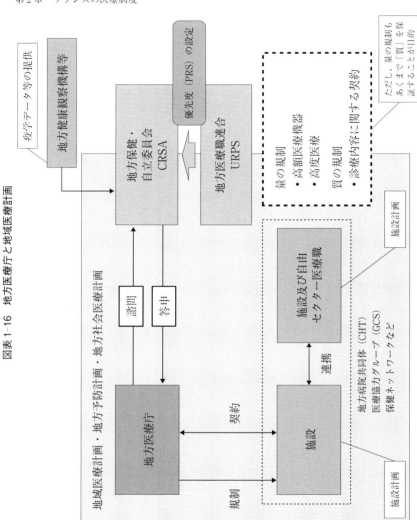

1　医療保障制度

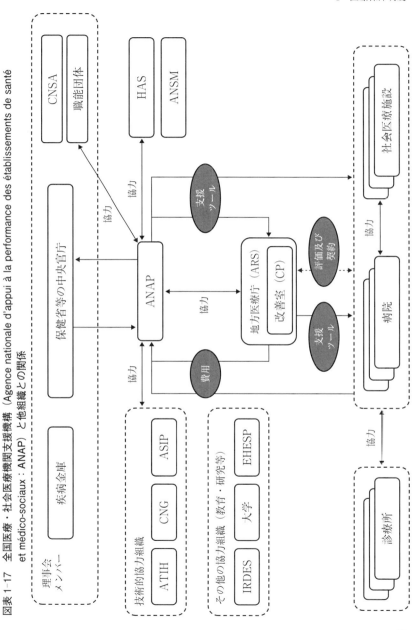

図表1-17　全国医療・社会医療機関支援機構（Agence nationale d'appui à la performance des établissements de santé et médico-sociaux：ANAP）と他組織との関係

59

第2章　フランスの医療制度

(6)　地方公衆衛生計画（Priorité Régionale de la Santé：PRS）

PRS は 1996 年のオルドナンスによって地方政府に制定が義務付けられ，さらに 2004 年通達によってその枠組みが強化されたものである（現在はPrevention Santé という名称で継続されている）．内容としてはわが国の健康日本 21 の都道府県計画に近いものであるが，その展開過程はより実効性があり，わが国のそれとは大きく異なる．以下，PRS の展開過程を説明する．

地方には地方保健委員会（Comité Régionale de la Santé Publique：CRSP）という組織が設置されている．この委員会は，行政職，保健医療職，住民及び患者代表，財界関係者，保健医療施設の代表者，そして有識者の6つのカテゴリーのメンバーから構成されている．この委員会では各種のデータに基づいて当該地域における健康課題が検討され，取り組むべき優先課題（地方保健優先課題 Priorité Régionale de la Santé Publique：PRSP）が選定される．次いで策定された優先課題は住民に公表され，各優先課題に取り組む団体の募集が行われる．活動を行うことを希望する団体は所定の様式に活動領域とその計画及び予算などを記入し，当局に届け出る．届けられた書類は審査委員会で評価され，その意義と実効性が高いと評価されたプロジェクトに予算がつけられる．予算がついた団体は，複数年の活動計画を改めて作成し，当局がその実行状況をモニタリングするという仕組みになっている．

地域におけるこの公衆衛生活動実践の主たる団体となっているのが，アソシアション（Association）と呼ばれる非営利団体である．同好会的な色彩が強く，設立手続きも書類提出のみの非常に簡単なものである．フランス全土で数十万組織が存在すると考えられているが公的な統計はない．活動領域は教育・訓練，健康・高齢者・家族・社会の活動，商業・経済活動・雇用・消費，住宅・生活・環境，漁・釣り，文化・観光・国際交流，若者・レジャー，スポーツ，多様な社会活動の9分野に分けられており，実に多彩で柔軟な組織である．

住民の価値観が多様になった今日の状況において，行政側が画一的なサー

ビスを提供することは必ずしも住民のニーズにそぐわなくなっているし，ま
たコスト的にも高いものになりがちである．フランスの PRSP の取り組みで
は，各コミュニティで住民を中心において，かつ住民をサービスの担い手に
することで，多様な健康づくりの取り組みを推進している．そしてこうした
事業は地域住民がコミュニティのありかたを考える教育・研修の機会にもな
っている．

1-3　医療保障の内容

　フランスの医療保障は我が国と同様，社会保険制度によって提供されてい
る．被保険者は原則として職業の状況によって強制加入すべき疾病金庫が決
まっており，我が国の国民健康保険や長寿医療制度のように居住地域や年齢
で加入すべき医療保険が決まる仕組みにはなっていない．したがって，退職
後も退職前に加入していた疾病金庫で継続的に給付を受ける（いわゆる突き
抜け型）．医療保障の具体的内容を決めるのは高等保健機構（Haute Autorité
de la Santé）で，ここで医療技術評価が行われ保険給付の対象とするかどう
かが決められる．まず，医薬品を例に医療保険の償還対象となる手続きにつ
いて説明する．

　図表 1-18 はフランスにおける医薬品の保険収載の手続きを示したもので
ある．フランス国内において医薬品の販売許可（AMM）を希望する製薬メ
ーカーは，必要な書類を ANSM（フランス医薬品・保健製品安全庁；かつての
AFSSAPS）に提出し，そこで質，安全性，効果の 3 つの視点からの評価を
受ける．なお，欧州医療庁（EMEA）で承認されたものについてはフランス
で販売許可のための審査を受けることが可能である．ANSM での審査を受
け販売許可がおりた医薬品について，製薬会社側が公的保険による償還を希
望しない場合，そのまま市場で販売されることとなる．公的保険による償還
を希望する場合は，HAS の透明化委員会で医薬品効能評価（SMR）と画期
性評価（ASMR）を受ける．SMR は医薬品の効果と副作用，他の治療法と

第2章 フランスの医療制度

図表1-18 フランスにおける医薬品の保険収載までの手続き

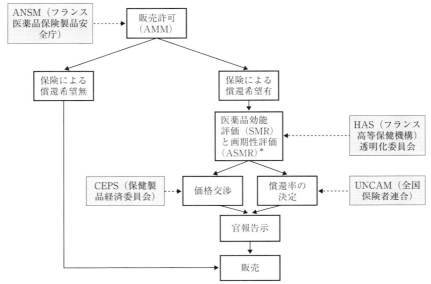

＊新しい指標であるITRに変更予定（本文中の＊を参照）

の有効性比較，対象傷病の重篤性，効能の種類（予防，治療，診断等），公衆衛生全般における利得の視点から総合的に行われ，その結果に基づいて償還率（100％，65％，35％及び0％＝償還不可）が決定される．また，画期性評価（5段階）が薬価設定にあたって勘案される．

次いで，透明化委員会の答申を基に，全国保険者連合（UNCAM）が償還率を，そして保健製品経済委員会（CEPS）が薬価を製薬会社との交渉によって決定する．CEPSは複数の省庁（財務・経済，社会保障，経済産業，保健）の代表者によって構成されている．薬価決定に際しては，画期性評価，類似薬効の既存医薬品薬価，予想販売量あるいは販売実績（既存薬の場合），医薬品の使用条件などが勘案される．

医療行為についてもそれを給付対象にするか否か，また給付対象とする場合の点数についてはHASにおいて同様の手続きで決められる．しかしなが

ら，1点当たりの価格については，保険者と医師の代表的な労働組合との間の交渉によって決められる（これを協約料金という）．後述のようにフランスにはこの協約料金通りの請求を行うセクター1医師と協約料金以上の診察料を患者に請求できるセクター2医師がいる．ただし，いずれの場合も疾病金庫は協約料金通りの償還を患者に行う．

入院医療については急性期病院はフランス版 DRG（GHM）に基づく1入院あたり包括払い，その他の入院は1日当たり包括支払い方式となっている（ただし，徐々に包括支払い方式が適用されつつある）．1日当たり包括支払い方式の場合，その価格は各施設と地方医療庁（ARS）との交渉によって決められる．長期入院施設の場合は，医療的ケアについては医療保険，介護ケアについてはフランスの介護給付である APA（l'allocation personnalisée d' autonomie；自立個人給付），入居費については自己負担となっている．

歯科についても他の大陸ヨーロッパ諸国に比較すると給付範囲が広く，成人の歯科診療も保険給付の対象となっているが，補綴のようなものについては疾病金庫による事前審査があり，治療が妥当であると判断された場合のみ公的医療保険によって給付が行われる．

調剤薬局で処方される医薬品については，外来医療と同様償還制となっている．ただし，フランスにおいては医薬品の償還率はその有効性によって異なっている．具体的には100%（白縞ラベル），65%（白ラベル），35%（青ラベル），15%（オレンジラベル；将来的に償還対象から外すための一時的措置）となっている．例えば，胃薬のようなものは償還率が15% である．この償還率については，その継続的な見直しも行われている．例えば，フランス政府は 1999 年 10 月 27 日付デクレによって，4,490 の償還対象医薬品の再評価を行っており，有効性が不十分とされた 835 品目のうち 2001 年の改定で 60 が償還対象から外された．また，2006 年には 156 品目が償還対象外となり，105 品目が当面償還率を 15% にするという猶予期間を持ちながらも将来的に償還対象から除外されることとなった．直近では 2010 年の償還率の見直しにより 145 百万 € の節約が達成されたことが報告されている．

第2章　フランスの医療制度

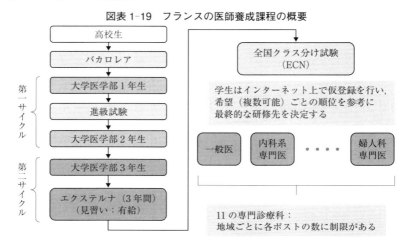

図表1-19　フランスの医師養成課程の概要

2　医療提供体制

2-1　医学教育及び研修

　フランスの専門医は国によって認定される仕組みであり，一般医を含む11の専門医課程が設定されている．我が国のように自由に専門を選ぶことはできず，必要量を勘案して地区単位ごとに各専門医養成コースに入ることができる医師数を制限している（後述）．医師は卒業時に専門を選択するが，それは卒前教育システムのあり方とも関係している．医師偏在問題への対応，またプライマリケアの重視，そして高度化する医療に対応するためにフランス政府は医学教育の改革に取り組んできており，それが専門医制度とも深く関係している．以下，まずフランスの医師養成課程とその改革について説明する（図表1-19）．
　医学部に入学するためには，高校終了時に行われるバカロレア（大学入学

64

資格試験）に合格しなければならない．ただし，これはわが国のような大学別の入学試験ではなく，医学部の入学資格を認定するものであり，バカロレアで基準以上の得点をとればそのほとんどが医学部に入学することができる．大学での医学教育は3段階に分かれる．第1段階（第1サイクル）は2年間で主に基礎科学と教養を学ぶ．特に医師の人格教育についてはその重要性が認識されるようになり，1992年の医学教育改革により，医療経済や終末期医療，医学の歴史や生命哲学などの教養科目が多くカリキュラムに導入されている．カリキュラムは各大学で独自に組まれているが，1学年終了時に選抜試験があり，2年に進級できるものは約5分の1に限定される（これをNumerus claususと呼ぶ）．第2学年では化学や生物学などの基礎科学教育に加えて，臨床導入実習として看護体験実習が行われる．これは大学病院の看護師の指導のもと，患者の介助や採血などの業務を行うものである．

　第2段階（第2サイクル）は4年間で1年目は基礎医学，残り3年間は臨床病理学と臨床実習に当てられている．フランスにおける医学教育では臨床実習が重視されており，医学部4年次からの3年間は病棟での教育が中心となる．この間の医学生はエクステルナと呼ばれ，指導医や研修医の指導のもと，患者の診察や薬剤や検査の処方及び侵襲的な治療手技を行うこともできる．

　卒業時に医学生は「全国クラスわけ試験（Epreuves Classantes Nationales：ECN）」を受けなければならない．受験と同時に医学生は研修を希望する大学病院と専門診療科，及び最初の6か月に研修する診療科を登録する．この結果はインターネット上で閲覧することが可能であり，各医学生は自分が希望する地域及び診療科においてどの順位であるのかを知ることができる．そして，この結果を踏まえて，医学生は研修先と専門を修正することができる．

　図表1-20はパリがあるÎle de France地方における専門診療科別募集数とその合格最低順位を示したものである．例えば，2013年度は全国で8,000人のポストがあり，パリでは1,382名分のポストが提示されている．そして，

第2章　フランスの医療制度

図表 1-20　各年度の専門科別定数と ECN の最低順位（Île de France）

年度	一般医		内科専門医		産業医		公衆衛生医		外科専門医		臨床検査医		精神科医		産婦人科医		内科的婦人科医		小児科医		麻酔蘇生医		合計
2018	713		281		25		16		107		17		100		42		10		68		92		1471
2017	713		280		25		16		107		17		100		42		10		67		92		1469
2016	713		278		25		16		106		17		100		41		10		67		92		1465
2015	693		275		27		16		107		17		100		40		10		66		92		1443
2014	656		260		27		16		104		16		99		40		10		66		91		1385
2013	653	7995	260	4052	27	7920	16	5304	104	1955	16	5875	99	6341	40	1997	10	2885	66	3150	91	2569	1382
2012	575	7464	258	4560	25	7633	16	5294	107	2942	15	5060	101	6473	39	2563	6	1737	64	2750	87	2803	1293
2011	531	7587	240	4395	25	7692	16	5001	106	2625	15	4762	89	5262	37	2140	7	2246	64	3042	76	2757	1206
2010	440	6264	173	3554	21	6731	15	3800	84	1363	12	3654	56	3474	30	1911	6	1591	57	2195	56	1931	950
2009	440	6292	150	815	20	6247	15	3925	90	1245	10	2408	55	2851	30	1086	6	1704	47	2181	47	1607	910
2008	372	4850	144	763	9	4731	13	3361	91	1284	11	1767	36	2144	30	1643	4	1813	36	1404	35	1593	775
2007	372	4956	144	623	9	5023	15	4130	91	1164	11	1582	40	2319	30	1368	5	1144	36	1063	35	965	788
2006	380	4364	144	1079	10	4205	15	2849	89	1402	11	1704	40	2057	30	1464	5	1799	36	1413	35	1306	795
2005	474	4308	144	836	10	3651	15	2689	89	1421	11	1228	40	1739	32	1682	5	1758	36	1334	35	1174	891
2004	450	3722	129	700	13	3417	15	2817	66	1005	13	1443	30	1355	31	1218	3	933	35	1073	32	1216	817

各年度の左側の数字は募集定員，右側の数字は合格の最低順位．
各年度の受験者の数は以下の通り．
2004 年：3,726 人，2005 年：4,308 人，2006 年：4,989 人，2007 年：5,563 人，2008 年：5,835 人
2009 年：6,323 人，2010 年：6,960 人，2011 年：7,766 人，2012 年：7,656 人，2013 年：8,000 人
出典：http://www.anemf.org/

　その内訳は以下のようになっていた．一般医 653 人，内科専門医 260 人，産業医 27 人，公衆衛生医 16 人，外科専門医 104 人，臨床検査医 16 人，精神科医 99 人，産婦人科医 40 人，内科的婦人科医 10 人，小児科医 66 人，麻酔科医 91 人．また，内科専門医はさらに病理診断科，皮膚科医，循環器科，内分泌科，肝臓消化器科，遺伝診療科，血液科，内科，核医学科，放射線治療，腎臓内科，神経内科，腫瘍内科，呼吸器科，放射線科，リウマチ科の 16 専門領域，外科専門医は一般外科，脳神経外科，眼科，耳鼻咽喉科，消化器外科の 5 専門領域に細分されている．研修医の募集数は，専門診療科

2　医療提供体制

（細区分）ごとに地域の定数が決められている．すなわち，全国に 28 ある大
学病院センターごとに専門診療科の研修医数が年度ごとに決められる．この
定員数は各地域の医療の状況によって決められるものであり，このような枠
があることでレジデント医師の配分に関する地域差の解消が図られている．

　他の欧米諸国と同様，フランス政府は近年医療費の適正化及び人口高齢化
に対応する医療提供体制にすることを目的にプライマリケアの充実に力点を
入れており，2005 年の改革で一般医を専門医の 1 つとして再定義している．
これは専門医志向の強いフランスの医学生の意識を変えることを意図したも
のであるが，図表 1-20 に示した合格最低順位の結果からもわかるように，
今のところその効果は出ていないようである．

　次に研修であるが，一般医を選択した者は 2 年半の研修を受ける．研修は
6 か月ごとに内科と選択した診療科を回ることで行われる．この間，地域の
一般医のところでの研修も義務付けられている．その他の専門医を選択した
者は，その専門診療科ごとに決められた期間（4-5 年），専門分野の臨床研修
を行う．研修終了後の進路に関しては，一般医の場合，そのほとんどが研修
終了後開業医となる．専門医の場合は開業する者と，レジデントチーフとし
て研修病院での診療に従事し，一般病院か大学病院の専門医になる者とに分
かれるが，後者の数はそれほど多くない．ただし，開業した外科系専門医は
Clinique と総称される民間病院と契約し，そこでオープンシステムで診療を
行う者が多く，その意味ではフランスの場合，外科系専門医の多くは病院で
勤務していると言える．

　フランスでは開業の自由が認められているため，医師の多くが都市部，特
にパリやマルセイユ，ニースといった地中海沿岸の大都市に集中する傾向が
ある．また，フランスではセクター 1 医師とセクター 2 医師という区分があ
る．前者は協約料金どおりの診療報酬しか患者に請求できない医師であり，
後者はそれを越える付加料金を設定できる医師である．このような仕組みを
認めた結果，パリや地中間沿岸の大都市ではセクター 2 以外の専門医がほと
んどいないという事態に陥ったため，現在はセクター 2 医師の新たな登録は

67

第2章　フランスの医療制度

行われていない．

2-2　看護教育

　フランスの看護教育は看護師養成学校によって行われている．入学するためには高校を卒業し，バカロレア試験を受け，基準得点以上を取っていることが要件となる．教育は3年間で，卒業することで看護師としての国家資格（Diplôme d'Etat）を得る．その後，一定の実務経験を経たのち，大学あるいは看護師養成校の専門課程に入学し，各種の専門看護師の資格を得ることができる．例えば，puéricultrice は新生児・乳幼児のケアを専門とする看護師で，病院の小児科や自治体の母子センターに勤務している．子供を対象とした医療福祉施設は puéricultrice が長となることが規定されている．その他麻酔科を補助する看護師，手術部門を補助する看護師，治療的健康教育を行う看護師など，種々の専門看護師が存在している．

　国家資格を持った看護師は独立して開業看護師として活動することができる．

2-3　ONDAM と地方医療庁による医療提供体制の監督

　図表1-21 はフランスの医療提供体制の概要を示したものである．国レベルでは支出面のコントロールを国民議会が（LFSS に基づく ONDAM），そして医療の質の面でのコントロールを HAS が担っている．医療者は「医療行為の提供に関する自由」を一定程度保持しながらも，地方医療計画（SROS-PRS）に定めた目標を達成するために地方医療庁 ARS と医療サービス提供に関する複数年契約 CPOM を結び，その実行状況をモニタリングされる．実行状況が芳しくない場合は，契約の停止＝財政面でのペナルティを受けることになる．医療者が受け取る診療報酬は国レベルで保険者と医療者組合の交渉によって決定し（協約料金），各医療者の医療行為提供の状況は保険者

68

2　医療提供体制

図表1-21　フランスの医療制度の概要

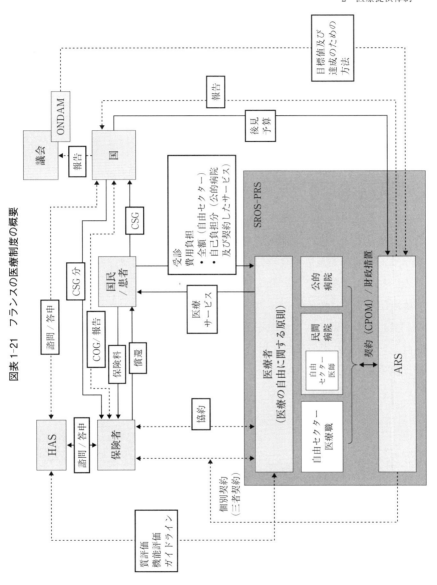

第 2 章　フランスの医療制度

によって把握され，個人別のレポート（Profile médicaux または RIAP：Relevé Individuel d'Activité du Pratician．これを集計・要約したものが TSAP：Tableaux Statistique d'Activité du Pratician）として集計される．このように国による統制（ディリジズム）が強いのがフランスの医療制度の特徴である．

2-4　開業医医療

　開業医医療については専門医と一般医とが区別されている（現在は，一般医も専門診療科の 1 つとなっている）．一般医と専門医の診察科目については医療行為規定によって厳密に規定され，その規定に反する医療行為を行うことはできない．また，専門医と一般医とでは同じ医療行為を行っても報酬が異なっている．開業医が行う医療行為に対する診療報酬は疾病保険金庫と医師の代表的な労働組合との間で締結される協約料金による．開業医への支払いは前述のように償還制が原則で，患者が医師に全額を支払った後，患者自身が所属する疾病金庫に償還を請求する．なお，前述のように現在この仕組みは IC カードと通信回線を用いて自動化されている．我が国と同様開業医には開業場所選択の自由が保障されており，これが医療資源配置のアンバランスという問題の原因となっている．

　フランスの場合，患者による医師（医療機関）選択の自由が認められているが，このことが患者によるドクターショッピングを誘発し，医療費増の原因となっていると指摘されてきた．2004 年にシラク政権下の保健担当大臣であったブラジは，この問題に対処するために，前述のとおり「かかりつけ医制度」という仕組みを導入している．

　また，ガイドラインに沿った慢性疾患の適切な治療を促進するため，開業医を対象とした ROSP（Rémunération sur objectifs de santé publique：公衆衛生の目的のための報酬）という疾病管理プログラムも導入されている．図表 1-22 に糖尿病の ROSP の例を示した．このプログラムではアメリカの Healthway 社の糖尿病用疾病管理プログラムを導入したフランスの Altran 社

70

図表 1-22　疾病管理プログラム
例：糖尿病の ROSP

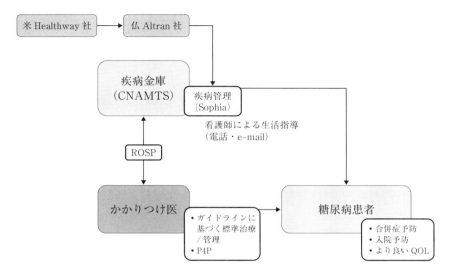

が全国被用者疾病金庫 CNAMTS と契約し，このシステムを用いて看護師が携帯あるいはインターネットを用いて在宅の糖尿病患者の生活管理を行う．同時に，当該患者のかかりつけ医は HAS が提示しているガイドライン等に従って標準的な糖尿病治療を行う（例えば，定期的な HbA1c の測定や眼科的検査，腎機能検査など）．治療のプロセス及びアウトカム（例えば，入院の回避）がポイント化されており，年度末にそのポイント数に応じて当該かかりつけ医に「成果に応じた報酬 Pay for performance P4P」が支払われる仕組みとなっている．

2-5　病院医療

フランスの病院医療は公的病院と民間病院とによって提供されている．かつて公的病院は総額予算制によって運営されていた．この仕組みでは，公的

病院は年度毎に前年度の活動実績を基に施設計画と予算計画を国に提出し，
その内容の妥当性の審査を受けた後，次年度の予算を月単位の総括給付で支
給されていた．ただし，予算策定に用いられる病院活動指標が平均在院日数
や病床利用率，患者数などが主体であったことから，施設間の不公平感が大
きく問題となっていた．そこで，実際に行なわれた医療行為を反映する目的
でフランス版 DRG に基づいて予算の調整が行われる仕組みが導入された．
その後，1995 年のジュペプランに従って DRG に基づく予算調整の経験を踏
まえて，現在は DRG に基づいた 1 入院包括払方式（DRG/PPS，フランス語
では T2A）へ移行している．

　民間病院は主に急性期医療を担当しており，その設置主体は個人，私法人，
企業等種々である．患者がこれらの施設に入院した場合の医療費の支払いは
医師費用と病院費用とに区分される．病院費用については DRG に基づく 1
入院包括払，そして医師費用については疾病金庫と自由開業医師との間で締
結される協約料金による．民間病院の医師のほとんどは病院との契約医で，
その病院の勤務医ではない．アメリカのように病院の診察室や手術室を借り
ているにすぎず，制度的には自由開業医師と同じ扱いとなる．

2-6　在宅入院と地域ネットワーク

　フランスには在宅入院制度（Hospitalization à domicile：HAD）という独自
の在宅ケアの仕組みがある．また，近年高齢者や障害者，社会的弱者の持つ
医療・福祉・生活上の複雑な問題に対応することを目的に保健ネットワーク
（Réseau de la Santé）という非常に興味深いシステムが構築されている．

（1）　在宅入院制度（HAD）

　HAD は 1970 年 12 月 31 日病院法によって導入された．HAD の当初の目
的はがん患者の急性期以後の医療を在宅で行うことで，入院期間を短縮し，
がん治療の入院待ち患者数の減少と医療費の適正化を図ることであった．そ

2 医療提供体制

図表 1-23 フランスにおける在宅入院制度
(Hospitalization à Domicile：HAD)

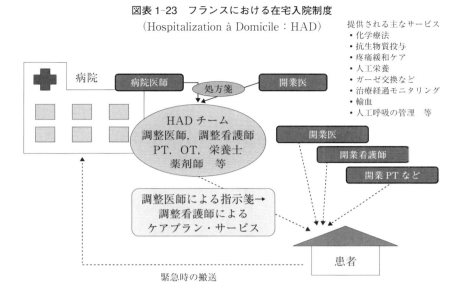

の後，1986年5月12日保健省通達により，精神患者を除くすべての急性期以後の患者がHADの対象となり，2000年5月30日雇用連帯省通達でリハビリテーション医療も含まれることとなった．

現在のHADの基本的枠組みを定め，そしてその発展の基盤となっているのはこの2000年5月30日雇用連帯省通達である．この通達によるとHADは「病院勤務医及び開業医によって処方される患者の居宅における入院である．あらかじめ決められた期間に（患者の状態により更新可能），医師及びコメディカル職によるコーディネートされた継続性のある治療を居宅で行うサービス」と定義されている．図表1-23はその概要を示したものである．

在宅入院サービスは在宅入院組織により提供される．多くの場合，在宅入院組織は病院組織の一部として設置されており，コーディネート担当医師と看護師，理学療法士，作業療法士，栄養士，薬剤師，臨床心理士，ソーシャルワーカーなど多職種から構成されている．提供される主なサービスに図表1-23に示した通りである．HADにおいて中心的な役割をはたしているのは，

第2章　フランスの医療制度

多くの場合調整担当医師であるが，広い地域で多くの患者を担当するパリの場合，調整看護師が中心となってサービスの調整が行われている．

　調整担当医師になるためには医学部を卒業し，医師としての初期研修を終えた後，大学で1年間の教育を受け大学ディプロマを取得しなければならない．他方，調整担当看護師になるための資格は特に定められていないが，現在，その研修の制度化に向けて検討が行われている．

　在宅入院を実施する手続は以下のとおりである．まず，開業医及び病院医師から調整担当医師に在宅入院の処方箋が送られる．調整担当医師は患者の状況を分析した後，在宅入院の対象となると判断した場合，在宅入院の調整を行う．パリ病院協会の場合は，調整担当医師の指示箋を受けて調整看護師がHADの対象患者に対して，在宅入院のケアプラン作成，入院時からの退院調整，他の在宅サービスの調整，患者や患者家族の相談などを行っている．なお，HADの支払いは在宅入院用のDRG（GHM）に基づいて1日あたり定額で行われている．現在，約50%の在宅入院は病院に所属する在宅入院部門によって提供されているが，残りの半分は非営利組織の独立した在宅入院事業者（ベッドを持たない）によって提供されている．

　在宅入院は入院医療の一環であり，その「病床数」は地方医療計画によって規定されている．予定されたレベルまで病状が回復し，「入院医療」が必要ないレベルになると「退院」し，その後は必要に応じて開業医や開業看護師の往診や自立給付制度（APA：日本の公的介護保険制度に相当）による在宅介護サービスを受けることになる．フランス政府はHADの推進に積極的で，2000年の4,000床を8,000床まで増やすことを計画している．

(2)　保健ネットワーク（RS）

　高齢者や障害者のニーズは複雑であり，こうした問題に総合的に応えるためには種々のサービスを調整する仕組みが必要となる．この目的のために構築されたのが図表1-24に示した保健ネットワークである．保健ネットワークは地域の種々の医療関係者・福祉関係者から構成されている．全体をコー

2 医療提供体制

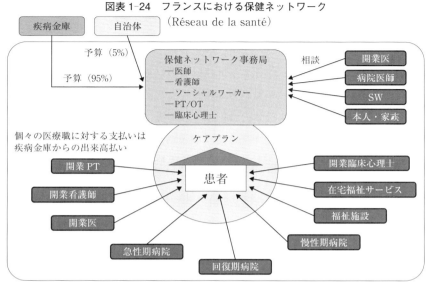

図表1-24　フランスにおける保健ネットワーク（Réseau de la santé）

ディネートするのは保健ネットワーク事務局であり，ここには医師，看護師，OT/PT，臨床心理士，ソーシャルワーカーが勤務している．事務局スタッフの職務は対象者のヒアリングとサービスの調整であり，利用者に対する直接的な医療・福祉サービスは提供していない．この調整機能に対して，疾病金庫及び自治体から報酬が支払われる．

　サービスの開始は，主治医や自治体のソーシャルワーカーあるいは患者及びその家族からの相談による．相談を受けた保健ネットワーク事務局担当者が内容を分析し，必要なサービスの調整を行う．ここで我が国のケアカンファレンスと異なる点は，いわゆるケアマネージャーは存在せず，対象者のニーズに応じて事務局の各職種の合議によって提供されるサービスが決まっていくことである．サービスはネットワークに所属している独立した事業者によって提供される．これらの提供者のサービスはそれぞれをカバーする財源（医療の場合は疾病金庫による出来高払い）によって賄われる．提供されているサービスの内容は対象者ごとに3か月に1回程度開催される事務局内部の検

第2章　フランスの医療制度

討委員会で議論され，必要に応じてサービス内容の修正が行われている．

　現在，保健ネットワークは，医療分については毎年国民議会で議決される医療保障支出目標（ONDAM）の対象となっており，通常の医療サービスとは別に予算化されている．保健ネットワークの対象疾患・状況は種々であり，老年医学的問題，糖尿病，がん患者，障害者など多様である．福祉領域に関わるサービスについては自治体の負担によって提供される．

　在宅入院と保健ネットワークはいわゆる入院の代替政策及び医療から介護への代替政策であり，入院医療の抑制による医療費の適正化と，できうる限り患者が住み慣れた在宅で過ごすことで療養生活の向上を目指すという2つの目的を同時に達成しようとするものである．また，保健ネットワークはコミュニティレベルで総合的なサービスを提供しようという地方分権化の流れの中の政策でもある．この背景には移民や外国人の多く住む居住地における問題は，当該地域の状況を十分に把握したスタッフによってしか解決できないという現実的な理由がある．

2-7　薬局

　フランスにおいては薬局のない地域では例外的に医師が患者に直接医薬品を提供することが認められているが，原則として完全医薬分業制となっている．医師から処方を受けた患者は薬局に行き医薬品を受け取る．この際，ICカード（Vitalカード）を用いて疾病金庫のサーバーにアクセスすることで患者の処方状況が過去のものも含めて把握できる仕組みとなっている．これにより，重複処方や禁忌薬処方の防止が図られている．また，フランスではセルフケア推進のために，薬剤師による治療的健康教育（Education thérapeutique）が積極的に行われており，処方を受けた患者に対し，薬剤師が服薬指導に加えて日常生活上の注意事項など，より良い療養生活のための指導を行う体制の整備が進んでいる．

　また，医療費適正化の一環として，処方医が「代替不可」という指示を出

さない限り，薬剤師がジェネリックへの代替処方を行う仕組みも一般化しており，そのような代替処方に対する経済的インセンティブも設定されている．

まとめ

　1980 年代から 90 年代初頭にかけてイギリス，ドイツ，オランダが市場主義的な改革を進めて行ったのに対し，フランスの医療制度改革は社会党政権の下，医療計画による統制というように社会主義的なものが中心であった．しかしながら，低経済成長と失業率の高止まりにより，社会党政権の制度改革は行き詰まる．1995 年に社会党に替わって政権についたシラク，そしてその後を継いだサルコジは，国民連帯の象徴としての社会保険制度を維持しながらも，制度の効率性を高めるために順次，市場主義的ないしは New Public Management 的な改革を積み上げていった．右派・左派の違いを超えてフランスの医療制度改革を一貫して特徴づけるものは国家による統制主義（dirisism）である．具体的には提供体制の構造改革の手段としての医療計画とその実効性を高めるための地方レベルでの監督組織である地方医療庁（ARS）の創設，そして国レベルでの医療支出目標（ONDAM）の制定などが相次いで行われてきた．また，医療保障財源としての被保険者の保険料部分が一般福祉税（CSG）に置き換えられたことにより，財政面でも国の監督権限が大きくなっている．

　フランスの医療制度の現状を見る限りにおいて，政策が目的通り機能しているとは言い難いが，種々の政策が導入されるに至った経緯は我が国の医療制度改革を考える上で参考になる．以下，その主な点について説明する．

医療情報の透明化と分析体制

　1980 年代までフランス医療の情報化は他のヨーロッパ諸国に比較して大きく遅れていた．いわゆるレセプトは紙ベースであり，しかもその記載内容は K20（外科的行為 20 点分）という簡単なもので，どのような傷病に対して

第2章　フランスの医療制度

どのような医療行為が行われたのかはわからない仕組みとなっていた.

　この状況を大きく変えたものが 1991 年病院改革法による GHM（フランス版 DRG）の導入であった. これを機に退院サマリの標準化と電子化が行われ,その管理を行う部門として全病院に医療情報部（DIM）の創設が義務づけられた. GHM の一般化に際しては,国が処理ソフトの基本を定め,この事業に参加する民間企業はそのフォーマットを順守することを義務づけられた.さらに GHM の改定と相対係数（診療報酬点数に相当するもの）を一体的に統括する部門として ATIH（病院情報技術局）が創設された. これにより急性期医療の情報化が進み,その分析結果を踏まえて地域医療計画がエビデンスを持って作成される体制が構築された.

　これに連動する形で開業医医療の情報化も進み,どのような病態に対してどのような医療行為が行われたのかが類推できる診療行為共通分類（Classification Commune de l'Activités Médicaux：CCAM）が導入され,これにより開業医医療の情報化が進むと同時に,病院医療と開業医医療とを同じ診療行為分類で記述できるようになった.

　また,我が国と同様フランスも保険者が分立しているが,データ分析に関しては全国被用者疾病金庫（CNAMTS）が統一的に行う体制となり,保険者レベルでの情報分析の一元化が実現している.

　わが国ではレセプト審査及び分析を行う仕組みが大きく地域（国保・長寿）と職域（組合健保・協会けんぽ）に分かれており,総合的に医療政策を考える上で問題がある. 制度は別であるとしても,審査・分析に関しては一体的な運用が必要であろう.

　また,JAHIS というベンダーの協議の場はあるが,医療情報システムの開発に関しては国レベルでの基準が明確でなく,その結果として電子カルテを相互につなぐことが困難であり,またレセコンと電子カルテの整合性を測ることが難しくなってしまっている. 結果として情報化は各施設にとって非常にコストの高いものになっているため,システムの標準化についてはフランスのやり方から学ぶ点が多いように思われる.

78

まとめ

医療支出目標（ONDAM）

　ONDAM については最近我が国の政策担当者の関心を集めており，日本の医療制度への応用可能性を検討すべきであるという意見も出ている．National Database が医療政策立案に利用できるようになり，参考程度のものであれば ONDAM のような目標値を算出することは技術的には可能な状況となった．フランスの ONDAM では入院，外来といった部門ごとに伸び率の目標と，それらを達成するための具体的なプログラム（例えば，後発医薬品の処方量の拡大や疾病管理プログラムによる糖尿病医療費の適正化と質の向上）が設定される．このような数値化が行われることで，個々の政策の効果の検証が事後的に可能となっている．仮に我が国に ONDAM のような仕組みを導入する場合，数値に強制性を持たせることには慎重であるべきだが，このような政策の効果分析を行うことができる仕組みをもつことは我が国においても必要であると筆者は考えている．ただし，こうした分析が可能であるためには，都道府県レベルでレセプト分析が行える仕組みが必要となる．国民健康保険，後期高齢者医療制度，協会けんぽ，組合健康保険がばらばらでレセプト関連業務を行っている現状を改善する必要がある．例えば，フランスのようにデータ分析については支払基金が一括して行うというような枠組みの設定が必要であると考える．都道府県単位で医療費のモニタリングと政策効果の分析ができる仕組みの構築が我が国においても実現される必要がある．

社会保障の給付範囲の明確化

　わが国がフランスから学ぶべきものとして，社会保障の給付範囲を明確にすることがあげられる．例えば，フランスでは従来医療保険で給付されていた長期療養病床と介護給付の対象であった特別養護老人ホームを一体化して要介護高齢者居住施設（Ehpad：Etablissement d'hébergement pour personnes âgées dépendantes）とした上で，そこで提供される医療サービスは医療保険，介護サービスは県の介護給付，ホテルコストは自己負担（年金保険）が負担するというように各社会保障制度の責任範囲が明確になっている（図表1-

第2章　フランスの医療制度

図表 1-25　フランスにおける高齢者施設の改革

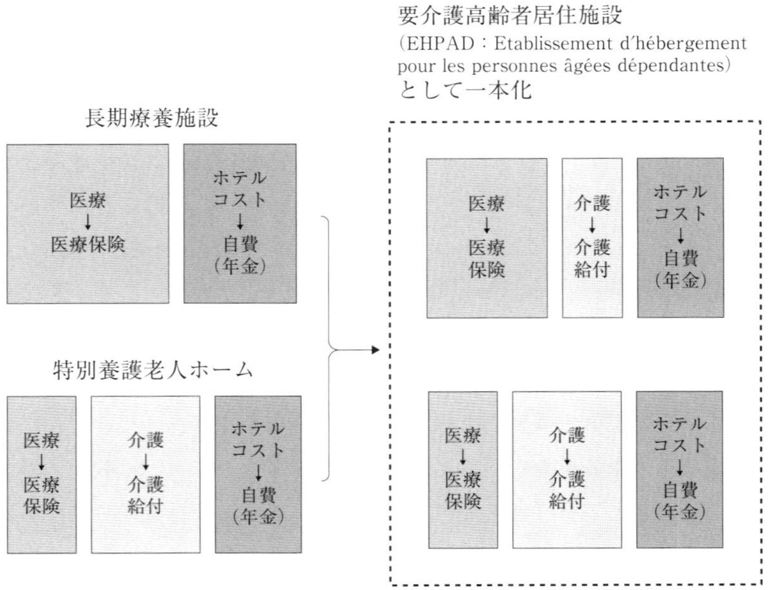

要介護高齢者居住施設
(EHPAD：Etablissement d'hébergement
pour les personnes âgées dépendantes)
として一本化

長期療養施設

| 医療
↓
医療保険 | ホテル
コスト
↓
自費
(年金) |

特別養護老人ホーム

| 医療
↓
医療
保険 | 介護
↓
介護
給付 | ホテル
コスト
↓
自費
(年金) |

| 医療
↓
医療
保険 | 介護
↓
介護
給付 | ホテル
コスト
↓
自費
(年金) |

| 医療
↓
医療
保険 | 介護
↓
介護
給付 | ホテル
コスト
↓
自費
(年金) |

25).　他方，我が国の場合，その区分があいまいであるために種々の問題が顕在化している．例えば，老人保健施設の場合，医薬品費が持ち出しになってしまうために，状態は落ち着いているが医学的コントロールに必要な医薬品費が高い患者の受け入れがしにくい状況になっており，それが老人保健施設の経営に悪影響を与えている．他方で，療養病床についてはホテルコストのかなりの部分が医療保険で賄われていることが，医療保険財政に負の影響を与えると同時に施設と在宅の不公平感をもたらしている．

　わが国においても，療養病床に入院している患者と老人保健施設や特別養護老人ホームに入所している要介護高齢者の状態像を明確に区別することは難しい．入院・入所者の高齢化の進行がさらに状況を複雑化している．医療保険と介護保険の在り方そのものにかかわる問題であるため，簡単ではないとは思うが，我が国においても医療・介護・ホテルサービスのそれぞれの給

80

付の在り方を見直す必要があると筆者は考えている．今後，我が国でも要介護者の増加と看護師・介護職の不足という環境下で質の高い入所サービスを保証するために，病院に替わる施設として諸外国のような skilled nursing home が必要になってくるだろう．この際，医療が外付けで提供できる仕組みになっていることがケアの質保証と経営の安定化のために望ましい．おそらく平成 27 年度の介護報酬改定で再設定された看護小規模多機能施設や今後導入が予定されている「介護医療院」がそのひな形になるであろう．これを機に各社会保障制度の責任範囲の見直しを行うべきであると考える．

緩やかなかかりつけ医制度

わが国の医療制度の特徴としてフリーアクセスがある．誰もが自由に医療機関を選択できることは財政に余裕があり，かつ医療提供者間で必要な情報共有ができているのであれば素晴らしい仕組みである．しかしながら，そのような状況がなければ，それは重複受診や重複処方のように医療経済的にもまた医療安全の面でも問題をもたらしうる．かかりつけ医制度を一般化することでこうした問題に対応することに，支払い側も医療提供側も大きな異論はないと考えられる．医療機関としては受診抑制につながりうる制度に抵抗感があるのは理解できるが，何らかの形で受診を適正化する仕組みを導入することは避けられない状況にある．ちなみに，フランスのような診療報酬を活用した緩やかなかかりつけ医制度を導入することは一つのアイデアであるが，一般医と専門医との枠組み及び配分が我が国と大きく異なるフランスのシステムを我が国にそのまま応用することは難しいだろう．その理由としては，まず，フランスやオランダ，イギリス，ドイツといった国では一般医が医師全体の 20-50% を占めているというように専門診療科別医師の割合が我が国のそれと大きく異なることがあげられる．加えて，患者のリテラシーの高い我が国では，自分の傷病が不整脈であるとわかっている者は，他の内科医ではなく循環器科を専門とする医師を受診するだろう．このような患者行動が一般的である我が国において，診療所と病院の受診に関してフランスの

ような仕組みを入れることは可能であるとしても（実際に，200床以上の病院の外来を紹介状なしで受診する場合の選定療養費という形で導入されている），診療所間でそのような経済的インセンティブを導入することは国民に簡単には受け入れられないと考える．

　上記のようなことを考えると，患者医療機関選択の自由をある程度認めたうえで重複受診や重複検査・重複処方といった好ましくない事態を防止するためには，ICT を活用した患者情報共有の仕組みを構築することが現時点ではもっとも適切な対応策であると考える．フランスではこの目的で DMPという仕組みが導入されている．現時点で必ずしもうまく機能していないが，標準的な仕組みが導入されているという点で，我が国より進んでいると言える．我が国では地域別・組織別に別々の枠組みで ICT を用いた情報共有の仕組みが構築されているが，関係者間の協働の上でかかりつけ医制度が機能する仕組みを作るためにも，この状況を早急に改善する必要がある．

地域医療計画

　わが国と比較して，フランスの地域医療計画は立案された計画の具体性と実効性の点で優れている．我が国の各都道府県が 2014 年に策定した第 6 次地域医療計画の内容をみると，長野県など少数の先進県を除いて，策定された計画に基づいて何をいつまでにどのように整備するのかといった具体的な行動計画となっているものはほとんどない．また，これまでの医療計画で記載された事項の進捗状況を検討しているものもほとんどない．加えて質向上に関する具体的施策もほとんど記載されていない．我が国の医療計画は実効性という点において大きな問題がある．翻って，フランスの医療計画をみると，それは地方医療庁 ARS と圏域内の各施設との間の契約の基礎になるものであり，財政的にも強制力のあるものになっている．加えて，その計画の基礎には地方ごとの優先課題に関する疫学的な分析がある．データの持つ説得力は大きい．しかも，策定にあたっては地方保健自立委員会 CRSA という住民を含む関係者による検討を行うという保健民主主義（Démocratie sanitaire）の仕組みが導入されている（Tabuteau D, 2013）.

　わが国でも遅まきながら平成 27 年度から始まる地域医療構想策定にあたって，DPC や NDB などのデータを用いて二次医療圏単位（将来的には構想区域単位）の詳細なデータ提供が始まっている．こうしたデータを用いて，各構想区域では地域医療構想調整会議が組織され，そこで住民代表も含めた関係者による合議が行われ，それぞれの地域の現状にあった構想が構築されることになる．フランスの地域医療計画における PDCA サイクルに基づく運用を参考に我が国の地域医療構想と地域医療計画が策定されることが期待される.

開業看護師と在宅入院制度——看護職の業務における裁量の自由度

　今後，我が国では後期高齢者の増加により在宅ケアのより一層の整備が必要となる．療養病床における患者の重症化・重介護化を考えると，在宅の現場もより重度の患者のケアを行うことを求められるようになるだろう．これは必然的に訪問看護の重要性を増すことになる．我が国に比較するとフランスでは在宅ケアがより行われているが，その主たる担い手は開業看護師である．その業務は我が国の訪問看護とほぼ同様であり，在宅（これには高齢者施設も含む）で看護ケアを提供している．看護ケア提供にあたって医師の包括的指示（処方箋）が必要である点で，アメリカのナースプラクティショナーのような広い裁量権はないが，個人での開業が可能な点，処置におけるより広い裁量権（材料や医薬品の選択）など，我が国の訪問看護に比較すると自由度が高い．こうした開業看護師の役割は，特に医師の少ない地方で重要なものとなっており，我が国におけるかつての駐在保健師のような役割を果たしている．現在，我が国では特に地方で看護師確保が困難になっているが，フランスの事例を参考に考えると開業看護師が介護施設等も含めて広義での訪問看護サービスの提供を可能にすることで，こうした地域での実質的な看護師増につながる可能性がある.

　ただし，1 人で開業する看護師の限界も指摘されており，近年はフランス

でも数十名の看護師・看護助手が所属する大規模な在宅看護ケアサービス（Service de Soins Infirmiers à Domicile：SSIAD）も増加している．我が国の訪問看護ステーションも規模が小さいことが経営の効率性向上の阻害要因になっている可能性がある．この点についても今後検討が必要であろう．

　また，これに関連して在宅入院制度 HAD の導入可能性も検討されるべきである．今後増加が予想される重度患者の在宅ケアを推進するためには，在宅で療養することの安心感を高めなければならない．それはケアの継続性であり，もしもの時の入院が準備されていることであろう．在宅入院はこうした要求にあうものである．2014 年の診療報酬改定で地域包括ケア病床の制度が導入されているが，このような病床の在宅支援機能を強化するために在宅入院制度を地域包括ケア病床に連動させて導入することができないかというのが筆者の提案である．我が国の入院基本料や加算・管理料の基準にはしばしば 24 時間体制で人員基準を満たすことが要求事項としてある．このような規定があることが病院の看護職・リハ職が在宅にいくことを困難にしている．人員の少ない地方では特にこのことが在宅ケア推進の阻害要因になっている．在宅入院制度と連動させることでこうした問題点を解消することが可能である．

医師の計画的配置

　わが国の場合，医師の勤務場所選択・診療科選択の自由が広く認められているため，医師配置に診療科科間，地域間の大きな偏在が生じてしまっている．このような偏在を加速させた理由としてしばしば指摘されるのが，新臨床研修制度である．新制度への移行後，研修医の大学病院離れが生じ，特に地方の大学病院及びその関連病院で深刻な医師不足が生じている．また，前期研修終了後の専門診療科選択においては，外科や内科などが敬遠され，眼科，皮膚科，精神科などを選択する若手医師が急増し，診療科間のアンバランスも問題となった．

　かつての医局制度は，不透明な寄付金など種々の問題はあったとしても，

入局人数の調整や関連病院への医師派遣の仕組みをもつことで，ある程度バランスのとれた医師養成の機能をはたしていたと言える．そして，より重要なこととして，個々の医師のキャリア形成を医局がモニターすることで，医師の品質保証の機能を果たしていたといえる．

新臨床研修制度になって，民間の医師紹介業が活性化しているときく．これはかつて医局が果たしていた医師派遣を代行するものであるが，残念ながら地域への医師の安定的な派遣という機能は果たしていないし，質の保証も行っていない．では，医局制度への回帰はこうした地域偏在の問題を解決できるのであろうか．おそらく，かつてのような医局制度を目指すのであればその答えは否であろう．当該地域の医学部を卒業した医師がそこに残るためには，卒前・卒後の教育・研修を大学と地域の医療機関が共同で行うような仕組みがなければ難しい．また，現在のように，大都市の高校生が偏差値にしたがって各地の医学部に入学し，そして卒業と同時に地元の大都市に戻っていくという医学部入試の現状そのものを改善することも必要である．その1つの解決策が地域枠であるが，その効果は今のところまだ検証できる段階にはない．

現在，我が国においても専門医制度の導入に向けて議論が進んでいるが，前期・後期研修と専門医養成のための受け入れ枠の決定に際してフランスのように地域の医療ニーズを1つの要因として勘案することはあっていいのではないかと考える．

医師の偏在は国民の医療へのアクセスに係る大きな問題である．医療提供側が医療に対する適切なファイナンスを求めるのであれば，平等なアクセスの実現に自主的に取り組むことが必要である．

財政健全化のための努力

高齢化が進み，また失業者や非正規労働者が増加する社会経済状況下で労働所得を前提とした保険料で医療サービスのすべてを賄うことは困難である．フランスではこの理解のもと，全収入を対象とした一般福祉税を医療保険の

第 2 章　フランスの医療制度

財源とした．加えて，社会保険制度の赤字を解消する目的で社会負債償還税
（Contribution pour le remboursement de la dette sociale：CRDS）という期限付
き税金も導入されている．

　支払い側は医療費には無駄があるという認識があるが，他方で診療側は現
在の診療報酬は過少ファイナンスであるという認識がある．これに関して筆
者の個人的な見解は，どちらも正しいが，全体としては医療に対するファイ
ナンスが足りないというものである．批判を受けることを恐れずに言えば，
現在の我が国の医療制度の最大の受益者は国民である．国際的にみて，これ
だけの範囲の医療サービスをフリーアクセスで，しかも安価に全国民が受け
ることができている国はない．必要な医療費をどのように負担するのかとい
うことを議論することが必要である．ジュペはまさにこの問題に正面から取
り組んだために，国民，特に高齢者と公務員（特別制度でより手厚い保障を受
けていた）の反発を受け，辞職の憂き目にあう．しかし，ジュペの統一的な
方針が出されたことで，その後の種々の改革が可能になっているのである．
財政健全化のための改革は，それがどのようなものでもあっても国民の不興
を買うことになる．しかしながら，将来に負債を付け回さないためにも，低
所得者に一定の配慮を行いながら，団塊の世代が後期高齢者になる前に必要
な改革を行うことが必要であろう．

　　注
1)　IRDES：Institut de recherche et documentation en économie de la santé：医
　　療経済研究所．フランスの医療経済に関する研究と広報活動を行う政府組織．
　　1985 年設立．
2)　DRESS：Direction de la recherche, des études, de l'évaluation et des statis-
　　tiques（DREES）；研究・調査・評価・統計局．公衆衛生行政に関連する各種統
　　計の収集と整理，公衆衛生行政の政策評価に関連する調査・研究の実施及び管理
　　を行う．わが国の厚生労働省との比較では統計情報部・厚生科学課に相当する．

　引用文献
Didier Tabuteau（2013）*Démocratie sanitaire, Les nouveau defies de la politique
　　de santé.* Paris: Odile Jacob.

IRDS（2015）*La réforme du système de santé en France Plan Douste-Blazy, août 2004, Eléments de bibliographie : 2003-2010*. Paris: IRDS.

参考文献

Pierre-Luois Bras et Didier Tabuteau（2012）*Les assurances maladies*（Que sais-je? 3942）. Paris: PUF.

Bernard Bonnici（2011）*La politique de santé en France*（Que sais-je? 2814）. Paris: PUF.

Chevreul K, Durand-Zaleski I, Bahrami S, Hernández-Quevedo et Mladovsky P（2010）"France Health system review," *Health Sysytems in Transition* Vol. 12 (6).

DRESS（2013）*La Protection sociale en France et en Europe en 2011*. Paris: DRESS.

Lancry PJ and Sandier S（1999）"Twenty years of cures for the French health care system," In Mossialos E and Le Grand J edn. *Health care and cost containment in the European Union*. Aldershot: Ashgate, pp. 443-470.

Marc de Montalembert ed.（2013）*La Protection sociale en France 6e edn*. Paris: La documentation française.

Marie-Pascal Pomey, Jean-Pierre Poullier et Benoist Lejeune（2000）*Santé Publique*. Paris: Ellipses.

Stan Le Scolan et Remi Pellet（2003）*Hôpitaux et Cliniques, Les nouvelles responsabillités*. Paris: Economica.

伊奈川秀和（2000）『フランスに学ぶ社会保障改革』中央法規出版.

笠木映里（2012）『社会保障と私保険――フランスの補足的医療保険』有斐閣.

バリエ, P. ／近藤純五郎監修『医療制度改革――先進国の実情とその課題』文庫クセジュ 946, 白水社.

藤井良治（1996）『現代フランスの社会保障』東京大学出版会.

日本医師会・民間病院フランス医療・福祉調査団報告書Ⅲ（2015）『イギリス型に近づくフランス医療――日本は既存資源の活用が重要』日本医師会.

松本由美（2012）『フランスの医療保障システムの歴史的変容』早稲田大学出版部.

補論 フランスの自由開業医療職について

はじめに

　近年，欧米では医療の質と医療費増のコントロールを同時に達成するための方法論として代替政策 Substitution が広く採用されるようになっている．代替政策 Substitution とは，入院医療から外来医療へ，専門医の診療からプライマリケアへ，医師によるプライマリケアから看護職によるプライマリケアへ，長期療養型医療施設から福祉施設，そして在宅ケアへというように，サービスの質を落とすことなく，より費用効果的なサービスに利用者を誘導していこうというプログラムであると説明されている[1]．

　この代替政策という用語は，医療費の抑制と医療システムの効率化を目標として組織されたオランダの Dekker 委員会報告で初めて使用されたものである[2]．そして，オランダではこの報告の後，多くの社会実験が地域で行われ，例えば，長期療養型医療施設入居者のナーシングホームへの誘導などが行われてきた．また，スウェーデンでは急性期を過ぎた高齢患者の入院費用を従来の県の負担から，福祉サービスを担当している市町村の責任とすることで，経済的インセンティブにより医療から福祉への代替を推進している（ニーデル改革）．

　現在，我が国では特定看護師制度の導入をめぐって種々の議論が行われている．すなわち，従来医師が行っていた医療行為の一部を看護師等のコメディカル等にも一定の裁量権を持って認める制度の導入である．こうした改革は医師の裁量権を減少させるものであり，そのためにこのような代替政策を行ってきた国では，当初医師団体から強い反対意見が出されていた．それに

89

補　論　フランスの自由開業医療職について

もかかわらず，現在ではイギリス，アメリカ，カナダ，フランス，スウェーデンなど多くの国で裁量権を持ったコメディカルによる医療サービスの提供が進められ，それは国民にも広く受け入れられているように思われる．

　ただし，そのような変革がどのように展開され，その役割分担と責任などがどのようになっているのかについては，必ずしも詳しい情報がない．また，コメディカル職の裁量権の拡大が代替政策の一環として行われてきたのかどうかについても，十分な記述はない．表面的な動きのみを追いかけて，それを十分な検証を行わないまま一定の枠組みで評価してしまうと解釈を大きく誤ることになりかねない．そこでこの補論ではフランスにおける現状について，これまで筆者が行ってきた文献的検討や現地調査の結果を踏まえて紹介してみたい．

1　フランスの自由開業セクターの原則

　フランスには自由開業セクターという独自の文化がある．これはフランスの医療提供の歴史的展開過程の中でつくられてきたものであり，同国の医療制度を理解するために重要な概念である．歴史的にフランスにおいては，医師に4つの自由が認められていた．患者による医師選択の自由，医師の開業の自由，医師の処方の自由，そして医師の診療報酬決定の自由である．このうち処方の自由と診療報酬決定の自由は診療報酬制度の導入により一定の制限がかけられるようになったが，最初の2つについては現在も医師がフランスの医療提供体制の根幹をなすものとして重視している[1]．フランスの医療職の間では，こうした自由を持つことが専門職としてのレゾンデートルとして重要であるという意識が強く，このことが同国の自由開業セクターのこれまでの動向に大きな影響を持っている．すなわち，代替政策の結果として自由開業看護師や自由開業理学療法士が認められてきたわけではないのである．このことはフランスの自由開業医療職の仕組みを理解するためにまず抑えなければならないポイントである．

90

2 フランスの自由開業コメディカル

2-1 自由開業医

　フランスの医師は従来専門医と一般医とに区分されていたが，2005年の医師研修過程の改革により一般医は11の専門診療科の一つとなった．希望する診療科の専門医になるためには医学部卒業後ECNと呼ばれる競争試験に合格した後，4年から5年の専門教育を受けなければならない．各専門診療科の診察科目については医療行為規定（Code Deontologie）によって厳密に規定されている．

　2007年1月1日における専門診療科別の自由開業医師の数をみると，医師合計でみると208,191人のうち122,103人（58.6%）が自由開業医であり，女性比率は自由開業医が31.3%，勤務医が49.5%となっている．[2] これを専門別にみると一般医は101,549人中68,532人（67.5%），専門医は106,642人中53,571人（50.2%）が自由開業医として働いている．専門医の中では内科系専門医58,950人中29,879人（50.7%），外科系専門医24,718人中16,121人（65.2%）が自由開業医を選択している．なお，女性比率は医師全体で自由開業医31.3%，勤務医49.5%であり，女性比率を診療科別にみると自由開業一般医30.0%，勤務一般医58.6%，自由開業内科系専門医36.6%，勤務内科系専門医44.4%，自由開業外科系専門医23.7%，勤務外科系専門医22.5%となっている．

　自由開業医が行う医療行為に対する診療報酬は疾病金庫と医師の代表的な労働組合（Fédération Française des Médecins des Généralistes, Fédération Nationale des Médecins de France, Confédération des Syndicat Médicaux de France 等）との間で締結される協約料金による．我が国と同様，各診療行為には点数が設定されており，その点数に1点当たり単価をかけたものが医師

補　論　フランスの自由開業医療職について

に対する支払いとなる．診療報酬の交渉にあたってはこの1点当たり単価を
いくらにするかが争点となる．

　また，フランスの開業医にはSector 1医師とSector 2医師の区分がある．
前者は患者に対する診療費の請求に関して協約料金を遵守することを強制さ
れる医師で，後者は協約料金以上の診療費を要求できる医師である．部分的
ではあるがこのような形で医師による診療報酬決定の自由が維持されている．

　ところで，一般にフランスの自由開業セクターの医師の診療所はビルの1
室を借りただけのシンプルなものが多く，例えば一般医の診療所では，そこ
で血液検査や超音波エコーや放射線機器による画像検査をすることはない．
それらはそれぞれの専門医の独占業務であり（前者は臨床検査医Biologist，後
者は放射線科医Radiologue），一般医はそれらの検査が必要な場合はそうした
専門医への紹介状を書き，患者は改めて予約をして紹介された専門医の検査
や診察を受けなければならない．医療提供体制としてはフリーアクセスが保
障されているが，我が国に比較すると利便性において問題がある．

　診療機器で重装備化し，ミニ病院のようになっている我が国の診療所の形
態が国際的にみると特異であるのかもしれない．しかしながら，二木が指摘
しているように，[3] 我が国の場合，このように診療所が重装備化することで病
院医療の負荷を軽減し，また国民の高度医療へのアクセシビリティを高めて
いることは積極的に評価されてよいだろう．

2-2　自由開業看護師

　フランスでは看護師の国家資格を持っていれば，誰でも自由に開業するこ
とができる．2007年1月1日における看護師の勤務形態別の人数をみると，
476,897人の看護師のうち69,619人（14.6％）が開業をしている．[2] 性別に見る
と，男性で開業を選択している者の割合が多い（18.3% vs 14.1％）．開業形態
としては自宅にオフィスを開いている例もあるが，多くは自由開業医の診療
所があるビルにオフィスを開いている．そして，隣接する自由開業医の指示

92

箋に基づいて患者の看護を在宅で行うというのが一般的である．診療内容は，我が国の訪問看護のそれとほぼ同じであるが，医師の包括的指示箋のもと一定の裁量権が認められており，褥瘡の処置等における材料や医薬品の処方などもできる．

開業看護師の診療報酬は疾病金庫との協約に基づく診療報酬表に基づいて出来高払いで支払われる．現在，フランスでは社会保障財政法（Loi de Financement de la Sécurité Sociale：LFSS）に基づいて国民議会で毎年翌年度の医療支出目標額（Objectif National de Depenses d'assurance Maladie：ONDAM）が設定される仕組みとなっている．国は当初，公的病院医療，私的病院医療，自由開業セクター，社会医療セクター，医療連携の5つの医療セクターごとに設定される支出目標額を超過した場合は，1点当たり単価を下げる仕組み（浮動点数制 Point flottant）の導入を試みていたが，自由開業医セクターの医師の強い反対にあい，医師への適用は見送られてきた．しかしながら，自由開業看護師については，ONDAM に関する協約が締結されており，目標額を超過した場合は，1点当たり単価を下げて報酬が支払われる仕組みとなっている．

2-3　自由開業理学療法士・自由開業作業療法士・自由開業言語聴覚士

他の職種と同様，理学療法士・作業療法士の国家資格を持っていれば，誰でも自由に開業することができる．2007年1月1日における理学療法士・作業療法士の勤務形態をみると，理学療法士 64,327 人のうち 50,984 人（78.9%）が開業を選択している[2]．性別では男性で開業している者の割合が多い（87.4% vs 69.6%）．また，言語聴覚士も開業している者が 17,799 人中 14,129 人（79.4%）と多くなっている．これに対し，作業療法士は 6,438 人のうち 6,229 人（96.8%）が施設に勤務することを選択している[2]．以下，開業理学療法士を中心に説明をする．

理学療法士の開業形態としては，診療内容が種々の機器やプールを使用す

るという理由から，医師や看護師に比較すると大規模なものが多い．そのた
め開業費用が大きく，若い理学療法士はまずすでに開業している理学療法士
の診療所でパートナーとして働いた後，自分の診療所を開業するという形態
が一般的である．また，施設や機器の稼働率を高めるためには，一人で開業
するよりもグループで開業するほうが有利であることから，グループ診療を
行っている例も多い．さらに最近の傾向としては他の自由開業医療職と共同
で多機能診療所を経営する例が増えている（後述）．

　理学療法の内容については，医師の包括的指示箋のもと，理学療法士が一
定の裁量を持って決めることができる．例えば，理学療法士はまず種々の理
学療法学的検査ののち評価票を作成し，それに基づいて理学療法の内容と回
数を決定することができる．

　自由開業理学療法士の診療報酬も疾病金庫との協約に基づく診療報酬表に
基づいて出来高払いで支払われる．各行為の点数に1点当たり単価をかけた
ものが診療報酬となり，疾病金庫との交渉では1点当たり単価が争点となる．
ONDAM に基づく浮動点数制の導入に関しては，現在検討中であるが，お
そらくそれが採用される見込みであるという．

3　近年の動向

3-1　地方における問題

　フランスは医学部卒業後の医師の進路について，地方ごとに専門領域別の
専修医枠を設定することで，地方間および専門職間の医師配置のバランスを
取る仕組みを持っている[4]．このため我が国に比較すると医師配置の地域間お
よび診療科間の偏在の問題は少ないが，それでも地方内において大学病院の
ある都市部とそれ以外の地域との間で医師数に大きな差が生じている．さら
にパリやマルセイユなどに接する地方においては，専門修練課程を終えた医

師がその地方内の都市部ではなく，パリやマルセイユなどのより人口の多い大都市で開業する傾向がある．その結果，Nord 地方や Haute-Normandie 地方などはパリから1時間程度の距離であるにもかかわらず，深刻な医師不足が生じている．

この問題を解決するために，フランス政府は都市部で開業あるいは勤務している医師が過疎地域で第二診療所を開設することを認可するなどの対策を行っている．しかしながら，高齢化が進む地方では医療ニーズは高まる一方であり，この問題に開業医師のみで対応することが困難となっている．このような問題を解決するためには，開業医と開業コメディカルが共同でプライマリケアを提供することが実際的であるという認識に基づいて，近年フランスにおいては多職種によるグループ診療（Maison multifunctionele；多機能診療所）を行うケースが増加している．

フランスにおいても近年急速に女性医師が増加しており，かつてはそれをネガティブにとらえる風潮もあった．しかしながら，ヒアリングを行ったClaudel 教授（Caen 大学，医療社会学）によればワークライフバランスを個人的な利得よりも重視する傾向のある女性医療職は，グループ診療に対する親和性が男性よりも高く，それゆえにフランスでかねてより問題となっていたポリクリニック構築のための貴重な戦力になっているという．この点は我が国の今後のプライマリケア体制の在り方を考える上で参考になるのではないかと思われる．

ちなみに多機能診療所については自治体が建物を建設し，安価の家賃で自由開業医療職に場所を提供する例も地方で増加している．このような事例も我が国の過疎地域における医療提供体制の在り方を考える上で参考になるのではないだろうか．

3-2　在宅入院制度における自由開業コメディカルの積極的な活用

フランスには在宅入院制度（Hospitalisation à domicile：HAD）という制度

がある．これはもともと急性期医療を補完する目的で整備されてきたもので
ある[5]．しかしながら，脳梗塞や心筋梗塞後の継続的なリハビリテーションを
必要とする患者や糖尿病などの慢性疾患のために継続的な管理を必要とする
高齢患者の増加に伴い，近年ではこうした患者がHADの対象として重要に
なってきている．病院のスタッフのみでこうした患者に対応することは困難
であり，病院の調整看護師のケアプランのもと，自由開業セクターの理学療
法士や看護師がHADの枠組みの中でサービス提供を行うようになってきて
いる．この場合，HADサービスそのものは入院医療の枠組みで支払いが行
われるが，自由開業セクターの医療職のサービスは出来高で別途支払われて
いる．

3-3　裁量権の拡大に伴う問題点

　フランスでは医師の包括的指示箋のもと，自由開業コメディカル職に診療
の内容や回数の決定，および医薬品や医療材料の処方に関して一定の裁量権
が認められており，しかもその範囲は徐々に拡大しつつある．しかしながら，
裁量権の拡大は他方で責任範囲の拡大を意味しており，それに伴って法的事
項への対応も重要な課題となってきている．例えば，開業理学療法士の業界
紙には下肢静脈炎を見逃して，下肢のマッサージを行った結果，肺塞栓のた
めに患者が死亡した事例が紹介されている[6]．この事例では医師の指示箋には
下肢静脈炎の記載がなかったが，開業理学療法士のサービスを受けた際には
明らかにその症状があり，それを見逃してしまった理学療法士の刑事責任と
民事上の責任が生じたというものである．ちなみに指示箋を処方した医師は
何ら責任を問われていない．

　民事上の損害賠償に関してはMRPという賠償責任保険によって対応する
仕組みがあるが，刑事責任については各医療職の責任をどの程度まで規定す
るのかという法的問題である．理学療法士の団体は，上記のような事例につ
いて明確に理学療法士の責任を認めており，それが専門職としての責務であ

ると の見解を示している．現在，我が国においても特定看護師の導入や開業
コメディカルの是非に関する議論が行われているが，あわせてこのような法
的事項についても慎重に検討されるべきであろう．

まとめ——日本への示唆

　以上，フランスの自由開業医療職の状況について説明した．「はじめに」
で代替政策について説明したが，当局の思惑は別として，フランスにおいて
自由開業コメディカルの仕組みが広がってきたのは，そのような代替政策の
一環ではない．すなわち，医師の代替としての自由開業コメディカル職を作
ってきたわけではないのである．フランスにおける開業コメディカルの制度
化は，各職種の専門職としての独立性の確立という職業観に基づいて行われ
てきたものである．フランス理学療法士協会会長の言によれば，まさにそれ
は自由獲得のための「闘争」であったのである．このことは正しく認識され
る必要がある．医師の代替職を作るために開業コメディカルの制度が導入さ
れてきたわけではないのである．川上が指摘しているように「看護技術が高
度化する」ということは，医師の技術に接近することではなく，看護の独自
性の深化であるべきであり，[7] フランスの自由開業コメディカルの発展過程は，
この深化の過程から評価されるべきものであろう．
　一方，医療をとりまく社会環境の変化も自由開業コメディカルの必要性を
高める方向で変化してきた．高齢化の進展と慢性疾患優位の傷病構造は，入
院・外来を問わずチーム医療を必要とする．これまで亜急性期および長期入
院で行われていた医療をいかに在宅で行うかを考えたとき，医師の包括的指
示箋のもとである程度の裁量権を持った自由開業コメディカルの存在が不可
欠となってきたのである．これは在宅入院における自由開業コメディカルの
積極的な関与に典型的に見られる．
　我が国でも医療ニーズの高い在宅高齢者の介護保険利用が増えている．さ
らに社会の高齢化に伴い，在宅でターミナルの一定期間を過ごすことを余儀

なくされる高齢者が増えてくる．なぜならば，あと10数年もすれば我が国では年間160万人の死亡が生ずると予想されているが，それに対応できるだけの施設のボリュームはないからである．開業医のみでそれに対応することは難しい．特に，ソロプラクティスが中心である我が国の診療所による医療提供体制では，医療ニーズの高い在宅高齢者に365日・24時間対応のサービスを提供することは現実的ではないだろう．日本的なグループプラクティスの在り方を検討する必要がある．医療をめぐる経済環境が厳しくなっている現在の状況で，1人の医師が多額の借金をして診療所を設立し，長期にわたって診療収入からそれを返し続けるというビジネスモデルはいずれ行き詰まってしまうように思える．むしろ，ニーズのある地域で複数の医師とコメディカルでグループプラクティスを行うというビジネスモデルが今後は適切ではないだろうか．自治体が多科診療所を作り，それを安価な家賃で提供するという形態もありうる．医療職のワークライフバランスという点においてもグループプラクティスの方が優れているように思われる．フランスで行われた意識調査によると，若手医師の多くはワークライフバランスが良いことを勤務場所・開業場所の選択において重視している[8]．Maison médicale multi-fonctionelle の仕組みはこのような要望にこたえるものであると思われる．

　高齢化の進展と慢性疾患中心の医療構造は，プライマリケアの充実を必要とする．しかもプライマリケアの内容は単にプライマリケア医師によって提供されるもののみではなく，看護師や理学療法士などによって提供されるサービスをも包含するものでなければならない．多職種共同によるチーム医療の地域での展開が求められているのである．基本理念はパートナーシップであるべきだろう．各職種が行える医療行為の範囲に過度にこだわってしまえば，その境界でニッチが生じてしまい，それがトラブルや医療事故といった有害事象につながりかねない．ある程度の重なりを許容しながら，チームで医療を提供できる体制を目指すべきである．そして，この際重なりの領域は異なる職種間のコミュニケーションの潤滑剤として機能するはずである．高齢社会に対応した医療提供体制を整備するための，医療職の意識の自己変革

が必要であると考える．

注
1) ただし，2004年のブラジプランによって導入された「かかりつけ医 Medecin traiteant」制度では，16歳以上の全住民に「かかりつけ医」への登録を義務づけ，「かかりつけ医」の紹介なしに他の医師にかかった場合には当該医師に診療報酬で定められた以上の額を患者に請求できる制度を導入し，患者による医師選択の自由にも緩やかな制限がかけられている．また，開業場所の自由に関しては，それを制限しようとした政府に対して医学生と研修医が大規模なストライキとデモを行い，それを阻止している．しかしながら，一般国民やメディアはこのような医学生や若い医師の態度を「自己中心的である」と強く批判している．

引用文献
[1] Ham, C ed.（1997）*Health care reform: learning from international experience*. Buckingham: Open University Press.
[2] DREES（2008）*Les professions de santé au 1er janvier*. p. 11. http://www.sante.gouv.fr/drees/seriestat/seriestat123.htm
[3] 二木　立（2004）『医療改革と病院』勁草書房．
[4] 松田晋哉（2009）「フランスの医師養成システムと偏在問題」『社会保険旬報』No. 2386: 10-16.
[5] 松田晋哉（2009）「英仏の在宅入院制度と日本への導入可能性」『社会保険旬報』No. 2380: 10-15.
[6] Beguin P（2007）" De la responsabilité du masseur-kinésithérapeute l.beral," *Kinésithér Rev* 67: 23-26.
[7] 川上　武（2009）「医療崩壊を食い止めるために（上）──医師の立場から」『社会保険旬報』No. 2376：24-29.
[8] Commission Démographie Médicale（2005）Rapport Yvon Berland: Ministère de la Santé et de la Protection Sociale.

第❸章　オランダの医療制度

はじめに

　オランダは我が国と同様，社会保険制度によって全国民の医療を保障している．医療制度改革に関して，オランダは今世界でも最も注目を集めている国である．その理由は，Enthoven の提唱した「管理競争（Managed competition）」（Enthoven MC, 1986）の導入を世界で最初に制度化した国だからである．はたしてこの仕組みが医療費の適正化と質の向上の両立という点において本当に機能するのか，世界中の医療政策研究者が注目している．しかしながら，ヨーロッパの中でも独自路線を貫く同国の制度改革は，他の国の関係者，特に非ヨーロッパ人である日本の研究者にはわかりにくいようである．常に 1,000 の社会実験が行われていると評されるオランダの医療政策は，第三者から見ると制度化されている仕組みと社会実験で行われている仕組みの区別がつきにくい．そのような複雑な制度であるが，オランダで行われている社会実験とそれに関連する議論は我が国にとってとても参考になるものであると筆者は考えている．

第3章　オランダの医療制度

1　医療保障制度

1-1　医療保障制度の概要

　オランダの医療保険制度は長期医療保障と短期医療保障の2種類に分類される.

(1)　短期医療保障

　一般医によるサービス，専門医によるサービス（精神科医によるものを除く），歯科サービス（22歳まで），看護などのコメディカルサービス，365日を超えない入院サービス，救急サービス，妊産婦サービス，薬剤などの短期医療サービスは短期医療費保障という枠組みの中で給付される．従来，この制度は一定の所得以下の被用者とその家族をカバーする疾病基金保険（ZFW：Ziekensfonds Wet），一定の所得以上の被用者と自営業者をカバーする民間保険，そして公務員が加入する公務員保険に分かれていたが，2006年からは全国単一の短期保険制度となっている．ただし，保険者はNHSのような国全体でひとつのものではなく，多数の保険者が存在している（4つの大きな保険者で国民の80％がカバーされている）．

　短期医療保険は基礎的保険と任意保険の2つから構成される（図表1-26）．基礎的保険はすべての国民が加入することが義務づけられているものであり，保険者は加入申し込みを拒否することはできない．この基礎的保険の保険料は，各保険者が設定する定額保険料と被保険者が収入に比例して医療保険基金（CVZ：College van Zorgverzekeringen）を通じて保険者に支払う所得比例保険料（2010年で被用者7.75％，非被用者4.95％）の2つから構成されている．また，18歳以下の子供の保険料に相当する部分は，国の税金をもとにCVZから各保険者に支払われる．CVZは加入する被保険者の持つリスクによっ

102

1　医療保障制度

図表1-26　オランダの社会保険制度

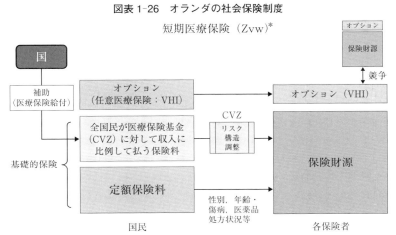

*一般医によるサービス，専門医によるサービス（精神科医によるものを除く），歯科サービス，看護などのパラメディカルサービス，365日を超えない入院サービス，救急サービス，妊産婦サービス，薬剤などの短期医療サービスをカバーする

て，保険者間の財政的不公平が生じないようにするために，性別，年齢，社会経済状況，居住地域，前年度の医薬品支出（慢性疾患を持つ患者の場合）などを変数としてリスク構造調整を行い，補正した保険料を各保険者に支払う．また，所得比例部分については，すべての国民がこれを払うことができるよう国から収入比例補助給付（医療保険給付）が行われており，3分の2の家計は額の多寡はあるもののこれを受け取っている．2010年でリスク構造調整の総額は全体の25%となっている．このような事後的なリスク構造調整があることが，保険者機能の効率化が進まない理由であるという批判を受け，政府はその精緻化を急いでおり，アメリカJohns Hopkins大学のACG（Adjusted Clinical Groups）などを参考に，研究が行われているようである．

短期医療保険については免責制が導入されており，年間€350までに自己負担となる．ただし，一般医（GP）サービス，産科ケア，22歳までの歯科医療は免責制の対象外で，すべてがカバーされる．免責制については，免責額を€100から€500まで増加することが可能であり，それにより保険料を

第3章　オランダの医療制度

安くすることができる.

　任意保険部分は基礎的保険でカバーされないサービスを給付するもので，各保険者が種々の商品を提供している．この任意保険部分については，保険者が被保険者のリスクによっては加入を拒否することが認められている．

　図表1-26に示したようにオランダでは国民による保険者選択の自由や，短期保険者と医療提供者間との間で，価格に関する交渉が行われる仕組みといった管理競争が導入されているが，これについては後述する．

(2)　長期医療保険

　長期医療保険は例外的医療費支出保障（AWBZ：Algemene Wet Bijzondere Ziektekosten）と呼ばれるもので全国民の強制加入となっている．病院での365日を超える入院，ナーシングホームでの診療などの費用がカバーされる．保険料は所得比例である．保険の運営責任者は国であるが，実際の運用は短期医療費保険の各保険者が行う仕組みとなっている．また，AWBZによるサービスを受けるためには，事前にケアニーズの状況について全国に32あるニーズアセスメントセンター（CIZ：Centrum indicatiestelling zorg）での審査を受けることが義務づけられている．利用者はその判定結果に従って，対応するケアパッケージを提供される．ここで重要な点は利用者は現物給付と現金給付（個人予算と呼ばれる）が選択でき，現金給付を選択した場合は，その予算内でサービスを民間事業者から購入することができることである．また，家族や友人をケアワーカーとしてサービスを提供してもらうことも可能である．なお，我が国の介護保険に相当するサービスはAWBZによって給付されている．

1-2　これまでの医療制度改革

　第二次世界大戦後，経済の急速な発展を背景に拡充したオランダの社会保障制度は1973年の第一次オイルショックを機に見直しを迫られることにな

る．これは単に財政危機によるものだけではなく，この時期に転換点を向かえた人口構造の変化，すなわち社会の高齢化進展の影響が大きい．また，経済のグローバル化により，オランダ経済が世界経済の中に巻き込まれていく中，高い社会保障水準は高い労働コストを意味するものであり，社会保障制度の再検討がオランダ政府の緊急の課題となっていく．国際経済への依存度の高いオランダにとって，この問題の解決は焦眉の課題であった．

80年代当時のオランダの社会保障制度では，わが国の医療保険の現金給付にあたる部分と労災保険に関する部分，すなわち病気・怪我による給付と障害者給付との給付基準が不明瞭で，過剰な給付が行われていた．実際，当時オランダの障害者給付の水準は世界最高のものであった．また，当時のオランダの失業給付は，給付期間，給付水準とも他の先進諸国に比較してきわめて寛大な制度であった．オランダでは制度や財政をめぐる改革の必要性は比較的早くから唱えられていたが，利害団体が構成する審議会，委員会，協議会などの中間的組織の介入により思い切った改革ができない状態が続いていた．

また，オランダの医療保障制度については，財政システムがばらばらであること，そのために責任の所在がはっきりしないこと，組織の効率的運営が難しいこと，消費者の意思が保健運営に反映しにくい仕組みとなっていること，などがかねてより欠点として認識されていた．1974年に保健担当大臣のHendriksはこのような状況を改善するために，短期医療及び長期医療を総合的に保障する制度の構築を提案した．しかしながら，この提案は12年後のDekker委員会報告によって再度議論の俎上に上るまで省みられることはなかった．

オランダ病とも揶揄された厳しい経済状況の中で，オランダ政府はそれを克服するための種々の努力，特に雇用制度改革に取り組んできた．そして，オランダ病の原因の1つであった医療制度についても以下のような問題意識が1980年代後半において提示されていた．

① 人口学的問題：高齢化の進展

第3章　オランダの医療制度

② 医療技術の進歩

③ 医療における消費者主権主義の台頭：医療における利用者による要望の影響力の増大

④ 医療政策の決定過程やあるいは施設レベルでの実行における政府介入の過剰

⑤ 複雑な医療費の財政方式（政府保険と民間保険：保険料徴収における多様性——収入ベース，リスクベース，リスクによらぬ定額といった方式の混在）

⑥ 医療の質に関する関心の高まり

⑦ ヨーロッパ共同体における動きと連動した，医療における倫理的側面への配慮

⑧ 国民の健康を改善するために，狭義の健康部門以外における，例えば，環境や住居，教育など改善も必要となっており，総合的な対策が不可欠となっていること

このような課題に取り組むため1986年，オランダ政府は当時 Philips 社の会長を務めていた Wisse Dekker に改革案の策定を依頼することになる．Dekker 及びその後の実行を担った保健担当大臣 Hans Simons の名前も踏まえて，Dekker 委員会で策定されたこの計画は Dekker-Simons 計画と呼ばれる（Dekker W, 1987）．

　Dekker-Simons 計画は，上記のような問題意識から，それまでのオランダの伝統的な審議会方式を基礎とした漸進的なアプローチではなく，理念と進むべき方向性を明示した上で，トップダウン方式で包括的な改革を行おうというものであった．具体的には，①医療保険制度の統合（基礎的保険制度の創設），②保険者間の競争を促進するための均一保険料制度の導入，③疾病金庫の営業範囲規制の撤廃，④民間保険の強制保険への参入，⑤消費者が保険者を選択する自由，⑥保険者の医療供給者との契約締結義務の撤廃（保険者による医療サービス提供者選択の自由），⑦保険者が医療サービス提供者と，政府価格よりも低い価格で契約を結ぶことを自由化，⑧一般医の営業範囲規

制の撤廃，⑨一般医及び専門医の報酬制度の見直し，などの改革案が示された．このような改革の目的と期待される効果は以下のようなものであった（大森，1998）．

- 消費者の所得や職域による参入障壁をなくし，保険者間の競争を促進する：この制度では所得比例的な保険料率は規制されるが，損失を出したときの定額保険料は各保険会社が自由に設定できる．
- サービス供給者間における競争の促進：保険者によるサービス提供者の選択が可能となったため，サービス供給者はサービスの質や定額保険料などによる競争を行うことになる．
- 基礎保険のサービス内容を，ケアの種類別の大枠のみの規制とすることで，例えば保険者が医療と介護とを代替的に選べるようにする．これにより介護と医療という異なるカテゴリー間の競争も促進される．
- このような管理競争のメカニズムを導入することにより，各関係者が効率的に行動することが誘導される．このメカニズムにより中央政府による規制から関係者による自主的な規制を促進する．

そして，以下のような制度改革が Dekker-Simons 計画に基づいて 1989 年から 1995 年までに部分的に行われた．

- 基礎保険実現に向けての動き：特別医療費保険をベースとしてに基礎保険制度を創設しようという方針のもと，短期医療保険でカバーされていたサービスの一部（精神病院，一般病院における精神科医による診療，補聴器などの補助具の給付など）が，特別医療費保険に移行された．
- 定額保険料の導入：その年度の支払い予算をオーバーした場合，各保険者が被保険者から定額保険料を追加徴収できる制度が導入された（特別医療費保険は 1992 年～，短期医療保険は 1989 年～）．
- 中央基金から各疾病保険会社への資金配分に，リスク構造調整人頭払い方式を部分的に導入（1993 年～）．
- 疾病保険会社の営業地域の規制を解除（1992 年～）．
- 私的保険会社が疾病保険市場に参入することが許可された（1992 年

第3章　オランダの医療制度

　～）.

- ・　保険会社による，サービス提供者との契約締結義務が撤廃された（従
　来，保険会社は契約を求める GP，専門医などとの契約を拒否することはでき
　なかった. ただし, 病院については対象外：1992 年～）.

- ・　各保険会社が中央で認可された価格よりも低い価格でサービス提供者
　と契約することが許可された（1992 年～）.

- ・　被保険者による保険者選択が自由化された（1992 年～：ただし 2 年に 1
　回）.

- ・　GP の開業における地域的参入規制が撤廃された（1992 年～）.

- ・　Biesheuvel Committee（1994）による提言に基づいて，サービス提供
　者に対する支払方式を変更（GP に対するリスク構造調整人頭払い方式と専
　門医に対する出来高払いの廃止と労働時間を基準とした支払方式への転換）.

　このように 1990 年代前半, 政府は Dekker 提言を受けて，競争の導入を
基本的理念として医療制度の改革に漸進的に取り組んだ. 例えば, 治療の部
分の 70% をカバーする疾病基金の場合, 従来, 地域ごとに加入すべき保険
者が決まっており, 地域間の競争がなかった. この疾病金庫間に被保険者獲
得を競争させることにより効率性を高めることができるという仮説と, 国民
間の平等を重視するオランダにおいて, 例えばアムステルダムの住民がライ
デンの保険者に加入できないということは不平等であるということを根拠と
して, 住民が 31 の疾病金庫のいずれを選択してもよいという意味での競争
原理に基づく制度が導入された.

　しかしながら, こうした競争原理の展開には 4 つの強い障害があった. ま
ず, 第一のものは疾病金庫が競争の導入を望まなかったということ, 第二に
サービス提供者が競争原理の導入に関心を示さなかったこと, 第三に競争原
理の導入は保険料の差を認めることであり, これは高齢者のように疾病リス
クの高い被保険者の保険料増をもたらすことになり, 結果として差別をもた
らしうること, そして最後に競争原理はオランダにおける連帯原理と相反す
るものであること, が競争原理の導入を目指した Dekker-Simons 計画に対す

る反対の大きな理由となった．1994年の選挙で右派中道連立政権が敗北した後，成立した左派中道連立政権においては，このような競争原理に基づく改革をいったん棚上げし，漸進主義による改革へと方向転換することになる．

　しかしながら，この競争原理に基づく改革理念は破棄されたわけではなく「管理された競争」という形で1990年代中旬から左派中道連立政権によって具体化されていく．Dekker-Simons計画では医療と介護の両保険を総合的に競争原理のもとで効率化を図ることが目的とされていたのに対し，当時のコック政権（労働党党首）は短期医療保険に限定して，医療費の総枠は管理した上で，保険者間の競争を促進するという「管理競争」により医療制度の効率化を図ろうと試みた．後述のようにその柱となるのは国民による保険者選択の自由，保険者と医療提供者との間での診療報酬の個別契約（ただし，上限額を国が設定）というように医療提供体制の各段階における徹底した競争原理の導入である．この意味において1990年代から今日に至るオランダの医療制度改革はDekker-Simons計画に基づいて行われていると考えてよいだろう．また，1990年代後半，オランダにおいても労働党という左派政権が市場主義的な改革手法を積極的に採用した点が，同じく左派政権下に行われたイギリスのブレア改革，ドイツのシュレーダー改革と共通しており興味深い．

1-3　医療保障の内容

　医療保障制度の節で説明したように，一般医によるサービス，専門医によるサービス（精神科医によるものを除く），歯科サービス，看護などのパラメディカルサービス，365日を超えない入院サービス，救急サービス，妊産婦サービス，薬剤などの短期医療サービスは短期医療費保障，365日を超える入院サービス，精神科医療，介護ケアは長期医療費保障制度でカバーされている．

　基本的な給付に関しては国の基準通りの内容になっているため各保険者で

第3章　オランダの医療制度

差がなく，赤字になった場合の低額保険料の額と任意保険部分の給付内容で
保険者間の競争が行われている（詳細は管理競争の節を参照）．

2　医療提供体制

2-1　医学教育及び研修

　教育一般についてみると初等教育（PO）は4・5歳〜12歳を対象とする．
初等教育終了年次にCITOテストと呼ばれる全国テストを受け，その結果
と生徒の能力や関心を参考として中等教育のコースが選ばれる．中等教育は
中等職業準備教育（VMBO，4年間），一般中等教育（HAVO，5年間），大学
準備教育（VWO，6年間）の3つがある．VMBOに進んだ者は卒業時に中
等職業教育（MBO，半年〜4年間）に進学，一般中等教育に編入する，その
まま就職といった選択を行う．主としてHAVO修了者は高等職業教育
（HBO），VWO修了者は大学（WO）に進学して高等教育を受けるのが一般
的である．こうした教育体系はドイツに類似している．

　他の大陸ヨーロッパ諸国と同様，オランダには大学入学試験という制度は
なく，高校卒業時の成績が一定の水準以上であれば医学部に入学することが
できる．学生の半分は国によって選抜され，残りの半分は各大学が選抜する
形式となっている．しかしながら，医師になれる数には定数（Numerus
clauses）があり，大学入学後の各学年の成績で，進級に制限がかけられてい
る．医学部の教育は6年制で最初の3年間が基礎医学，後半3年間が臨床医
学の教育で，特に最後の2年間は臨床実習を重視した教育体系となっている．
オランダには医師国家試験はなく，各医学部の課程を修了すれば医師として
登録される．

　卒後の研修は一般医（GP）と専門医でわかれる．GPの研修は3年間で大
学病院の家庭医学部門での研修に加えて開業しているGPの診療所での研修

110

2 医療提供体制

が行われる．専門医課程を選択した者は研修病院（多くは大学病院）で8年
の研修を受けた後，それぞれの専門医として登録される．

2-2 看護師

　オランダにおける教育課程及び看護師養成課程は我が国と大きく異なって
いる．以下，堀田（2012）を参考にその概要を説明する．看護師の養成は主
に中等職業教育機関で行われるが，それは介護士養成と連続したモジュール
制になっている．すなわち，介護士として働くための課程を修了した段階で，
そのモジュールに対応するディプロマを取得する仕組みである．資格として
はケアヘルパー，介護福祉ヘルパー，ヘルスケアワーカー，看護師，学士レ
ベルの看護師，という5つのレベルが設定されており，教育機関での課程修
了によってレベル1からレベル5にキャリアアップしていく仕組みとなって
いる．

　レベル1のケアヘルパー（Zorghulp）は主に家事援助を行う．レベル2の
介護福祉ヘルパー（Helpende Zorg en Welzijn）は家事援助に加えて，身体介
護，社会的活動やレクリエーション支援の提供，心理的サポートを含む自立
に向けた助言・サポートを行う．レベル3のヘルスケアワーカー（Verzor-
gende-IG）は，介護計画の策定，身体介護と心身の健康状態の観察，限定さ
れた看護行為の提供を行う．レベル4の看護師（Mbo-Verpleegkundige）は，
看護診断，看護計画策定，看護ケアの提供を行う．レベル5の学士レベルの
看護師（Verpleegkundige5）は通常の看護師業務に加え，全般的なマネジメ
ントを行う．なお，1990年代以降，医師の役割の代替，医師と看護師のギ
ャップを埋める新たな資格として，プラクティスナース（Praktijkonders-eun-
er），ナースプラクティショナー（Nurse practitioner），ナーススペシャリス
ト（Verpleegkundig specialist），医師補助者（Doktersassistent）等が創設され
ており，これらの職種もレベル5に位置付けられている．

第 3 章　オランダの医療制度

2-3　開業医医療

　オランダの医療サービス提供システムであるが，それは GP システムによって特徴づけられる．すなわち，一般的なルールとして患者はまず自分が登録している一般医（GP）を受診する．患者は救急医療などを除いて GP の紹介状なしに病院及びそこで働く専門医を受診することはできない（Gate keeping）．GP による Gate keeping は非常によく機能しており，GP を受診した場合，96％ の患者は GP による医療サービスのみで完結し，4％ の患者のみが二次医療（病院や専門医）に紹介される状況となっている．夜間や週末，祝祭日の GP サービスは GP の共同診療所（GP post：Huisartsen Post；わが国の医師会による休日夜間診療所のようなもの，2009 年現在で全国に 131 か所）によって提供される．このように GP post は救急医療に関する病院の救急部門の負荷を軽減する役割も担っている．

　GP への登録は家族単位で行われる．1 人の GP は平均 2,300 人の登録患者を持っている．ほぼ 100％ の国民が 15 分以内にかかることにできる場所で開業している GP に登録しており，予約後おおむね 2 日以内に受診できている．患者による GP の選択は自由であるが，患者を多く持っている場合，あるいは患者が診療所から非常に離れた場所に住んでいる場合，GP は患者登録を拒否することができる．オランダ国民は年間平均で 5.4 回 GP を受診しており，特に高齢者でその受診回数が多くなっている（図表 1-27）．なお，GP の提供する医療の質を保障するためにオランダ一般医協会は 85 の主訴に関する診療ガイドラインを作成している．

　GP に対する報酬の支払方式は 3 つの方式が組み合わされている（図表 1-28）．具体的には登録した医師に人頭制で支払われる定額部分，時間内の診察ごとに支払われる出来高部分，そして時間外の診療に時間単位で支払われる出来高部分である．以上の報酬に関しては国レベルで医療ケア機構（NZa：Nederlandse Zorgautoriteit）が単一の価格を設定している．この診療

図表 1-27　年齢階級別にみた GP への年間平均受診回数

年齢階級	男性	女性	男女合計
0-4 歳	3.2	3.0	3.1
5-14 歳	2.2	2.2	2.2
15-24 歳	2.0	4.2	3.1
25-44 歳	2.7	5.1	3.9
45-64 歳	5.3	7.3	6.3
65-74 歳	9.1	11.0	10.1
75 歳以上	13.9	16.0	15.2
全年齢階級	4.3	6.4	5.4

出典：NIVEL 2008. 電話による診察
を含む.

報酬は上限額とされており，保険者と GP との間の契約によって自由に価格
が設定できることになっている．ただし，1 保険者のみがこれを適用してい
るだけで，他はまだ交渉による報酬決定の仕組みは採用していない．なお，
GP 制度がオランダの医療ネットワークの中核であるという認識から，病院
医療で設定されている免責制度は GP 受診に対しては適用されない．

　医療システムへの市場主義的枠組みの導入実験としては 2007 年からプラ
イマリケアにおける疾病管理（Disease management）の取り組みも行われて
いる．具体的には糖尿病，慢性閉塞性呼吸器疾患（COPD），心血管リスクな
どに対して 1 患者年間 250～475 € で人頭制で管理するという枠組みが導入
されている．この試みでは併存症については別途出来高で支払いが行われる
ために，医療費の節約効果はないのではないかという批判もあったが，オラ
ンダ政府はその一般化を決定し，現在約 100 の GP グループがこの仕組みに
参加している．

第3章　オランダの医療制度

図表 1-28　GP の報酬体系

人頭制部分	
一般的地域に居住する住民1人あたりの報酬	
・65 歳未満住民	13.00 €
・65 歳以上 75 歳未満住民	14.70 €
・75 歳以上住民	15.40 €
過疎地域に居住する住民1人あたりの報酬	
・65 歳未満住民	14.70 €
・65 歳以上 75 歳未満住民	16.50 €
・75 歳以上住民	17.20 €
出来高部分	
・20 分を超えない診察	9.00 €
・20 分以上の診察	18.00 €
・20 分を超えない往診	13.50 €
・20 分以上の往診	22.50 €
・電話による診察	4.50 €
・2 回目以降の処方箋発行	4.50 €
・予防接種	4.50 €
・e-mail による診察	4.50 €
・GP post での時間外勤務（1 時間当たり）	50.20 €

2-4　病院医療

　病院医療は専門医によって担われている．専門医は雇用関係あるいはパートナーシップと呼ばれる契約により病院施設のみを利用する形態のいずれかの立場を取っている．オランダの病院は大きく以下の6つの種類に分類される．

・　一般病院

114

図表1-29　機能的予算制
(Functional Budgeting)

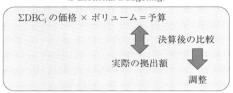

DRG/PPS方式だが予算制と組み合わされている（機能的予算制）．
原則はDBC-Aについては機能的予算制，DBC-BについてはDBCごとの1入院あたり包括支払い．
ただし，実際は病院と保険者との契約によりさまざまである．
精緻化したDBCにより，Lump-sum paymentを徹底しようというのがDOT program（DOT：DBC on Transparency）というもので，これにより機能的予算制の廃止が目標とされている．

- 大学病院
- 専門病院
- 独立治療センター（ZBC：Zelfstandig Behandelcentrum）
- 高度医療センター
- 外傷センター

　2009年現在で，オランダには93の経営体が存在し，これらの組織が141の病院と52の病院付属外来クリニックを運営している．大学病院は8か所で，ほとんどの高度医療センターや外傷センターは大学病院に併設されている．ZBCは緊急性の低い急性期疾患に対して24時間以内の入院治療を行う組織であり，全国に約120か所設立されている．ZBCだけでなく，一般病院においてもオランダは1日入院の割合が全急性期入院の46％（2009年）と非常に高くなっている．1994年から2004年の間に日帰り手術件数が2倍となっており，これにより平均在院日数が約30％低下している．

　病院医療サービス（外来も含む）の支払いは，オランダ版DRGであるDBC（Diagnosebehandelcombinatie）を基にPPS方式（Prospective Payment System：1件あたり包括支払い）で行われている（図表1-29）．DBCによる支払いは医療ケア機構（NZa）が設定する単一の報酬による部分DBC-Aと保険者と個別医療機関の交渉によって決まる部分DBC-Bから構成されている．

第 3 章　オランダの医療制度

DBC-B については，DBC ごとに国レベルの参照価格が設定されており，保険者と各施設はそれを参考に価格交渉を行う．この仕組みが導入された 2005 年は DBC-B は治療件数の 7% に過ぎなかったが，2009 年には 34% となっている．ZBC とそれ以外の施設との比較では，ZBC における DBC-B の価格は約 20% 低くなっている．このように国は医療サービスの費用対効果を向上させるために，DBC-B による競争促進を図ろうとしている．他方，DBC-A による病院への支払いは機能的総括予算制という仕組みで行われている．すなわち各病院は DBC-A の対象疾患の医療費について予算制で保険者から支払いを受け，年度末に DBC-A の実績との差額調整を行う仕組みとなっている．この方式は病院の効率化へのインセンティブを阻害するとして廃止が検討されたが，病院側の強い反対もあり，現在もこの方式が維持されている．ただし，政府は精緻化した DBC により，Lump-sum payment を徹底することで機能的予算制廃止を目標としたプログラムを継続している．（これを DOT program（DOT：DBC on Transparency）という）．

　市場主義的なシステムとしては，保険者が被保険者の受診できる医療機関を規制する Preferred provider model も一部の保険者で導入されている．ただし，このシステムは，被保険者が保険者の指定する病院で治療を受けた場合，法定免責額 165 € を半額にするという緩やかなものであり，アメリカのような厳格な PPO とはなっていない．病院医師への支払いは DBC に基づく出来高払い制が基本となっている．各 DBC には医師の労働時間が設定されており，医師はこの時間の合計に時給を掛けた額を報酬として受け取る．時給は専門医よって異なるが平均で € 132.50 ± 6 となっている．この時給については基準報酬決定委員会（CNU）の調査結果に基づき，NZa が設定する．

2-5　医療計画

　従来，1982 年に施行された地域医療計画により，施設及び病院病床数は規制を受けていた．その基礎となっていたのは病院施設法であり，国レベル

の病院施設委員会が，人口当たりの病床数，専門医の数（施設種別，診療科別）などについて，受療率などから求められるニーズ，各医療施設の機能と相互関係（診療圏を含む）などを基礎情報として，各地域の個別的な条件も勘案した上で必要病床数を推計するガイドラインが作成されていた．

　しかし，この地域医療計画については，それが施設間の競争を阻害しているとの指摘を受け 2006 年の制度改革に伴い廃止され，現在は資本部分への投資の自由化が導入されている．また，資本部分への投資費用は診療報酬に含まれているという認識のもと，公的な補助は原則として行われない（かつては，投資費用は政府の補助によって行われていた）．なお，施設の稼働状況及びそれを用いたサービスの質については，5 年おきに政府が評価をし，その結果を公表する体制となっている．

2-6　薬局

　原則として医薬分業が確立しているが，農村部では医師による薬剤提供も行われている．2009 年現在で約 1,900 の薬局があり，全体の 92% の処方が行われている．現在，約 3 分の 1 の薬局がチェーン薬局であり，その事業主体としては医薬品卸会社が大部分を占めている．薬局のチェーン化は 1998 年及び 1999 年に行われた制度改革により，薬剤師以外も薬局を開設できるよう規制緩和が行われたことによる．この結果，小規模薬局がチェーン薬局に取り込まれる形で，薬局の集約化が進んでいる．また，最近の動向として地域の薬局と GP が緩やかなネットワーク（FTO：farmacotherapeutisch overleg）を形成して，医薬品の適正利用と患者への情報提供を促進する試みも展開されている．現在，全国で約 800 の FTO が組織されており，オランダ医薬品適正利用機構（Nederlands instituut voor verantwoord medicijnge-bruik）が小冊子やパンフレットの作成を通じてその活動を支援している．

　薬剤に関しては医師の処方した薬剤について出来高払いで保険者から薬局に支払われる．また，患者・医師の同意があればジェネリック薬に代替処方

第 3 章　オランダの医療制度

可能である．薬剤の価格には参照価格制が導入されているが，医師が特定の薬剤使用が医学的に適切であるとの意見書を付けた場合，参照価格以上の医薬品も保険診療ですべてカバーされる．

　医薬品支出を抑制するため，2006 年の健康保険法により，各保険者は償還対象処方箋リストを作成することが認められた．もし，患者がリストにない薬剤を使用した場合，保険者はそれに対する支払いを行わない仕組みとなっている．これにより 2008 年には対象となった薬剤について 348 百万 € の抑制効果があったとされている．ただし，リストに掲げられた薬効の医薬品以外にはこの規制が働かないため，全体としては前年比で 1-2% の医薬品支出の増加が認められている．

2-7　代替政策

　代替政策 Substitution とは，入院医療から外来医療へ，専門医の診療からプライマリケアへ，医師によるプライマリケアから看護職によるプライマリケアへ，長期療養型医療施設から福祉施設，そして在宅ケアへというように，サービスの質を落とすことなく，より費用効果的なサービスに利用者を誘導していこうというプログラムである．オランダはこの代替政策を積極的に推進している．2007 年の制度改正により，ナースプラクティショナーが行えるプライマリケア業務が拡大され，医師の診断があれば慢性閉塞性呼吸器疾患（COPD）や糖尿病，心血管系リスクに対して医薬品の処方ができるようになっている．

　また，従来，開業理学療法士による施療は医師の処方箋が必要であったが，現在は患者が直接開業理学療法士にかかることが可能になっている．ただし，実際には 3 分の 2 の患者は GP からの紹介となっている．

118

2-8 管理競争

オランダはヨーロッパの中でも市場主義的改革に特に熱心な国，中でも「管理競争（Managed competition）」を国際的にはじめて制度化した国として，各国の医療政策関係者の関心を集めている．ここで管理競争について改めて説明しておくと，それは国による上限価格の設定や保険選択の保証といった制度的制約を設けた上で，競争的な手法により効率的な医療サービスを行う仕組みと定義される．図表1-30はその基本的な仕組みを示したものである．

オランダの短期医療保障制度の場合，基金に支払う所得比例医保険料については国が決定するが，定額保険料及び任意保険（公的保険では給付対象とならない個室の利用や治療にあたる医師の指名などのアメニティ的なサービスについてカバー）については，各保険者に価格設定の自由が与えられている．そして，国民は保険料と各保険者が契約する医療機関をもとに1年単位で保険者を自由に選択することができる仕組みとなっている．保険者は被保険者を選択することを禁止されており，クリームスキミングと呼ばれる「いいとこどり」が生じないように配慮されている（実際には補足保険などの内容を差別化することで巧妙な選択が行われているという批判もある）．この制度が導入された2006年には18%の国民が保険者の変更を行ったが，現在ではその率は4%程度で落ち着いている．

保険者間の競争により保険料は低下しており，ほとんどの保険者は基本的なサービスをカバーする部分では赤字基調になっている．そのため，その赤字を補うために管理部門のコストカットや補足保険の工夫などが行われているようである．

GPシステムへの市場原理主義的枠組みの導入実験としては2007年からプライマリケアにおける疾病管理（Disease management）の取り組みが行われている（前述）．

また，病院医療サービス（外来も含む）のDBCによる支払いについては，

第3章　オランダの医療制度

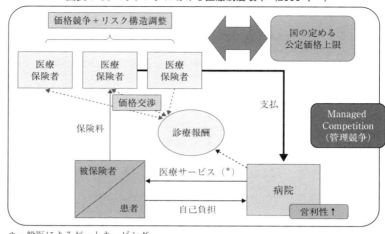

図表1-30　オランダにおける医療制度改革（2006年〜）

＊一般医によるゲートキーピング．

　前述のとおり DBC ごとに国レベルの参照価格が設定され，保険者と各施設はそれを参考に価格交渉を行う仕組みが導入されている．

　その他，保険者が被保険者のかかることができる医療機関を規制する Preferred provider model も一部の保険者で導入されている．具体的には，被保険者は現物給付と償還制を選択できるようになっており，前者の場合はかかれる医療機関が制限されるが追加負担はない．後者の場合は，かかることができる医療機関に制限はないが，契約された医療費を超えた追加部分は自己負担になるというものである．

　以上のように国の管理下で医療関係者間の競争により医療提供体制を効率化しようというのが，現在オランダが目指す医療制度改革である．その進捗状況は「半分達成され，まだ半分は未達成である」と評価されており，将来の成功の鍵は「医療活動及び医療の質の可視化」にあると考えられている（Schut F and van de Ven W, 2011a, 2011b）．このためオランダでは医療の質評価事業が精力的に進められており，例えば国立医療研究所 Zorginstituut Nederland の支援による臨床指標の公開が行われている．http://www.

2 医療提供体制

図表1-31 オランダにおける医療評価事業の例

Legenda 凡例

Slectrter dan gemiddel	★☆☆	平均より悪い
Gemiddeld	★★☆	平均
Beter dan gemiddeld	★★★	平均以上

ユトレヒト大学病院の評価

Klantervaringen 2009		
Bereikbeerheid ziekenhuis	病院へのアクセス	★★☆
Ontvangst op de afdeling	総合受付の応対	★★☆
Inhoud opnamegesprek	各部門受付の応対	★★★
Communicatie met verpleegkundiger	看護師とのコミュニケーション	★★☆
Communicatie met artsen	医師とのコミュニケーション	★★☆
TegenstniJdige informatie door zargverleners	医療従事者からの情報の矛盾	★★☆
Kamer en vertlijf	部屋	★★☆
Eigen inbreng	料金	★★★
Uitleg bij behandeling	治療に対する説明	★★☆
pijnbeleid	疼痛処置	★★☆
Communicatie rond medicatie	医薬品に対する説明	★★☆
Gevoel van veiligheid	安心感	★★☆
Informatie bij antslag	退院時の情報提供	★★★

Bron: Miletus

Gemeten in het jaar: 2009

Laatste update: 28 september 2011

出典：http://www.kiesbeter.nl/zorgverleners/ziekenhuizen/detail/universitair-medisch-centrum-utrecht-locatie-azu/

kiesbeter.nl がその代表的なものであり，病院，診療所，介護事業所，保険者に関する品質情報の公開及び指標の解説を行っている．図表1-31 はその一部を示したものである．

2-9　Buurtzorg

近年，オランダ国内のみならず国外でもあらたな在宅ケアの提供組織とし

第 3 章　オランダの医療制度

て注目されているのがオランダの Buurtzorg である．この組織は看護師・介護士・リハ職が 4〜12 名のチームで，40〜60 名の在宅患者を担当し，地域の家庭医と協力しながら包括的なケアを提供している．2006 年に開業し，2013 年には全国約 620 のチームで約 6,500 人の看護師・介護士・リハ職（以下，ナース）が約 20,000 人の利用者（年間約 50,000 人）にサービスを提供し，売上高も約 2.3 億 €（2013 年）まで拡大している．この組織はターミナルケア，がん，慢性疾患，認知症，複数の慢性疾患患者など，ほとんどの在宅ケアニーズに対応してサービス提供を行っている．人件費がかかるこのようなサービス領域で利益率約 8% というパフォーマンスを実現しているが，その理由はそのマネジメント体制にある．Buurtzorg の各チームはフラットな組織になっており，共通のアセスメント及び記録方式とチームカンファレンスに基づいて各クライアントの持つ課題に共通認識を持ったうえで，各職種が自立性をもってサービス提供にあたるという体制をとっている．請求事務等の管理業務は ICT を使って集中管理されており，管理部門は 35 人がいるだけである．そのため間接費が約 8% と非常に低くなっている．より多くのリソースを利用者サービスに割けるため，利用者満足度は高く，また職務満足も高い．こうした成果を受けてオランダの企業を対象とした評価事業で最優秀雇用者賞を受賞している．現在，オランダのすべての産業を通じて最も成長している事業者といわれている．

まとめ

　以上のようにオランダでは，アメリカでその概念が最初に提案された「管理競争」が制度化され，そして実際に前に進んでいる．こうしたオランダの状況は他の先進国の政策担当者の大きな関心を集めている．このオランダの医療制度改革から我が国はどのような示唆が得られるのであろうか．以下，いくつかのポイントについて述べてみたい．

まとめ

家庭医制度

　オランダ国民は家族単位で家庭医に登録し，一般的な医療と予防接種など
は家庭医によって提供される．家族の生活環境や患者の生育環境を理解した
上で GP サービスを提供するオランダのプライマリケアモデルは我が国の研
究者からも高く評価されている．我が国においても尾道のようないわゆるモ
デル的な地域の主治医はこのような機能を果たしている．我が国の開業医は
例え内科や外科であっても何らかの専門を持ち（例えば循環器内科や胸部外
科），それに加えて一般的疾患も診るという T 字型一般医が多い．このよう
な形態に対し，総合診療医の専門性を認識したうえで，オランダのような家
庭医を育てるべきという意見もある．どちらが望ましいかについて，筆者は
明確な回答を持っていないが，日本の患者の専門医志向を踏まえると，何ら
かの専門を持った家庭医が相互にネットワークを組むことで総合性を高める
というモデルがあってもよいのではないかと思う．もちろん，中山間部で 1
人の医師がすべてに対応しないといけない状況であれば，それなりのトレー
ニングを受けた総合診療医の方が望ましいであろう．また，平成 26 年の診
療報酬改定で導入された地域包括ケア病棟も総合診療医の勤務する場所とし
て重要であると考える．

　ネットワークと独立型のどちらが望ましいかは地域条件にもよると考えら
れるが，いずれにしても国民がかかりつけ医を持つということの重要性は変
わりない．このような体制になることで，医療の効率化と質の向上が図れる
であろう．そのためのインセンティブを，フランスのようなかかりつけ医制
度を参考に我が国においても工夫する必要がある．

給付範囲の見直し

　医療技術に関してはコモディティ化と高度化の両方が同時に起こっている
のが現在の状況である．財源に制限がある以上，仮に新しい医療技術を保険
収載するのであれば，OTC 薬のようなコモディティ化した医療技術につい
ては保険収載からはずすというスクラップアンドビルドも必要であろう．こ

123

第 3 章　オランダの医療制度

うした観点からオランダでは 1991 年の Dunning 委員会が有効性，必要性，重要性の視点からすべての給付内容の見直しを行い，公的保険として給付すべき内容の再定義を行っている．この結果を受けて，この給付に含まれないサービスは任意保険 VHI の対象となり，その内容で保険者間の競争を促進しようとしたのである．実際，公的給付のみの提供では民間保険者は赤字基調になる状況が続いており，任意部分での競争が生じている．これに関しては，この部分にこそ「サクランボつみ cherry picking」的な不適切な事業運営の焦点があるという批判も出されている．公的保険の給付範囲に関する議論は，今後我が国においても避けられないと考えられるが，オランダにおける状況を詳細に検証することは参考になるものと考えられる．

市場主義的改革と情報基盤の整備

　ここまで説明したようにオランダでは「管理競争」的な枠組みで医療制度改革が行われつつある．しかしながら，「DBC による成果に応じた支払い方式」の導入は入院分割なども用いた入院患者延べ数の増加をもたらし，病院医療費の増加を引き起こしている．結果として，オランダの対 GDP 比医療費は 13％（2012 年）とアメリカに次いで 2 番目に高いものになっている．行政当局の説明では，情報の透明化をさらに進めることでこうした事態は解決できるとのことであった．特に病院医療についてはその基盤となっている DBC の精緻化に期待が集まっている．しかしながら，DBC の開発過程を経時的に分析すると，分類の見直しのたびにシステムが複雑化しており，将来的にこの仕組みが機能するのかについては必ずしも楽観視できないというのが筆者の感想である．DBC は外来・入院を総括して 1 エピソードとしてとらえグループ化する手法であるが，診療内容の多様性が大きいため，支払単位として一貫性を持って集約することはかなり難しい．ドイツやフランスのように，急性期・回復期・慢性期，及び精神科というようにモジュールごとに診断群分類を開発し，その連結方法を考えるというやり方の方が合理的であると思われる．この点は我が国において，今後 DPC の一般化を考える際

まとめ

には参考になる.

統合ケアと看護職の教育

オランダでは医師・看護師・介護士の協力のもと総合的な在宅ケアを行う仕組みが発展している.高齢者のケアニーズは複合的であり,したがってサービス提供体制は統合的なものにならざるを得ない.我が国のように医療と介護を別々の体系で提供することは高度高齢社会においては適当なケアモデルではないだろう.オランダの統合ケアでは,看護師と介護士とが共通の枠組みの中で在宅患者に対してサービスを提供している.もちろん職種別にサービスの対価は異なるが,我が国のケアプランのようにサービスが明確に区別されているわけではなく,大まかなケア計画のもと提供したサービスを事後的に登録する形になっている.このような運用の理由としては介護サービスと看護サービスの重なりがある.これを無理に分離するのではなく一体的に提供していることがポイントであろう.

そしてこのようなことが可能となっている理由として,看護師と介護士とが同じ職能団体を組織し,教育に関してもモジュール制とすることで,介護士として勤務を始めた者が単位を取得していくことで看護師になることができるという仕組みになっていることがあげられる.我が国では大学教育の枠組みが固いため,医療職を柔軟に育成することが難しい.オランダにおけるプラグマティックな教育体系は,今後看護・介護職の不足が予想される我が国の将来の医療職育成のあり方を考える上で参考になるのではないだろうか.

代替政策

オランダの医療制度改革を特徴づけるものが代替政策である.かつては医師が行っていた行為を看護師に,そして看護師が行っていたケアを介護士に,質の維持に配慮しながら委譲していくというのが代替政策の中核的概念である.傷病構造が急性疾患から慢性疾患中心に変化し,キュアよりはケアが重要になっている今日の状況を考えると,こうした代替政策の有効性は評価さ

125

第3章　オランダの医療制度

れても良いだろう．我が国では特定看護師の制度化や介護士にどこまで医療
行為を認めるかに関して議論があるが，オランダにおけるこうした経験をも
とに代替政策導入の可能性について前向きに検討すべき時期に来ていると考
える．特に平成27年の介護保険制度改革で再定義された看護小規模多機能
施設がその本来の機能を果たすためには看護師及び介護職の裁量権を認める
代替政策が鍵になると考える．

在宅ケアにおけるマネジメント改革

　現在，わが国では介護サービス従事者の賃金レベルや離職率の高さが問題
となっているが，その1つの要因として小規模組織が多いこと，事務作業が
多く直接サービスに割ける時間が少ないことによる生産性の低さなど，マネ
ジメント上の問題が指摘されている．

　在宅でケアを受ける高齢者のニーズは医療と介護とが複合化したものが多
く，したがって利用者の立場から見ればそれらが総合的に提供される方が望
ましい．本章で紹介したBuurtzorgはまさにそうした組織である．介護士と
看護師，そしてリハビリテーション職が同じチームで高齢者に対応する，し
かも課題を共有する評価システムが共通であるためにICT化も容易であり，
それがわずか35名のバックオフィスのスタッフで6,500名のスタッフの作
業を事務的に支えることができる理由となっている．我が国の介護保険制度
は，請求にあたって作成しなければならない文書が多すぎることが組織の効
率性を低くしている要因となっていると考えられるが，加えて規模が小さす
ぎること，サービス種別に事業主体が細かく分かれすぎていることも，生産
性・効率性を妨げていると考えられる．現在，複合的なサービス提供を行う
新しい主体として「地域包括ステーション（仮称）」の創設が提案されてい
るが，オランダのBuurtzorgを参考として，こうした複合的でかつ効率的な
サービスが機能するための制度の再設計が必要であるように思われる．

まとめ

引用文献

Dekker W（1987）*Willingness to change*. The Hague, SDU.

Enthoven MC（1986）"Managed competition in health care and the unfinished agenda, *Health Care Financ Rev*, Spec No: 105-109.

Kiesbeter: http://www.kiesbeter.nl/zorgverleners/ziekenhuizen/detail/universitair-medisch-centrum-utrecht-locatie-azu/

Schut F and van de Ven W（2011a）"Effects of purchaser competition in the Dutch health system: is the glass half full or half empty?" *Health Economics, Policy and Law*. Vol. 6: 109-123.

Schut F and van de Ven W（2011b）"Health care reform in the Netherlands: the fairest of all." *J. Health Serv Res Policy*. Vol. 16(1): 3-4.

大森正博（1998）「オランダの医療制度改革と「規制された競争」」『医療と社会』Vol. 7(4): 99-129.

堀田聰子（2012）「オランダのケア提供体制とケア従事者をめぐる方策——我が国における地域包括ケア提供体制の充実に向けて」*JILPT Discussion Paper Series*. 12-07. http://www.jil.go.jp/institute/discussion/2012/documents/DP12-07.pdf

参考文献

Schäfer W, Kroneman M, Boerma W et al（2010）" The Netherlands Health system review," *Health Systems in Transition*. Vol. 12(1).

Van het Loo M, Kahan JP and Okma KGH（1999）"Developments in health care cost containment in the Netherlands," In Mossialos E and Le Grand J edn. *Health care and cost containment in the European Union*. Aldershot: Asagate, pp. 573-604.

Ministry of Health, Welfare and Sport（2005）*Primary Health Care in the Netherlands*.

Okma KGH and Maarse H（2009）"Change and Continuity in Dutch Health Care: Origines and Consequences of the 2006 Health Insurance eforms," In Okma KGH and Crivelli L ed. *Six Countries, Six Reform Models: The Healthcare Reform - Experience of Israel, The Netherlands, New Zealand, Singapore, Switzerland and Taiwan*. New Jersey: World Scientific, pp. 41-82.

大森正博（2014）「オランダにおける医療制度と保健事業の動向」『健保連海外医療保障』No. 102: 9-17.

オランダ医療保障制度に関する研究会編（2012）『オランダ医療関連データ集』【2011年版】医療経済研究機構.

日本医師会・民間病院オランダ医療・福祉調査団報告書（2013）『改革に揺れるオランダ医療——知られざる高コスト構造と我が国への応用』日本医師会.

広瀬真理子（2008）「オランダにおける最近の地域福祉改革の動向と課題」『海外社会保障研究』No. 162: 43-52.

第❹章 ドイツの医療制度

はじめに

　ドイツは我が国と同様に社会保険制度を基本として医療給付を行う国である．歴史的にみると，我が国の社会保険制度構築にあたってはドイツの制度が参考にされたのではあるが，言葉の問題もあり，その現在の医療制度の概要について一般的に知られているとは言い難い状況にある．我が国と類似の社会保険制度を持つ国としてはフランスもある．医療提供体制等の類似性を考えると，日本にとってはフランスの改革事例は参考になるし，最近はそうした視点からの調査も行われている．しかしながら，医療保険財政の健全性や医療資源の適正配置という視点で見たとき，ドイツの医療政策はフランスに比較してより高い実効性を持っている．そしてこうした施策の中には我が国のこれからの医療制度改革を考える上で参考になる点が少なくない．

1　医療保障制度

1-1　医療保険制度の概要

　よく知られているようにドイツは世界で最初に社会保険制度を整備した国である．しかしながら，労働者を主たる対象として整備をしてきた歴史的経緯から現在でも国民の約90%が加入する公的医療保険と，公的保険への強

第 4 章　ドイツの医療制度

制加入を免除されている高所得者など約 10% の国民が加入する民間保険制度が併存している．いわゆる公的医療社会保険に加入義務があるのは所得が 5 万 2,200 € 以下（2013 年）の住民で，それ以上の収入がある国民は民間保険に民意任意で加入する．

（1）　公的医療保険

　歴史的に公的医療保険は職域をベースに発展してきたため，公的保険そのものもブルーカラー層が多く加入する地域地区疾病金庫（Allgemeine Ortskrankenkasse：AOK など）と企業のホワイトカラー層が加入する企業疾病金庫（Betriebskrakenkasse：BKK など）など 8 種類に分かれている．従来，保険料や被保険者の範囲で差があり，例えば，失業者や高齢者が多く加入している地域地区疾病金庫は保険料率が高く，経営的には厳しい状況にあった．

　1989 年の医療改革法（Gesundheitsreformgesetz：GRG）では，公的保険者間の競争を促進する目的で，一定以上の収入があるブルーカラー層は加入する公的保険者を選べるようになった．実際にはカバーするサービスの違いなどにより，ブルーカラー層が企業疾病金庫に加入することは少なかった．

　しかしながら，1993 年の医療保険構造法（Gesundheits-strukturgesetz：GSG）によって，農業疾病金庫の被保険者を除くすべての被保険者が所得の多寡に関係なく疾病金庫を選ぶことができるようになった．これにより被保険者の保険料率の高い保険者から低い保険者への移動が促進され，その結果事業の安定性を図るために公的疾病金庫の合併が生じた．1993 年に 1,221 あった保険者数は 1997 年には 554，2004 年には 280，そして 2011 年には 156 まで減少している（図表 1-32）．

　従来，保険料率は各疾病金庫が独自に定款で定めてきたが 2007 年の公的医療保険競争強化法（Gezetz zur Starkung Stärkung des Wettbewerbs in der gesetzlichen Krankenversicherung：GKV-WSG）により 2009 年からすべての公的保険被保険者に対して法定の統一保険料率（Einheitlicher Beitragssatz）が導入された．2014 年現在公的医療保険の保険料率は 15.5% で，7.3% が雇

1　医療保障制度

図表1-32　種類別の疾病金庫数の年次推移

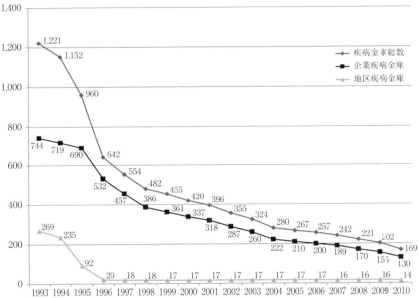

出典：医療経済研究機構（2011）．

用主，8.2％が被保険者の負担となっている．GKV-WSGにより雇用三の保険料は7.3％に固定されており，赤字が生じた場合は保険者が被保険者に追加保険料を求めることとなっている．追加保険料が発生した場合，保険者は加入者にその旨を文書で通知しなければならず，また従来は被保険者自らがそれを払い込む仕組みとなっていた．追加保険料が発生した場合，被保険者は保険者を変わることができる．移動する被保険者の多くは若くて健康である場合が多く，そのためこのような被保険者の流出が生じると保険者の運営が厳しいものになる．実際，リーマンショックに起因する金融危機の問題も重なって，公的医療保険競争強化法の発効以降2つの疾病金庫が解散に追い込まれている．実は，このような解散事由が生じる前まで保険料率は14.0％であった．解散を防ぐためにも余裕を持った保険料率が設定され，さらに後述のようにリスク構造調整で公的保険者間の財政力の均衡が図られている．

131

第 4 章　ドイツの医療制度

（2）　民間医療保険

　民間医療保険は公的医療保険に加入していない人を対象に包括的な医療を
保障する完全保険（Krankenheitsvollversicherung）と公的医療保険の被保険
者も対象として補足的なサービスを保障する付加保険（Zusatsatzversicher-
ung）の 2 種類がある．ドイツ民間医療保険協会には 2011 年末現在で 43 の
保険会社が正会員として登録しているが，上位 4 社で加入者の 50%，上位 8
社で保険料収入の 68% を占めており寡占化が進んでいる．ドイツの医療保
険会社は損害保険や生命保険を兼業することを禁止されており，また事業体
としては相互会社が 19 社，株式会社が 24 社となっている．

　公的医療保険は被保険者の保険料で扶養家族もカバーされ，しかもその保
険料は被保険者のもつ健康リスクによらず一定割合であるのに対し，民間医
療保険の場合は個人単位の加入でかつ保険料率は本人の持つ健康リスクによ
る．このため疾病リスクが低くまた収入も高い青壮年時は民間医療保険に加
入し，疾病リスクが高まりかつ収入も低くなる引退後は公的保険に加入する
という逆選択が問題視されてきた．そのため民間医療保険加入者については，
公的医療保険への加入経歴など公的医療保険に加入するための要件を定める
ことで逆選択問題に対応してきた．しかしながら，退職後に保険料が払えな
くなって無保険者になるという事態を避けるために 1994 年に民間医療保険
に公的医療保険に準じた給付を行う標準タリフ（Standardtarif）が導入され
た．この仕組みでは標準タリフの保険料は公的民間保険の最高額の保険料を
超えてはならないこと，夫婦 2 人の場合はこの最高額の 150% を超えてはい
けないことなどが定められた．こうした民間医療保険による社会的な保護機能
は 2007 年の GKV-WSG によりさらに強化され基礎タリフ制度（後述）と保
険引き受け義務が導入されている．

　ところで，民間保険の側も公的医療保険に加入する法定年収が高くなると
それだけ民間保険の加入者が減少するという問題がある．また，後述のよう
に 2007 年の GKV-WSG は公的医療保険の保険者に対して，従来民間医療保

険者が提供してきた付加給付を選択タリフという形で提供する仕組みを導入
した．これは公的医療保険者内だけでなく民間医療保険も含めて競争を促進
することで医療財政の効率化を図ろうという連邦政府の意思の表れであるが，
民間医療保険団体からは民業圧迫であるという批判が出されている．

(3)　公的保険におけるリスク構造調整

2007年の公的医療保険競争強化法によりドイツの医療社会保障制度は大
きく変化する．具体的には公的医療保険については，いったん保険料が医療
基金に集められ，性別，年齢，80の疾患の有病率，稼得能力減退者の医療
給付の4つを用いてリスク構造調整を行った後，各疾病金庫に配分される形
となった．このリスク構造調整の仕組みを以下で説明する．

まず基本となるのは「基準定額交付金」（Grundpauschale）で，これは医
療保険の全被保険者の一人当たり平均給付額に相当する．2009年は1か月
あたり189€であった．リスク調整にあたってはまず年齢・性別で40のグ
ループに分けられる．年齢は申請と5歳ごと95歳以上まで20に区分される．
新生児と75歳以上は加算となるが，1歳から74歳まではすべて減算となる．
例えば，2009年では24歳の健康な女性は月額約118€減額，64歳の健康な
男性は69€減額となる．

次に傷病罹病率によるリスク構造調整が行われる．これはICD10でコー
ディングされた傷病を290の診断群グループに分けたのち，医療資源の必要
量から106のグループに分けられている．2009年の算定では人工透析が月
額4100€，肝不全・急性肝炎が300€となっている．

最後に稼得能力の低い者の医療給付については，性別・年齢別に6つのグ
ループに区分され，それぞれに定められた調整金が加算される（45歳以下の
女性：258€，46-55歳の女性：190€，56-65歳の女性：117€，45歳以下の男性：
270€，46-55歳の男性：206€，56-65歳の男性：119€）．

以上のリスク構造調整の概要を図表1-33に示した．従来，ドイツの医療
保険制度は疾病金庫の自立性が重視されていたが，このように医療基金に保

第4章　ドイツの医療制度

図表 1-33　基礎定額給付金と年齢・性別・リスク調整金による交付金の決め方

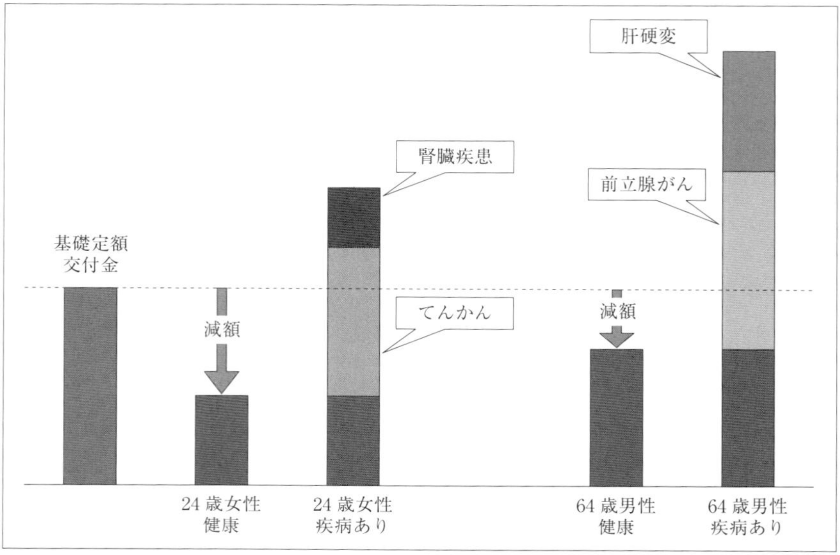

出典：医療経済研究機構（2011）.

険料が集められ，それがリスク構造に応じて各疾病金庫に配分される仕組み
が導入されたことで，保険財政に関する連邦政府の関与が非常に強くなって
いる．

1-2　主な医療制度改革の歴史

　良く知られているようにドイツは世界で初めて社会保険方式による医療保
障制度を導入した国である（1883 年　労働者の医療保険に関する法律 Gesetz
betreffend die Krankenversicherung der Arbeiter）．労働者が傷病になった際
の生活を保障することで彼らの生活を安定させることは，企業活動の安定化
を図ると同時に当時ヨーロッパで活発化していた労働運動や社会主義運動を
抑制する効果があった．この医療保険はすでに同業者の相互扶助方式として
構成されていた共済組合を公的疾病金庫（Krankenkasse）として再組織した

もので，そのような既存の共済組合のない住民についても新たに同様の疾病金庫を地区及び職域で作ることで一般化が図られた．この歴史的経緯によりドイツでは職業及び地区をベースとした複数の疾病金庫からなる医療保障制度が今日に至るまで継続することになった．

　第二次世界大戦後，経済復興の過程で医療保障制度も徐々に再建が進み，特に1969年に成立した社会民主党（SPD）と自由民主党（FDP）の連立政権が採用した一連の拡大路線により1970年代頃までに保険加入対象者の拡大，給付範囲の拡大などが段階的に行われた．また，病院運営の安定化のために投資的経費は州が，経常費用については診療報酬が負担するという二重財政方式が導入された．こうした医療保障制度の充実により，1970年代に医療費が急増することになる．おりしも，2度にわたる石油危機を機にドイツ経済もダメージを受け，政府は医療費抑制策に取り組まざるを得なくなり，1977年に医療保険費用抑制法（第一次費用抑制法 Krankenversicherung-Kostendämpfungsgesetz）を制定した．これにより診療報酬総額の引き上げ幅の上限に対する勧告，年金保険からの繰入の増額，薬剤処方に関する患者負担の増額，診療報酬規程の統合などが行われた．1981年には第二次費用抑制法が出され，さらに給付の見直しが行われ，同年に在宅看護の推進や病院建設・大型機器購入の適正化など病院費用を抑制する目的で病院費用抑制法（Krankenhaus- Kostendämpfungsgesetz）なども制定された．医療提供体制の改革としては医師数の抑制を目的とした法律改正も行われている．しかしながら，こうした一連の改革も大きな成果を上げることはできず，より抜本的な改革の必要性が認識されるようになった．

　1982年に成立したキリスト教民主/社会同盟（CDU/CSU）と自由民主党（FDP）による保守・リベラル政権も医療費抑制策を重視し，自己負担の増額などを行ったが，医療費増は止まらず，それに呼応する形で保険料率が増加していった．保険料率の増加は労働コストを高めることでドイツ企業の国際競争力を阻害するという認識から，政府は医療提供体制の構造に踏み込んだ改革が必要であると認識するようになった．こうした状況下で1988年12

第 4 章　ドイツの医療制度

月には戦後最大との事前評価であった医療保障改革法（Gesundheitsreformge-setz：GRG）が成立し，89 年 1 月から段階的に施行された．この医療改革法では医薬品の定額給付制度（参照価格制）や在宅で介護を受ける重度要介護者のための在宅介護扶助が導入され，患者負担が増加された．さらに 1992 年 12 月に成立し，1993 年 1 月から施行されている医療保障構造法（Gesund-heits-structurgesetz：GSG）では短期的な医療費抑制策（1993-95 年の間，入院療養費，保険医の診療報酬，処方薬剤について予算制の導入：医薬品の患者自己負担の増加）の他に，医療供給構造の改革（入院療養費の算定方式の変更，保険医の認定制限と定年制）や疾病金庫の機構改革（1996 年以降，被保険者による疾病金庫選択を許可することによる保険者間の競争の導入，疾病金庫間のリスク構造調整）といった中・長期的対策が行われた．しかしながら，この時期は東西ドイツの統合の影響もあり，一連の改革の効果は期待されたほどではなかった．

　1988 年の GRG 及び 1992 年の GSG によっても疾病保険の支出を中長期的に抑制することができなかった政府は，主として疾病保険の財政対策を目的として，1997 年に第二次医療保険再編法を制定した．1997 年に実施された改正には保険料と自己負担の連動制導入による引上げの困難化，外来診療報酬の総額請負方式の廃止，入院療養費や薬剤給付の予算制の廃止，歯科補綴の保険給付からの除外，給付を受けなかった被保険者への保険料還付などのような民間保険的プログラムが含まれている．

　1998 年に成立した社会民主党（SPD）と 90 年連合/緑の党によるシュレーダー連立政権は，10 月の「連立協定」で 2000 年 1 月までに，新連立政権として抜本的な構造改革を行うとした．そして，当面の暫定的な措置として支出抑制を主たる目的とした公的医療保険連帯強化法（Gesetzliche Kranken-versicherung（GKV）-Solidaritätsstärkungsgesetz；1998 年 11 月制定，翌年 1 月施行）を制定し前政権の医療保険改革を無効にした．具体的には保険料と自己負担の連動制の廃止，薬剤費の自己負担の引き下げ，給付を受けなかった被保険者への保険料還付のような民間保険的プログラムなどの廃止が行われ

た．他方で，医療費を一定の枠内に収めるため1999年の暫定的措置として外来費，入院費，医薬品費のそれぞれについて予算制が導入された．

　その後，シュレーダー内閣は与党間での協議を続け，99年3月2日に連立与党と連邦保健省との連名で「医療保険改革2000 GKV-Gesundheitsreform 2000」と題する新しい改革の構想を発表した．その主な内容は以下のとおりである．

・包括予算制の導入

　外来費，入院費，医薬品費別に設定されていた予算の上限をまとめ，総医療費として政府が全国規模で予算を決定する仕組みを導入する．分野ごとの予算制では，医療提供者がサービスの提供をできるだけ他の分野に回そうとする弊害が観察された（例えば外来医療から入院へのシフトが生じた）．入院医療費については実費用補填原則（赤字分は次年度の予算で補填）が起用されるため，医療費増につながり，それが保険料率上昇の原因となる．そこで全体での予算制を採用することでこのような不適切なコストの「押し付け」の防止が図られた．なお，予算設定の方法は前々年度の総医療費支出を基準として，これに前年度から当該年度までの基礎賃金の上昇率を連動させたものが予算上限枠となった．

・病院財政システムの改善

　これまでの二重財政システム（病院の投資的経費は州による公費助成で，経常的経費は疾病金庫から支払われる診療報酬で賄うという財政システム）を改め，投資的経費も含めて疾病金庫が負担する仕組みとする．これによって病院医療の規制に関する疾病金庫の権限を強化し，病院費用を抑制することが目指された．

　また，診断群分類を用いた病院費用の支払いの一般化が目指されることになった．なお，当時ドイツで採用されていた診断群分類はFall-pauschalen（FP）/Sonderentgelt（SE）であったが，一般化が難しいこと，出来高払いの部分が大きいことなどの理由で，その展開は見送られ，

第4章　ドイツの医療制度

新たに他国で採用されている診断群分類の導入可能性が検討されること
になった（最終的にはオーストラリアの分類である AR-DRG を参考に G-
DRG が開発され，一般化された）．

・保険適用医薬品のポジティブリスト制度導入

従来，ドイツでは疾病金庫が保険適用としない医薬品のリストを作成
し，上市が認められたそれ以外の医薬品についてはすべて保険償還の対
象となっていた（ネガティブリスト方式）．これを改め，疾病金庫が承認
する処方可能な医薬品のみのリストを作成し，それ以外は給付対象外と
するというもの．この目的は効果に疑義のある医薬品を医療保険の給付
から外すことであった．

・家庭医の役割強化

家庭医制度を導入することで，重複受診や重複検査を排除し，また病
院医療利用のゲートキーピング機能を持たせることで専門医受診や入院
の適正化を図ることを目的とした．

・その他

外来医療と入院医療の連携，外来医療による過剰診療の解消，歯科の
予防強化，リハビリテーションの強化，被保険者の健康増進活動の強化，
公的医療保険と民間医療保険の競争による歪みの是正，患者の権利及び
患者保護の強化など．

この改革案をめぐっては，医師が反対デモを行うなど保険医協会や病院等
の関係団体や野党から激しい反対の声があがった．このため，改革案の項目
のうち，包括予算制の導入，病院部門の二元的財政システムの変更は削除さ
れ，結果として実施されたのは，家庭医の役割強化，外来医療と入院医療の
連携，被保険者の健康増進活動の強化，リハビリテーションの強化のみとな
った．また，薬剤に関するポジティブリストの導入については，2002年度
以降に先送りされた．さらに，病院の診療報酬支払方式を診断群分類に基づ
いた包括支払い方式にする件については，前述のとおり G-DRG を用いた社

138

1　医療保障制度

会実験が 2003 年以降に行われることとなった．なお，包括予算制の導入は行われなかったが，分野ごとの予算制は 2000 年も継続された．

コール政権時に疾病金庫間の公平な競争を担保するためにリスク構造調整が導入されていたが，民間保険などが巧妙なリスク選別を行うなどしてその弊害が大きくなっていた．そこでシュレーダー政権は被保険者の罹病率をもとにリスク構造調整を行う方式を提案した（リスク構造調整改革法 Gesetz zur Refrom des Risikostrukturausgleichs in der gesetzlichen Krankenversicherung：2001 年）．実際の導入は 2007 年にずれ込んだが，その間，暫定措置として高額医療費の支払いを平準化するためのリスクプールが導入され，また疾病管理事業（Disease Management Program：DMP）の対象疾患については傷病ごとの平均医療費で財政調整を行う仕組みが導入された．

前政権から継続的に行われた制度改正にも関わらず医療費増は続き　その結果 2002 年には保険料率が 14％ を超える事態となった．保険料率の増大は労働関連コストを高め，ドイツ企業の国際競争力を削ぐことになる．雇用対策を最重要課題としていたシュレーダー政権は保険料率の上昇を抑制するための緊急避難的対策として保険料安定化法（Beitragssicherungsgesetz：2003 年施行）を制定した．その内容は保険料率の固定，診療報酬のゼロシーリング，医薬品費の抑制，保険料算定報酬上限の引き上げというものであった．そして，さらに抜本的な対策を行うために制定されたのが 2003 年の公的医療保険近代化法（GKV-Modernisierungsgesetz：GMG）である．この法律では医療費抑制策に対してすべての関係者が責任を持つことを原則に患者負担の引き上げ（外来受診時の定額負担の導入，入院時の患者負担の増額，在宅での家事援助サービスへの自己負担導入，医薬品・補助具への定率負担の導入）が行われた．また，医療提供体制の改革も行われ家庭医制度の導入が行われた（被保険者がこの制度を選択するか否かは自由であり，強制力はない．選択した場合には保険料に関する優遇をうけることができる）．さらに，この改革により疾病金庫と医師（家庭医）との直接契約が可能になった点も重要である．

第 4 章　ドイツの医療制度

リュールップ委員会

　少子高齢化への対応と雇用確保のためのドイツ企業の財政健全化を実現するためには，労働所得への依存性が強い社会保険制度のあり方の再検討が必要であるという認識の下，シュレーダー政権はダルムシュタット工科大学のリュールップ教授を委員長とする「社会保障制度の持続性に関する委員会（リュールップ委員会）」を組織する．この委員会では財政面での持続可能性を保証するためには，保険料と労働コストとの関連性を弱めることが必要であるという認識から国民保険モデルと人頭制健康保険料モデルの2つの案を示している．国民保険モデルは全国民を被保険者として，保険料の対象収入を労働所得のみならず資産所得や利子所得も含めた全所得にするというものである．従来，社会保険制度への加入を免除されていた高額所得者にも国民連帯の視点から加入を義務付けていることが特徴である．他方，人頭制健康保険料モデルは疾病金庫ごとに設定される定額保険料で医療を賄おうというものである．このモデルの場合，確かに保険料と労働コストとの関連性は弱まるが，所得に対して逆進的であるという欠点がある．この問題の解消のために素案では低所得者への税による補助が提案されている．

　リュールップ委員会の出したこの2つの対案について，SPD などの左派政党は国民保険モデルを，そして CDU/CSU などの右派政党は人頭制健康保険料モデルを支持した．これが 2005 年以降の改革に影響を及ぼすことになる．

　シュレーダー政権の最優先課題は失業率の低減であり，そのために失業給付の厳格化や期限付き雇用契約の認可といった対策が取られた．一連の改革は確かに雇用を増やす効果はあったがそれは不安定なものであるという認識が当時は強く，それが国民のシュレーダー政権への反発を招くことになる．2005 年の総選挙で敗北したシュレーダーは政界を引退するが，この選挙ではいずれの政党も単独では過半数を取ることができず，結局 CDU/CSU のメルケルを首相とする SPD との大連立政権が誕生する．連立にあたって両

政権は公的医療保険の持続性と公正な財政運営を確保することが重要であるとし，無保険者の解消，公的医療保険と民間医療保険の公正な競争，疾病金庫の合併の認可，有病率を考慮したリスク構造調整を導入することで合意した．そして2006年7月に医療改革における重点項目を取りまとめた　この案には，例えば医療基金の創設と標準タリフを設定するという項目があるが，これに対してはドイツ医療保険制度の基本的設計理念であった自治と連帯の原則が阻害されるという批判が各方面から出された．メルケル連立政権は種々の意見を踏まえたうえで，この改革案をもとに2007年2月に公的医療保険競争強化法（Gesetz zur Stärkung des Wettbewerbs in der gesetzlichen Krankenversicherung：GKV-WSG）を成立させた．これが今日のドイツ医療制度につながるものである．

1-3　保険給付の内容

（1）　公的保険の給付内容

　ドイツにおいては，医療サービスとして提供できるものの範囲は連邦医師会（Bundesärztekammer：BAK），ドイツ病院協会（Deutche Krankenhausgesellshaft：DKG），連邦保険者協会（GKV-Spitzenverband），などの代表者から構成される連邦共同委員会（Gemeinsamer Bundesausschuss：G-BA）で決定される．我が国との比較で言えばG-BAは中医協に相当する組織である．G-BAで認可された医療行為，医薬品については，原則としてすべてドイツ国内で行うこと及び処方することが可能となる．ここで我が国と異なる点は，ドイツではネガティブリストが基本となっていることである．すなわちネガティブリストに載っていない医療行為や医薬品については，G-BAが認める限りにおいて，それを給付することが可能となる．

　さらに留意すべき点は，G-BAによる認可と公的保険による給付は区別されていることである．すなわち，公的保険においてはG-BAが作成する医

第4章　ドイツの医療制度

療行為カタログをもとに，さらに公的保険で給付すべきものを価格とともに定義しており，これが連邦統一価格表（Einheitlicher Bewertungsmassstab：EBM）である．公的保険の被保険者が保険医からサービスを受けた場合，このEBMに基づいて保険医から保険者にレセプト情報が提供され（4半期に1回），その結果に基づいて保険医は疾病金庫から支払いを受ける（詳細については後述）．

　入院医療については精神科を除いてDRGに基づく包括支払いが原則となっている．患者の負担は1日当たり10€で，他は保険者から病院に支払われる．これについては2-4節で説明する．

　医薬品については患者の自己負担は定率負担であり，薬局での販売価格の10%が原則で下限が5€，上限が10€となっている．なお，価格が下限の5€以下の場合は全額患者負担となる．ただし，参照価格制の対象になっている薬剤については，給付上限を超える部分については患者の自己負担となる（詳細は後述）．

(2)　民間保険の給付内容

　民間保険の場合，G-BAの議論に基づいて作成されているGOÄ（Gebührenordnung für Ärtzte: 医師報酬規程）という自由診療の公的価格表に基づいてそれぞれが価格設定を行っている．ここで特徴的なことは，民間保険の場合，医師が自分の専門性を1-6のクラス分けをした上で，専門性の高さに応じてより高い支払いを患者に求めることができることである．具体的には，専門性に応じて同じ医療行為を行っても2.3倍，3.5倍の請求ができるようになっている．例えば，皮膚鏡（dermatoscopy）検査は1回あたり120点で，基準の手技料は6.99€であるが，医師の専門性の高さによって手技料が16.09€（2.3倍），24.48€（3.5倍）になる．もちろん，このような請求に際しては患者の同意が必要となる．

（3） 基本タリフと選択タリフ

2007 年の公的医療保険競争強化法 GKV-WSG により保険者の提供するサービスは基本タリフと選択タリフに区分されている．基本タリフはすべての保険者が提供を義務づけられているサービス給付をカバーするものである．選択タリフは各保険者が付加的給付として提供するもので別途保険料が設定される．選択タリフには G-BA が提供を義務化しているものと各保険者が独自に提供するものの 2 つがある．以下その主なものについて説明する．

保険者が導入を義務づけられている選択タリフ

① 統合的医療（Integrierte Versorgungs）：外来医療と入院医療の連携を行うプログラム．例えば，急性心筋梗塞で入院治療した患者について退院後の循環器科専門医によるフォローアップを計画的に行う，といった連携．

② 疾病管理プログラム（Disease-Management-Programme：DMP）：糖尿病や冠動脈心疾患，喘息，COPD（慢性閉塞性呼吸器疾患）などの慢性疾患について標準的な診療ガイドラインに従って，主に家庭医が中心となって必要に応じて専門医の診療を行いながら継続性を持って質の高いケアを効率的に提供しようとするプログラム．二次予防が目的．

③ 家庭医主導の医療（Hausarztzentrierte Versorgung）：被保険者がこのタリフを選択した場合，被保険者は健康問題が生じた際まず自分が選択した家庭医を受診し，眼科及び産婦人科以外の専門医を受診する際には必ずその家庭医の紹介をうけるというもの．

④ 特別の外来医療（Besondere ambulante ärztliche Versorgung）：若年者の喘息や心筋梗塞患者の再梗塞予防プログラムなど，特別な外来医療をおこなうもの．

⑤ 傷病手当金：傷病手当金の給付のない自営業者などに傷病手当金を支給するもの．

第4章　ドイツの医療制度

保険者が任意に提供できる選択タリフ

① 免責タリフ（Selbstbehaltstarif）：給付の一部を被保険者が負担する対価として，保険者から報奨をもらうというもの．例えば，医療費の1,000 € までは自己負担する契約を結び，まったく医療を受けなかった場合は 600 € を受け取るというもの．医療を受けた場合の報奨額は受診費用によって低減される．

② 費用償還タリフ（Kostenerstattungstarif）：医療機関に保険者が費用を払うのでなく，いったん被保険者が医療機関に医療費を支払って償還払いを受ける見返りとして，本来保険者が負担すべき事務費の節約分を考慮した額を受け取るというもの．

③ 保険料償還タリフ（Beitragsrückerstattungstarif）：予防措置と早期発見プログラム以外の保険給付を受けなかった場合，保険料の一部を償還するというもの．

④ 保険外給付タリフ（Zusatzleistungstarif）：保険でカバーされていない医療行為や薬剤を受けた場合の患者負担分の費用を償還する．

⑤ 患者負担補填タリフ（Zusahlungstarif）：入院や薬剤における自己負担分の一部を補填するもの．

（4）　疾病管理プログラム（DMP）

糖尿病や冠動脈心疾患，喘息，COPD（慢性閉塞性呼吸器疾患）などの慢性疾患は医療費の面でもまた患者の生活の質（QOL）の面でもドイツでは大きな問題となっている．これらの疾患に対してはすでに標準的な治療方針がEBM（Evidence Based Medicine）として確立しており，また一般医と専門医，及び看護職やその他の医療職の連携に基づいて総合的かつ継続的に診療が行われなければならない．こうした問題意識に基づきドイツでは疾病管理プログラム（Disease-Management-Programme：DMP）が法定の給付として導入されている．これらの疾患については G-BA で標準的な診療プログラムが策定され，それが連邦保健省によって承認されたのち，各疾病金庫の給付に含

まれる仕組みとなっている.

　DMPでは家庭医の役割が重視されており，一般的に対象となりうる患者は家庭医から治療目的や診療内容に関する基本的な説明を受けたのち，同意の上でDMPに参加する．ここでは舩橋の報告をもとに2型糖尿病のDMPについてその概略を説明する（舩橋，2011）.

　まず，家庭医は保険者の提供している診療ガイドラインに従って対象患者の確定診断を行う．その状況に応じて治療目標が患者の合意の上で策定される．この際，腎症や網膜症，神経症，糖尿病性足病変といった重度の合併症のある患者は糖尿病専門医に紹介される．そのような合併症のない患者についてはまず食事療法，運動療法などの基本的診療から始め，その効果を評価した上で必要な患者に薬物療法を行うことになる．家庭医は糖尿病患者の治療の調整役として，年に1回の眼科医による定期的検査の受診を調整する以外に，上記の重度の合併症が生じた場合などは適宜専門医への紹介を行う．診療記録はG-BAの定めた標準フォーマットに記録され，それが保険医協会に提出される．このデータが集積され，プログラムの有効性について検証を行った後，それが保険者や医師にフィードバックされる体制となっている．また，家庭医が当該疾患について適切な診療が行うことができるよう研修への参加も義務づけられている.

　DMP導入の効果については，ガイドラインに従った標準診療を受けている患者の増加，合併症として高血圧を持っている患者の減少などに加えて，患者および医療者の満足度の向上などが報告されている.

　なお，当初DMPはリスク構造調整の変数の1つとして導入されたが，2007年の公的保険競争強化法により，DMPはすべての保険者が義務として提供しなければならない選択タリフの1つに位置付けられている.

第 4 章　ドイツの医療制度

2　医療提供体制

2-1　医学教育及び研修

　ドイツで医師になろうとする者は，大学進学コースであるギムナジウム（我が国の中高一貫校で 8 年間の履修課程）を卒業したのち，成績及び試験に基づいて大学医学部に入学する．入学後，2 年から 3 年に上がるところで試験があり，それに合格しなければ専門課程に進むことはできない．その後卒業までに筆記試験と口答試験があり，それらに合格したものが医師として州医師会に登録される．

　卒後の臨床研修及び専門医教育は州医師会の管轄であり，専門医ごとに定められた研修を研修指定病院及び開業医で受けることになる．研修の最後には試験（年 2 回）があり，これに合格した者のみが専門医として働くことが可能となる．ドイツの場合，家庭医，一般医を含めてそれぞれ専門医であるため，この試験に受からないものは，開業することはできず，また病院で専門医として働くことはできない．すなわち，試験に合格しない限りずっと研修医の身分に据え置かれることになる．なお，外国人に関しては専門医試験を 4 回しか受けることができないという規則がある．

　専門医はそれぞれの専門課程を修了することで複数持つことが可能だが，開業に際しては 1 つの診療科しか標榜することはできない．したがって，我が国のような内科・小児科・放射線科といったような複数科を標榜するような診療所はない．

2-2　看護師

　ドイツの看護職は，「看護師」,「小児看護師」,「老年看護師」の 3 つのカ

テゴリーから構成されている（松森・笠置，2013）．その養成は中等教育修了者（我が国の高校卒業に相当）を対象に看護専門学校で行われ，教育期間は3年間である．いわゆる国家試験はなく，各専門学校を卒業判定が得られると同時に国家資格を持った看護師になる．専門学校は医療機関に併設されており，大学病院や大きな病院は単独で，中小病院の場合は共同で運営を行っている．しかしながら，近年の医療の高度化により看護教育の高度化も求められるようになり，現在では20以上の大学に看護学部が創設され，学士資格を持った看護師が増加している．

2-3　開業医医療

専門医となったものは地域で開業することが可能になるが，我が国のように自由に開業することはできない．図表1-34に示したようにドイツでは専門診療科ごとに医師一人あたりの人口が定められており，原則として図表1-35上段で示す式で計算される値が120%を越している地域では保険医として開業することはできない．逆に医師数が基準の75%（家庭医）及び50%（その他の専門医）の地域の場合は，診療報酬上の優遇をうけることができる．図表1-35下段にアーヘン市の眼科医の例を示した．アーヘン市の場合，医師数が多いことから基準値は1.10（110%）になっている．現在の値は1.12であるので，誰か引退しない限りアーヘン市では眼科医として開業することはできない．

開業医は従来1人で診療所を開設する者が多かったが，最近は複数の医師が出資して診療所を開設し，そこで共同診療を行う例が増加している．ただし，この場合でも通常はそれぞれの医師がそれぞれの患者を持っている．また，非常勤の医師（多くは女性医師）を雇用する診療所も増加している．さらに医師センター（Arztencentrum）という名称で複数の医師が同じビルに入居する例も増加しているが，これは我が国の医療モールのようなものである．したがって，受付もそれぞれが所有しており，北欧のような多科診療所

第4章　ドイツの医療制度

図表1-34　ドイツ・ノルトライン州の医師配置の
基準値

専門診療科	医師1人当たり人口基準値
家庭医	1,671
眼科医	13,399
外科医	26,230
婦人科医	3,733
皮膚科医	21,703
耳鼻咽喉科医	17,675
神経科医	13,745
整形外科医	14,101
精神専門療法医	3,079
泌尿器科医	28,476
小児科医	2,405
麻酔科医	46,917
放射線科医	49,095
内科専門医	21,508
小児思春期精神科医	16,909
遺伝科医	606,384
臨床検査科医	102,001
脳神経外科医	161,207
核医学医	118,468
病理医	120,910
リハビリテーション科医	170,542
放射線治療科医	173,576
輸血科医	1,322,452

（Polyklinik）は旧東欧地区を除くとほとんどない.

　診療所の受付を行っているのは医療専門職（Medizinische Fachangestellte）
と呼ばれる医療職である．これは職業訓練校で3年間の専門教育を受けて得
られる資格で我が国の准看護師と医療事務職を合わせた業務を行っている.
傷のケアについて特別な追加研修を受けて認定された医療専門職は医師の指

2 医療提供体制

図表 1-35　保険医配置の基準式

$$
\text{供給量の程度（VG）} = \frac{\text{当該診療科の当該地区における医師数} \times \text{当該診療科の当該地区における医師 1 人当たり数の基準値}}{\text{当該地区の人口}}
$$

アーヘン市の眼科医の場合

$$
\text{供給量の程度（VG）} = \frac{22 \times 13{,}177^{*}}{257{,}956} = 1.12 \text{（112\%）}
$$

　1.10（110%）を超えているため，新規の開業をすることはできない

＊ここではアーヘン市のものを使用．図表 1-34 のノルトライン州の値とは異なる．

示を受けて在宅で褥瘡などのケアを行うことができる．

　保険医への診療報酬の支払いの基本は EBM である．EBM は医師人件費及び物件費に関する原価計算に基づいて連邦共同委員会（G-BA）が評価委員会研究所における検討をもとに点数単位で設定する．そして，州ごとに EBM に基づいて作成される診療報酬請求データをもとに基準診療行為量（Regelleistungsvolumen：RLV）が算定され，これが支払いの基本となる．

　例えば，2009 年の総額予算を決める場合，2 年前，すなわち 2007 年の給付実績にその後の医療費増などの諸要素を考慮して 2009 年の診療行為量を予想する．次いでこれを 2008 年の被保険者数で除して，2009 年の被保険者 1 人当たり所要診療行為量が推計される．そしてこれに 2009 年の被保険者数をかけたものが疾病金庫が州の保険医協会に支払う総診療報酬（点数ではなく € 表示）になる．

　州の保険医協会は各専門診療科グループへの報酬の配分を RLV と専門診療科ごとの診療実績（＝症例数）に基づいて行う．具体的には，個別の医師への診療報酬見込み額を以下のように計算する．まず，専門診療科グループごとに配分された総診療行為数をその専門診療科グループが診療した総件数で除して，その診療科グループの医師の平均 RLV を得る．この RLV に各医師の全 4 半期の症例数を乗じたものが，その医師の RLV（当該 4 半期に受け取る診療報酬基準額）になる．そして，仮に当該医師がこの標準量の症例

149

第 4 章　ドイツの医療制度

数を上回って診療を行った場合，150% までは EBM の点数通りの支払いを
受けることができるが，150% 超 170% 以下の場合は 1 件当たり価格 25%，
170% 超 200% 以下の場合は 50%，200% 超の場合は 75% の減額をそれぞ
れ受ける．実際には高齢者の受診率が高いことなどを考慮して，患者の年齢
構成の補正も行われる．

　1 点あたり単価は保険医及び疾病金庫の代表者及び学識経験者から構成さ
れる評価委員会によって決定される．2009 年度全国統一単価は 3.5001 セン
トであった．原則，この単価は全国統一であるが，現実には若干の地域格差
が設定されている．

2-4　病院医療

　ドイツには公立病院（州立，市町村立），民間非営利（協会立，赤十字など），
民間営利のなど種々の経営形態の病院が存在する．州立病院はほとんどの場
合大学病院である．近年，赤字に陥った中小の公立病院を民間営利組織が購
入してチェーン展開する例が増加している．例えば，筆者らが訪問した
Sana hospital は複数の医療保険者と元々その病院を保有していた自治体が
株式をシェアする形で運営されていた．ドイツでは経営の多様性を尊重する
風土があり，株式会社による病院経営を特に問題視する傾向はないという．
ただし，従業員の給与を圧縮して株式保有者への配当を優先する会社につい
ては批判も出されているようである．

　ドイツの病院は紹介患者および救急部門からの入院医療が原則であり，我
が国のように入院を前提としない外来を行っている例は非常に少ない．病院
は設置主体に関係なく州政府が策定する病院計画に基づいて整備が行われる．
機器の投資については公民関係なくそれを受けることができる．投資部分は
税金，経常費部分は診療報酬によって賄われるという二重財政方式がドイツ
病院医療における財政方式の特徴である．

　精神科を除いて病院医療への支払いは DRG によって行われる．ドイツで

150

2 医療提供体制

図表 1-36 ドイツの診断群分類に基づく包括評価方式

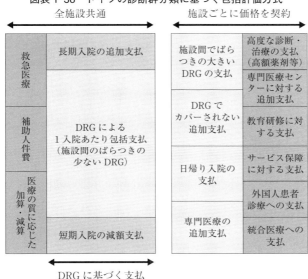

採用されている DRG はオーストラリア政府の開発した AR-DRG（Australian Refined DRG）をもとに病院財政研究所（InEK）がドイツ風に改良したものである．具体的にはドイツの処置コードである OPS での分類の再定義と出来高払いに対応するための分類の追加などが行われている．また，すべての患者が DRG に基づく単一報酬で支払われているわけではなく，図表 1-36 に示したように全病院共通で DRG で支払われる部分，全病院共通で DRG によらない出来高（あるいは人数や予算）で支払われる部分，病院ごとに交渉で決まる DRG 報酬で支払われる部分，病院ごとに保険者との交渉で支払われる出来高（あるいは人数や予算）で支払われる部分というように複雑な支払体系となっている．

図表 1-37 に G-DRG の構造を示した．また，図表 1-38 は G-DRG における主要診断カテゴリーの内容を示したものである．以下 G-DRG に基づく包括支払い方式の具体例を説明する．図表 1-39 は G-DRG の表記方法を示し

第 4 章　ドイツの医療制度

図表 1-37　G-DRG の構造

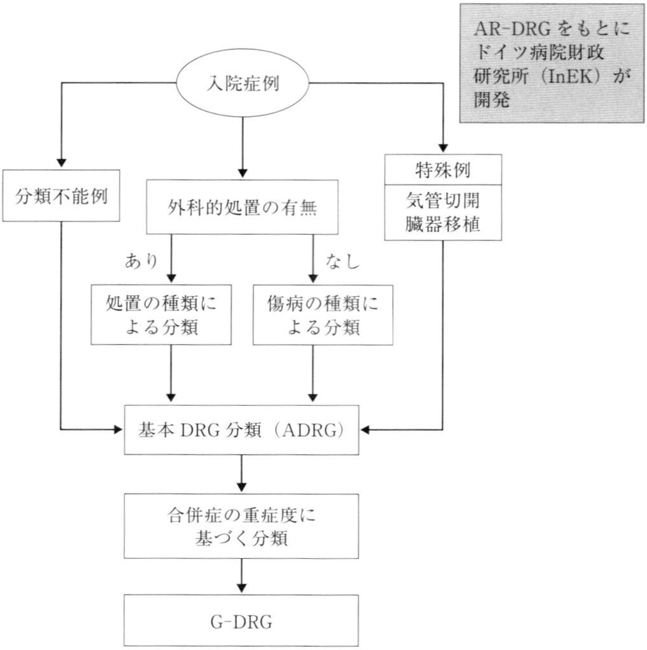

AR-DRG をもとに
ドイツ病院財政
研究所（InEK）が
開発

```
                      入院症例
         ┌───────────────┼───────────────┐
         │               │               │
   ┌─────────┐    ┌──────────────┐   ┌──────────┐
   │分類不能例│    │外科的処置の有無│   │特殊例     │
   └─────────┘    └──────────────┘   │気管切開   │
                    あり     なし      │臓器移植   │
                  ┌─────┐  ┌─────┐    └──────────┘
                  │処置の│  │傷病の│
                  │種類に│  │種類に│
                  │よる  │  │よる  │
                  │分類  │  │分類  │
                  └─────┘  └─────┘
         └───────────┐  ┌──┘
              基本 DRG 分類（ADRG）
                      │
              合併症の重症度に
                基づく分類
                      │
                   G-DRG
```

たものである．G-DRG は 4 桁の英数字から構成される．1 桁目の英字は
MDC（この例では O：妊娠，分娩及び産褥），2-3 桁目の数字は処置内容，4
桁目は医療資源の消費量から見た重症度を示している．図表 1-40 に「妊娠，
分娩及び産褥」の G-DRG の例を示した．各 DRG には 1 入院包括支払いの
対象となる期間の下限と上限が設定されており，その期間に相当する対象の
みが定額支払いとなる．これを図表 1-40 上段で説明する．図中 LTP とは
Lower Trim Point の略で，これより短い在院日数の場合，日数に応じた減額
払いとなる．また，HTP は Higher Trim Point でこれより長い在院日数の場
合，定額分＋日数に応じた支払い額が追加される．定額で支払われるのはあ
くまで LTP と HTP の間の在院日数の患者のみ（これを Inlier という）である．
例えば O02B「手術室での複雑な処置を伴う経腟分娩，妊娠期間 33 週以上，

152

2 医療提供体制

図表 1-38　G-DRG の MDC

MDC	コード	内容
00	A	特殊症例/プレ MDC
01	B	神経系の疾患及び障害
02	C	眼科系疾患及び障害
03	D	耳鼻咽喉科系疾患及び障害
04	E	呼吸器系疾患及び障害
05	F	循環系疾患及び障害
06	G	消化器系疾患及び障害
07	H	肝・胆道系及び膵臓の疾患及び障害
08	I	筋骨格系及び結合組織の疾患及び障害
09	J	皮膚・皮下組織及び乳房の疾患及び障害
10	K	内分泌，栄養・代謝に関する疾患
11	L	泌尿器系疾患及び障害
12	M	男性生殖器系疾患及び障害
13	N	女性生殖器系疾患及び障害
14	O	妊娠，分娩及び産褥
15	P	新生児
16	Q	血液，造血器及び免疫系の疾患
17	R	血液学的及び固形新生物
18A	S	HIV
18B	T	感染性及び寄生虫疾患
19	U	精神疾患及び障害
20	V	アルコール・薬物使用及びそれらによる精神障害
21A	W	多発性外傷
21B	X	外傷，中毒並びに薬物及び医薬品による中毒症状
22	Y	熱傷
23	Z	健康状態に影響を与える要因及び他の医療の利用

助産的子宮摘出なし，複雑な状況なし」の場合，図表 1-40 下段を見ると評価係数（一般的には相対係数と呼ばれている）＝0.670, ベースレート（1 単位当たりの償還額）＝2,963 €，LTP＝1（0.273），HTP＝8（0.059）となっている.

第4章　ドイツの医療制度

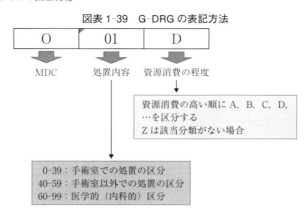

図表1-39　G-DRGの表記方法

ここで，入院日数が2日以上8日以下の場合は 0.670×2,963＝1,985.2 €，入院期間が 10 日の場合は，0.670×2,963＋0.059×2×2,963＝2,334.8 €，入院期間が1日の場合は 0.273×2,963＝808.9 € が支払額となる．

DRGの評価係数及びベースレートは原価計算への対応ができる標本病院のデータをもとに InEK が作成している．

2-5　薬局

ドイツでは完全医薬分業となっており，医師の処方箋に基づき患者は薬局で薬を受け取る．我が国では医療保険で給付される医薬品が薬価とともにリスト化されているが（ポジティブリスト方式），ドイツではネガティブリスト方式で薬価については製薬企業が設定する自由価格に法定割引率が適用された価格に，卸業者及び薬局がそれぞれマークアップ（上乗せ）をしたものが薬剤価格となる．この価格が保険給付の対象となるため，原則として薬価差は生じない．

患者の自己負担は定率負担であり，薬局での販売価格の 10％ が原則で下限が 5 €，上限が 10 € となっている．なお，価格が下限の 5 € 以下の場合は全額患者負担となる．例えば，4 € の薬剤は全額，10 € の薬剤は 5 €，80

2 医療提供体制

図表 1-40 G-DRG に基づく 1 件あたり包括払い方式

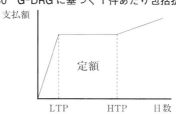

LTP：Lower Trim Point これより短い在院日数の場合，日数に応じた減額払いとなる．
HTP：Higher Trim Point これより長い在院日数の場合，定額分＋日数に応じた支払い額が追加される．
定額で支払われるのはあくまで LOL と HOL の間の在院日数の患者のみ（これを Inlier という）．

DRG	内容	評価係数	在院日数中央値	LTP	LTP以下の評価係数	HTP	HTP以下の評価係数
O01A	複数の複雑な診断を伴う帝王切開，妊娠期間25週までまたは子宮内治療または複雑な状況を伴う	2.582	21.1	6	0.267	39	0.096
O02A	手術室での複雑な処置を伴う経腟分娩，妊娠期間33週まで，または子宮内治療または助産的子宮摘出または複雑な状況を伴う	1.220	5.9	1	0.371	17	0.088
O02B	手術室での複雑な処置を伴う経腟分娩，妊娠期間33週以上，助産的子宮摘出なし，複雑な状況なし	0.670	4.0	1	0.273	8	0.059
‥‥	‥‥						
O06C	重篤なまたはある程度重篤な診断を伴う経腟分娩	0.587	4.0	1	0.274	8	0.057
O06D	経腟分娩，複雑な状況なし	0.502	3.3	1	0.212	6	0.058

€ の薬剤は 8 €，200 € の薬剤は 10 € が自己負担となる．

ところで，ドイツでは 1989 年の医療保険改革法（GRG）により，いわゆる参照価格制（Festbeträge）が導入されている．これは薬剤の有効成分，作

第4章　ドイツの医療制度

用機序，薬効等の視点から薬剤を3つのグループに分け，各グループに属する薬剤について疾病金庫からの償還の上限を定めるというものである．薬剤のグループ分けはG-BA，償還払いの価格設定は疾病金庫連邦中央連合会（Spitzenvervände der Krankenkassen：Spik）が担当している．設定価格は1包装あたりの最高価格と最低価格の間で下から3分の1を超えない範囲で，かつ販売される薬剤の20%が使用範囲に含まれるように設定される．販売価格が80€，当該薬剤の参照価格が60€であった場合，患者の支払額は参照価格までの10%（6€）と保険でカバーされない20€の合計額の26€となる．

　参照価格制導入の効果については，その対象となった薬剤については患者・医師ともに使用を避けるため，医薬品価格が大幅に低下した．しかしながら，グループ化の難しい薬剤や特許期間中の薬剤については参照価格制の対象外となったため，自由価格制度のもとで製薬メーカーはより高い価格を設定するようになった．また，参照価格制の対象外となるためのme-too新薬（いわゆるゾロ新）が多くつくられるようになるという弊害も顕在化した．こうした状況に対応するため連邦政府は1993年の医療保障構造法（GSG）で，特許期間中の薬剤についても参照価格制の対象とすることにした．しかし，このやり方は製薬メーカーの激しい反対にあい，法廷での差し止め判定を受けて1996年に特許期間中の医薬品は参照価格制の対象外に戻った．

　その後2003年の公的医療保険近代化法（GMG）により，2005年からは特許期間中の薬剤であっても，同じ薬効グループの他の医薬品と比較して特別な有効性が認められない場合は参照価格制の対象となることになった．この有用性評価を行うのが「医療の質と効率に関する研究所 Institut für Qualität und Wirtschaftlichkeit im Gesudheits-Wesen：IQWiG」である．

　新薬のコントロールを許可する目的で，連邦政府は2011年に薬剤市場再編法（Arzneimittelmarktneuordingsgesets：AMNOG）を制定した．この法律に基づきG-BAあるいは及びその委託を受けたIQWiGは新薬について上市後6か月以内に経済性評価を行うことが義務化された．評価の結果，新たな

有用性が認められない場合には償還価格制の対象となり，他方有用性が認められた場合も製薬メーカーが自由に価格を設定するのではなく疾病金庫と協議の上でその価格割引率を設定する仕組みとなった．土田の調査によれば2011年1月〜9月までの間に30の新薬の評価が行われたが，追加の有用性が認められたのは10%強であったという．また，上市（＝使用認可）から価格設定までの差額については製薬メーカーが保険者に事後的に返戻する仕組みとなっている（土田，2013）．

ジェネリックについては2002年の薬剤支出制限法（Arzneimittelausgaben Begrenzungsgesetz）で導入された代替調剤制度により，処方医師が代替不可のサインをしていない場合，薬剤師がより経済的な薬剤（ほとんどがジェネリック）に代替調剤することが義務付けられた．また，2010年からは償還価格制の基準額より30%以上安価な薬剤については患者負担が免除される仕組みも導入されている．これにより2002年に処方件数で74.7%，金額ベースで68.2%であったジェネリック薬剤の割合は2011年にはそれぞれ86.8%と72.6%になっている．

ドイツの薬剤費対策の特徴の1つに割引契約強制制度がある．これは処方を要する薬剤について製薬企業は疾病金庫に対して付加価値税抜きの出荷価格の一定率を割り引くというものである．2003年の導入時の割引率は6%であった．同時に，疾病金庫は類似薬効薬について異なる企業の提案書を取り，価格と効能を勘案して契約する企業を決める仕組みが導入され，製薬メーカー間の価格競争が促進されることとなった．2004年に連邦政府はこの法定割引率を16%に引き上げたが，製薬メーカーの反発があり2005年には6%に戻された．なお，割引契約の対象となったか，疾病金庫がジェネリックメーカー等と個別に割引契約を結んだ薬剤については，その契約を行っている保険者の被保険者が代替調剤を受ける場合，その割引契約を結んでいる薬剤の使用が義務付けられている．このようなシステムがあることでより安価な類似薬の使用が促進されている．

第4章　ドイツの医療制度

2-6　家庭医について

　現在，家庭医（Facharzt/ Facharztin füur Allgemeinmedizin/ Hausarzt）は
専門医の1つとなっており，大学卒業後，研修機関で指導医のもと60か月
（5年間）のトレーニングを受ける．その内訳は36か月の内科入院診療，24
か月は外来の家庭医診療となっている．家庭医の業務は法定されており，患
者の家庭環境を踏まえた総合的継続的医学的ケアの提供や治療・看護の調整
などを行うこととなっている．

　保険医による診療は家庭医診療（hausärztliche Versorgung）と専門医診療
（fachärztliche Versorgung）に区分されている．家庭医診療を行うものは一般
医（Allgemeinarzt），小児科医（Kinderaärzt），重点診療領域を持たずに家庭
医診療を選択した内科医で，その他の保険医は専門診療を行う．

　90％の国民は家庭医診療を受けており，2005年第1四半期の調査では被
保険者の42％が家庭医診療のみを受診し，46％がまず家庭医診療を受けた
のち専門医にかかっており，専門医に最初からかかったのは11％に過ぎな
かったことが報告されている．

　家庭医診療に対する診療報酬は包括支払い（Versichertenpauschalen）が基
本で，それに特別に定めたサービスに対して出来高の点数が設定されている．
包括報酬は年齢階級で区分されており，被保険者5歳以下1,190点，6歳以
上59歳以下880点，60歳以上1,020点となっている．そして，他の保険医
に紹介した場合は上記に加えそれぞれ595点，440点，535点が加えられる．
さらに認知症検査や負荷心電図，ホルター心電図，肺活量検査などの個別給
付・付加給付（Einzelleistungen/Leistungskomplexe）対象医療行為を行った
場合にはそれぞれの公定点数が加算される．

　なお，専門医である家庭医と家庭医診療は異なるものであることに留意さ
れたい．

2-7 混合診療について

　保険診療と保険外診療の併用，いわゆる混合診療であるが，ドイツでは原則それが認められている．以下，入院医療，外来医療，自由診療について説明する．

　まず入院医療の場合であるがその支払いは DRG による包括支払いであるため，安全性や有用性の評価に基づいてネガティブリストに収載されている医療行為を除けば，保険給付対象外の医療行為であったとしてもそれを行うことは禁止されていない．保険者の立場からは当該 DRG のコストを負担するだけであるので，追加の保険給付外の医療行為のコストについては病院の持ち出しになる．しかしながら，DRG の分類で勘案されていない新しい医療技術や薬剤について，それが G-BA のネガティブリストの対象外でかつ患者の治療上必要である場合，各病院は InEK に追加報酬の可能性評価を申請し，それが認められた場合，償還額を個々の疾病金庫との交渉で決めたうえでそれを請求することができる．これが NUB（Neue Untersuchungs und Behandlungsmethoden）申請と呼ばれる仕組みである．

　前述のように保険医は EBM に基づいて請求を行うが，EBM の対象となっている医療行為とその対象外である医療行為を併用することは原則認められている．ただし，併用が可能なのは保険診療で完結している医療行為に追加的に保険外診療が行われる場合に限定される．具体的には，白岩が例示しているように保険診療で超音波検査のみが認められている医療行為において，追加で CT 検査を行うことはできるが，超音波検査を行わずにそれを CT 検査で代替することはできない（白岩，2014）．前者の場合，超音波検査については保険給付対象，CT 検査については自費診療になる．医薬品の場合も保険診療と保険外診療の併用が可能であり，保険給付対象医薬品は法定自己負担のみ，対象外医薬品についてはそれが全額自費負担となる．

　ドイツの公的保険においてはその対象が EBM として規定されているが，

第4章　ドイツの医療制度

それに収載されていない医療行為についてもそれが自由診療の医師料金規定
(Gebührenordnung für Ärtzte：GOÄ) にある場合には，保険給付対象医療と
併用することが可能である．これが個人的医療サービス (Individuelle Ge-
sundheitsleistung：IGeL) と呼ばれるものである．IGeL の対象診療を行う場
合，医師は書面で患者の同意をとる必要がある．医師の請求額は GOÄ に示
された基準額に個々の医師の専門性スコア (1-6) に応じて1から3.5の係数
をかけたものになる．

2-8　審査体制

　保険医については診療内容のまとめを4半期ごとに保険医協会に送り，そ
こで給付量とその内容が審査される仕組みとなっている．専門診療科ごとに
設定された基準提供量を超えた場合には，その割合に応じて償還額が減額さ
れる仕組みについてはすでに説明した．ここでは病院医療における DRG 請
求の審査体制について説明する．各病院は退院ごとに州疾病金庫連合会に
DRG に基づく請求を行う．金庫側は過去の統計データをもとに診療内容の
外れ値症例を検出し，その審査を州単位で組織されている医療保険メディカ
ルサービス (Medizinische Dienst der Krakenversicherung：MDK) という医
学的見地からレセプトの審査を行う独立組織に依頼する (図表1-41)．MDK
は医師を含めた専門職が医学的視点からレセプトの内容を書類審査あるいは
場合に応じて訪問で調査する．また，疾病金庫連合会がランダムサンプリン
グした症例について，訪問調査によりコーディング内容の妥当性チェックを
行う．このような審査によって，アップコーディングなどの不正が発見され
た場合は返戻が要求される．ここで注意すべき点は MDK は医学的見地から
の審査を行う組織であり，経済的な評価は疾病金庫連合の役割となっている
ことである．なお，MDK は介護保険における要介護認定も行っている．

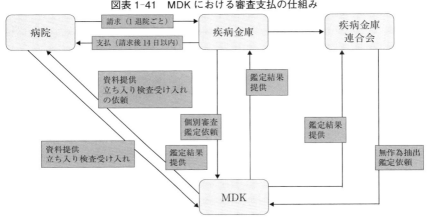

図表 1-41　MDK における審査支払の仕組み

MDK：医療保険メディカルサービス．
医学的見地からレセプトの審査を行う独立組織．医師を含めた専門職がレセプトの内容を審査する．
原則として州単位で設置．

まとめ——日本への示唆

　以上，ドイツの医療制度の概要について説明したが，これに基づき我が国の今後の医療制度改革を考える上での論点について私見を述べてみたい．

医師組織の自治

　ドイツの医療制度の特徴としてはまず医師組織の自治レベルの高さが指摘できる．ドイツ医師会は全員加盟が原則であり，卒前医学教育及び卒後の専門医教育及び生涯教育に対する責任を持っている．家庭医・一般医の養成が国際的にも重要な課題となっているが，そのためには卒前からの十分な意識付けと卒後のしっかりした臨床研修体制の確立が不可欠である．ドイツ医師会はそのためのモデルカリキュラムを作っている．また，臨床研修を行う施設についても体系化されている．いずれも我が国の医師養成システムの中で改善が急がれる分野である．我が国においても 2014 年 5 月に日本専門医機

構が発足したが，国全体のニーズを踏まえたうえで，量的にも質的にも適切な専門医の育成を行う組織となるためにはどうしたらいいのかを考える上でドイツの仕組みは参考になると考える．

医師配置の規定

　ドイツ医師会が責任を持つ施策として医師の適正配置がある．ドイツにおいても医師の偏在問題は厳然と存在しているが，地区別の専門医（家庭医も含む）の配置の数量基準があることで，我が国に比較すればその配置は比較的均等化されている．過剰地域で空席が生じた場合，過疎地での一定期間の開業経験があるものが優先されるなど，医師会内部でのルール化が行われている点が興味深い．翻って我が国の医療計画を考えると，過去 6 回の医療計画策定は国のマニュアルに沿って作文されている感が強く，行動計画にはほど遠いものになっている．若手医師の都市志向の高まりもあって，医療資源配分の状況は新臨床研修制度導入以降悪化している．医師の養成に多額の税金が投入されている以上（私立大学も私学助成金による補助を受けている），医師の適正配置に関して医師側の自主的な取り組みが必要であろう．強制力を持たせることは難しいにしても，ドイツと同じように地域別に専門医別の必要数（目標数）を算出し，それを公開し，需給ギャップの現状を公開することはわが国においても行われるべきであろう．そして，それをベースとしながら卒前教育の段階から適正配置を意識した医学教育・研修が行われることが望ましい．

審査体制

　ドイツでは審査にあたって統計的手法が多用されている．具体的には保険医の場合は専門科ごとに設定されている基準医療行為量と実際の提供量の差に関する個人単位での分析が保険医協会で行われ，医療費の配分が決められている．また，病院，診療所ともに医療の質に関する指標セットが整備されており，この内容も医療職が関係する形で評価されている．さらに病院の場

まとめ——日本への示唆

合は DRG による償還にあたって疾病金庫に提出されるデータ（いわゆる Minimum Data Set, 我が国の DPC 制度における様式 1 と DPC レセプトを合わせたもの）が統計処理され，そこから著しく外れている事例やアップコーディングの疑いがある事例がレセプトの経済性評価とは独立して医学的視点から審査される仕組みが構築されている.

　翻って我が国の状況を見ると，電子レセプト化が急速に進んだにもかかわらず，ドイツのような統計学的解析が十分行われていないため，体系的な審査が行われている状況にあるとは言い難い. 結果として，審査に関する審査官間，地域間のばらつきが小さくはない. また審査も請求の妥当性チェック（いわゆる削ること）が中心で，医療の質といった視点からの審査にはなっていない. さらに審査自体が国民健康保険（長寿医療制度を含む）と被用者保険で別個に行われていることも審査の均質性の点から問題であろう. 統計学的手法を用いた体系的な審査方法の開発，国民健康保険と被用者保険の審査の一元化，経済性審査とは別の医療の質評価の視点からの審査の導入などをドイツの MDK にならって我が国でも採用すべきではないだろうか. なお，この質評価に関しては，地区医師会が主体となって Peer review 的なものにすべきであろう. 国民の医療への信頼性を高めるためにも医師による自主的な質評価システムの構築が必要であると考える.

財政規律について

　政府の抱える負債と少子高齢化の進行を前提としたとき，今のままの状況で医療保障を将来にわたって財政的に支えることは困難である. 医療の質に配慮しながら支出をコントロールすると同時に，収入面から医療保障のあり方を考えることが必要である. ドイツの公的医療保険の保険料は 15.5%（被保険者 8.2%, 雇用主 7.3%）である. 消費税で一定程度の下支えはするとしても，基本的には医療保障を保険料で賄うという財政規律に関する強い意識が我が国においても必要ではないだろうか. もちろん，低所得者には十分な配慮を行うことが必要である. 特に子供がいる場合には重層的な配慮が必要で

163

第4章　ドイツの医療制度

あろう．我が国では非正規社員について雇用側が社会保険加入に難色を示す事例からも明らかなように，コスト面から事業主の保険料負担を高めることに対する反発が強い．厳しい経済環境で国際競争を勝ち抜いていかなければならない企業の現状は理解できるが，セーフティネットである社会保障制度を安定化することが中長期的には社会全体のコストをさげ，ひいては企業活動にも好影響を与えるのではないだろうか．雇用側の意識変革が必要である．また，国民連帯の観点から，ドイツやオランダのような精緻な情報を用いた保険者間のリスク構造調整を行うことも検討に値するのではないだろうか．さらには医療保険の体制としてドイツのような突き抜け型のシステムの可否についてももう一度検討のたたき台に載せてもよいのではないかと考える．

家庭医について

プライマリケアの充実は欧米諸国共通の政策課題となっている．高齢化の進展は複数の傷病を持つ高齢患者を増大させている．こうした高齢患者が傷病ごとに専門医を受診することは医療経済の面のみならず医療の質の点でも問題が多い．必ずしも傷病に関する知識が十分でない患者の代理人として必要な医療や介護につなぐコミッショニング機能を持った「かかりつけ医」制度を体系化することが望ましい．

ドイツはこの目的で家庭医を専門医の1つに位置付け，公的保険では選択タリフの1つとして家庭医サービスの提供が義務づけられており，その普及を図っている．家庭医協会は保険医協会とは独立に保険者を契約する仕組みを構築しているが，なかなか意図したとおりに進んでいないのが現状である．この背景には家庭医とそれ以外の専門医との間の確執がある．他の専門医に比較して家庭医は診療報酬面で冷遇されているという思いがあり，逆に保険医協会は家庭医の独立した動きを調和を乱すものとして批判している．

この点は我が国における総合診療医の位置づけを考える上で重要な点であると考える．仮に総合診療医とそれ以外の専門医との間で基本的な診察料に差をつけたりすると，それが感情的な対立につながり，制度の本来の目的を

阻害しかねない．また，患者の視点から考えてその機能の内容についても十分な検討が必要だろう．ドイツの場合，血液検査や画像診断を受ける場合は，それぞれの専門医に家庭医診療を行っている医師の紹介状を持って受診しなければならない．そのような医療提供のあり方は我が国の患者には受け入れにくいかもしれない．一般内科，一般外科といった基本的トレーニングの上に，総合診療機能やコミッショニング機能を持つといった日本型の家庭医（＝総合診療医あるいは病院総合医）の在り方を検討すべきであろう．

病院と診療所の関係性について――統合医療との関連で

ドイツでは現在，病院と診療所の機能が明確に分かれていることが問題視されている．すなわち診療の連続性がないために，効率的・継続的な医療提供が不十分になっているという問題意識である．この問題に対処するために連邦政府は病院が外来治療センターを持つ，あるいは保険医が病院の施設内で外来診療をするといった仕組みを構築している．いわゆる入院医療と外来医療の統合医療の推進である．我が国では病院は入院機能に特化する方向性で議論が進んでいることと対照的であり興味深い．確かに急性期病院の外来部門への患者集中は改善されなければならないが，診療の連続性を担保するために病院の外来機能を活用することは慢性疾患が主体となった今日の状況を考えれば，より適切なアプローチである．したがって，「病院は入院医療に特化する」と単線的に考えるのではなく，病院の類型別に外来医療のあり方を考え，病院間・病診間の外来機能の連携の在り方について検討が必要であろう．特に中小病院の外来の在り方を考えることが，我が国において統合医療をどのように進めるかのカギになると考えられる．

医療と介護との連携について

ドイツの介護保険制度においてはかかりつけ医が関与することが体系化されていない．また，訪問看護は医師の処方箋をもとに医療保険で行われており，介護サービスとの有機的な連携は図られていない．ドイツの介護保険制

度においてはケアマネジメントの仕組みが体系化されていないのである．高齢社会では医療と介護とを別々に考えることはできない．その意味で現在のドイツにおける医療と介護との関係性には大きな問題がある．また，従来ドイツの要介護認定は提供されるサービス時間をもとに行われる仕組みとなっており，利用者の状態像から認定を行う仕組みにはなっていなかった．このため認知症を持つ高齢者の要介護度の評価が不十分であるという大きな欠点があった．新しい要介護認定では認知症の状態を評価することが目指されているが，医療と介護とをつなぐ機能，具体的には主治医の関与とケアマネジメント体制の整備を行わない限り問題の解決は難しい．また，ドイツにおいては患者の求めに応じて医師が往診するという医療形態はあるが，在宅患者に対して主治医が計画的に医療を提供するという訪問診療の概念はない．この意味で我が国における介護と医療の連携体制の在り方はドイツにとって連携のモデルになりうる．もちろんモデル化するためには主治医意見書の内容やケアカンファレンスのあり方，さらには主治医とケアマネージャーの連携のあり方など改善すべき点も多い．しかしながら，世界に先駆けて高度高齢社会に直面する我が国がこの分野でモデルを構築することの意義は非常に大きいと考えられる．地域包括ケア体制の構築に医師会として積極的に関与することが必要であろう．

引用文献

Deutscher Hausärzteverband (2014) *Perspektive Hausarzt - Informationbroschüre zum Berufsbild Hausarzt.*

白岩健 (2014)「英独仏における「混合診療」の現状」『社会保険旬報』No. 2566: 18-25.

土田武史 (2013)「ドイツにおける薬剤政策」『健保連海外医療保障』No. 97: 1-8.

舩橋光俊 (2011)『ドイツ医療保険の改革——その論理と保険者機能』時潮社.

松森直美，笠置恵子 (2013)「ドイツの看護教育，人間と科学」『県立広島大学保健学部誌』13(1)：41-49.

みずほ情報総研株式会社 (2012)「ドイツにおける診療報酬の審査等に関する調査報告」．

参考文献

Busse R and Riesberg A (1999) " Cost containment in Germany: twenty years experience." In Mossialos E and Le Grand J, edn. *Health care and cost containment in the European Union.* Aldershot: Ashgate, pp. 303-340.

Busse R and Riesberg A (2004) "Germany." *Health system in Transition* Vol. 6 (9).

Kassenärztliche Vereinigung Nordrhein (2013) Versorgungsreport 2013.

Nagel E. ed. (2012) *The healthcare system in Germany - a short introduction.* Köln: Deutscher Ärzte-Verlag.

医療経済研究機構 (2011)『ドイツ医療関連データ集』【2010 年版】，医療経済研究機構.

健康保険組合連合会 (2009) 『ドイツの医療保険制度改革追跡調査報告書』健康保険組合連合会.

田中伸至 (2012)「ドイツの家庭医と医療制度」『健保連海外医療保障』No. 93: 1-15.

田中耕太郎 (2013)「ドイツの民間医療保険」『健保連海外医療保障』No. 98: 1-10.

土田武史 (1997)『ドイツ医療保険制度の成立』勁草書房.

土田武史 (2014)「ドイツにおける医療保険給付の範囲をめぐる動向」『健保連海外医療保障』No. 101: 1-10.

松本勝明 (2003)『ドイツ社会保障論Ⅰ　医療保険』信山社.

日本医師会・民間病院ドイツ医療・福祉調査団 (2010)『混迷するドイツ医療——日本型を極めて世界のモデルに』博仁会.

日本医師会・民間病院ドイツ医療・福祉調査団報告書 (2014)「強力な医師会による当事者自治のドイツ医療——ゲートキーパーはドイツの文化に合わず」日本医師会.

第❺章 ヨーロッパにおける 近年の医療制度改革の概要

　本章では第1章〜4章で説明した4か国の医療制度を横断的に俯瞰することを試みる。図表1-42はNHS（イギリス型）と民間保険（アメリカ型）を両極としてヨーロッパの制度がどちらの方向に動いているのかに関する私見である。フランスはCSGやかかりつけ医制度そして保健ネットワークの導入に代表されるようにNHSを意識した方向に動いている。他方，オランダは市場原理主義的改革を追い続けているという意味においてアメリカの民間保険的要素を最大限取り込もうとしている。ただし，それはアメリカの個人責任を第一とした仕組みを目指すのではなく，社会連帯に基づく国民皆保険を

図表 1-42　欧州における医療制度改革の動向（私見）

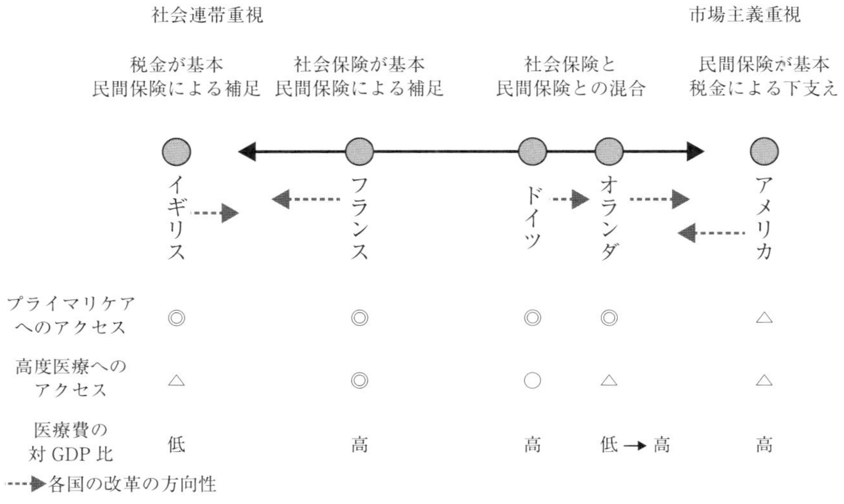

	社会連帯重視			市場主義重視
	税金が基本 民間保険による補足	社会保険が基本 民間保険による補足	社会保険と 民間保険との混合	民間保険が基本 税金による下支え

	イギリス	フランス	ドイツ	オランダ	アメリカ
プライマリケア へのアクセス	◎	◎	◎	◎	△
高度医療への アクセス	△	◎	○	△	△
医療費の 対GDP比	低	高	高	低 → 高	高

---➡各国の改革の方向性

第5章　ヨーロッパにおける近年の医療制度改革の概要

図表 1-43　近年の欧州における医療制度改革の経時的変化

第1期	1970 年代後半から 1980 年代
目標	マクロレベルでの医療費抑制
政策	病院の総枠予算制
	医療計画で病院建設及び高額医療機器を制限
	医師収入の抑制
	医師教育体制の再構築
	医学部定員の削減・一般医の養成
第2期	1980 年代後半から 1990 年代前半
目標	ミクロレベルでの効率化と利用者への説明責任
政策	市場主義的手法の導入
	マネジメント改革
	予算管理
第3期	1990 年代
目標	医療サービスの合理化と優先度設定
政策	一般的公衆衛生活動・健康増進
	プライマリケアの重視
	マネージドケア
	医療技術評価・EBM
第4期	2000 年代以降
目標	社会保障制度のサステナビリティ
	医療保障の質保証
政策	コミュニティケア・統合ケアの推進
	医療の可視化（情報化の推進・指標の公開）
	代替政策
	緩やかな総額管理（支出目標の設定）
	受診行動の適正化

出典：Ham（1997）を著者改変.

堅持した上での市場原理主義的な効率化（管理競争）であり，興味深い社会
実験である．また，イギリスも NHS の枠組みを維持しながら，市場原理主
義的ないし New Public Management 的な手法を漸次取り入れて，システム

第 5 章　ヨーロッパにおける近年の医療制度改革の概要

の効率性・生産性を向上させようと努力している.

　こうしたヨーロッパにおける医療制度改革の流れを Ham（1997）を参考に歴史的にまとめたものが図表 1-43 である.1970 年代の 2 度にわたるオイルショックを契機に生じた低経済成長下において,医療費増を制限するために,まず,1970 年代後半から 1980 年代にかけて医療計画の制定や総額予算制といったマクロ的な抑制策が取られた.次いで 1980 年代後半から,医療における消費者主権的な考え方の台頭,個々の医療サービスレベルでの質や効率性への関心の高まりなどに対応するためにミクロレベルでの対策が取られるようになった.具体的には診療ガイドライン策定や市場原理主義的手法の導入による施設間・保険者間の競争の促進などが契約主義原則のもとで試みられた.しかしながら,1990 年前後の市場主義的改革は期待されたような医療サービスの効率化はもたらさず,その見直しが行われることになる.そして,1990 年代後半以降は,医療提供体制の合理化と改善の優先度設定が政策目標となり,具体的にはマネージドケア的な枠組みの導入やプライマリケアの重視,一般医によるゲートキーピングの導入などが行われるようになってきている.2000 年代になると各国とも厳しい経済状況の中で雇用問題が移民問題と関連しながら顕在化し,社会連帯のあり方が議論の対象となる.加えて,高齢化の進展と脳卒中後遺症など中途障害者の増加は医療と介護とを一体的に提供する体制の構築を要求するようになる.このような状況の中で医療における各関係者（国民・患者も含む）の責任の再確認作業が行われ,連携やコミュニティケアの推進及び医療・介護政策と雇用政策の連動が意識されるようになってきている.また,近年の情報技術の発展は,医療システムにも大きな影響をもたらし,医療の情報化とそのマネジメントへの活用が大幅に進んでいる.D'Aunno et al. は 1990 年代以降のヨーロッパにおける医療制度改革は各レベルでのマネジメント改革であるとした上で,そのもっとも重要な推進ツールは DRG に代表される医療の情報化であり,それを活用するための組織と人材の整備であったとしている（D'Aunno T, Kimberly JR and de Pouvourville G, 2008）.

171

第5章　ヨーロッパにおける近年の医療制度改革の概要

　本章ではここまで説明した4か国の医療制度改革の概要を整理し（図表1-44），第Ⅱ部の欧州における医療制度改革手法の日本への応用可能性の議論への橋渡しを行う．

1　外来医療

　外来医療については各国ともプライマリケアの重視，ゲートキーピングによる受診の適正化，統合医療の推進が図られている．プライマリケアの重視についてはいずれの国も一般医（家庭医）の役割を重視しており，一般医が多職種とチームで働くような総合的なケアの仕組みが構築されている（イギリスのCCG，フランスのRS，ドイツの家庭医中心医療，オランダのBuurtzorg）．

　より多くの若手医師，特に女性医師が家庭医として働くことを容易にするためには，ワークライフバランスへの配慮が重要であるという認識から，いずれの国もグループ診療を推進していることが特徴である．また，いずれの国もプライマリケア領域でPractice NurseあるいはNurse practitionerの活用が進んでいる．

　フリーアクセスが保障されていたフランスとドイツでは自己負担及び保険料でかかりつけ医を持つことを優遇し，それを促進しようとしている．慢性疾患を持った高齢者の増加は，病院と診療所，専門医と一般医，医師と他の医療職や福祉職との連携を必要とするため，そのような統合的な医療を提供するための枠組み作りも進んでいる（イギリスのCCG，フランスの保健ネットワークと在宅入院制度，ドイツの統合医療に対する選択タリフ）．

　また，病院医療を診療所医療で代替する試みも広がりつつある．例えば，オランダの外来治療センターは我が国の有床診療所のような形態で1-3日という短期間の入院で済むような定型的な外科治療を行っている．これは内視鏡手術などの低侵襲手術や麻酔技術の進歩によるものである．フランスの在宅入院も，徐々に病院と診療所や開業看護師のネットワークの中で提供されるようになってきており，我が国の今後の在宅ケアを考える上での一つのモ

172

図表 1-44　英仏蘭独 4 か国における近年の主な医療制度改革の比較

		イギリス	フランス	オランダ	ドイツ
開業医医療	プライマリケアの重視	一般医による管理 CCG による管理 グループ診療の促進 疾病管理プログラムの導入	かかりつけ医制度の導入 保健ネットワークの創設 一般医の専門医化 グループ診療の促進 疾病管理プログラムの導入	家庭医による管理 疾病管理プログラムの導入	家庭医中心モデル 疾病管理プログラムの導入 グループ診療
	受診の適正化	ゲートキーピング	緩やかなゲートキーピング	ゲートキーピング	ゲートキーピング
	統合医療の推進	病院による外来医療センター CCG による連携	保健ネットワーク	病院による外来医療センター	病院による外来医療センター 診療報酬による連携の評価
病院医療	情報化の推進	診断群分類 HRG の導入	診断群分類 GHM の導入	診断群分類 DBC の導入	診断群分類 G-DRG の導入
	質評価	National Service framework	HAS による機能評価と公開	臨床指標の公開	評価報告書の提出
	経営形態の多様化	Financial Trust の導入	新しい病院連合の導入	株式会社による病院経営	株式会社による病院経営
	医療計画	NHS の枠組みの中で運用	新しい医療計画 高額医療機器のみ制限 病床数は自由化	医療計画を廃止	州病院計画を維持 二重財源方式
医薬品	価格の適正化	NICE による HTA	有効性評価の厳密化（HTA）	有効性評価の厳密化（HTA）	有効性評価の厳密化（HTA） AMNOG
	ジェネリック使用の促進	NHS のフォーミュラによる管理	薬剤師による代替処方 参照価格制 ROSP による目標量設定	薬剤師による代替処方 参照価格制	薬剤師による代替処方 参照価格制
医療費財政の適正化		予算制	医療費支出目標の制定 被保険者負担分の一般税化	管理競争	開業保険医数の制限 総額請負制＋Floating point 制

デルとなりうるものであろう．さらにイギリス，フランス，ドイツともに地域の開業医が交代で一次救急にあたる急患センター的なものを組織するようになってきている．我が国の医師会による休日夜間急患センターと同じような枠組みがヨーロッパで広がりつつあることは興味深い．これもプライマリケアを中心とした医療提供体制を重視している政策の表れであると考えられる．

2　入院医療の適正化

入院医療については医療資源投入の適正化のためにいずれの国も医療の情報化を進め診断群分類に基づく支払いを導入している．ドイツ，フランス，イギリスでは精神科医療も含めて医療全体を診断群分類によって評価するプログラムを進めており，その動向が注目される．また，診断群分類に基づく包括支払い方式は過少診療をもたらしかねないという問題意識もあり質の評価プログラムが進んでいる．この点では特に NHS の試み（CQC）が先駆的である．各国とも病院医療に関してはそのマネジメント能力を高めることが重要であるという認識から経営形態の多様化も行われている．例えば，いずれの国でも株式会社による病院経営が認められている．これに関しては営利に走りすぎる病院の問題も出ており，筆者らが 2014 年 4 月に訪問したドイツの Sana group のように保険者や自治体が出資者として参加するというようにその公共性を担保する仕組みも採用されている．現在，我が国では新たなホールディング制度の議論が行われているが，フランスでは病院共同体の創設など異なる組織が合同でマネジメントを行う仕組みが導入され，高額医療機器や人材の共有などが進められている．また，イギリスでは医療の質及び経営の質で基準をクリアしたトラスト病院については，財源調達や施設機能の大幅な自由を認める Financial trust（FT）の仕組みが導入されている．医療計画については，オランダはすでに撤廃，フランスも高額医療機器と高度医療については規制を残しているが病床規制は撤廃している．ドイツは州

病院計画及び保険医配置の規定を残しており，イギリスと同様国による計画性を強く残している．

3 医療技術・医薬品政策

　医療技術と医薬品については，公的保障の対象とするかどうか，そして対象とする場合はその価格の適正化が重要な政策課題となっている．医薬品についてはいずれの国も代替処方や参照価格制の導入などによりジェネリック使用の推進を行っているが，その効果が高額医薬品の使用量増加によってキャンセルされてしまうという事態が生じている．そこでいずれの国においても高額医薬品と医療技術については，医療技術評価（HTA）の手法を用いてその有用性評価を行い，その結果に基づいて適正価格を設定するということを行っている．ただし，これまで説明したように HTA の位置づけについては国によって差がある．イギリスの場合は，QALY を指標とした HTA による評価結果をかなり厳格に適用しており，1QALY 延長に要する費用に応じて公的保障のサービスにするか，する場合はその価格などが決められている．フランスは QALY を指標とした HTA を採用しているが，その活用方法はイギリスのような厳格なものではなく，あくまで償還価格を決定するための参考指標の一つという位置づけである．ドイツではいったん企業側の提案する価格を受け入れた上で保険での支払いを行い，HTA に基づいて決められた価格との差額を後日製薬会社から保険者に返戻させるというシステムとなっている．ドイツの場合，HTA をどのような形で行うかについては，現在も議論が続いている．これは第二次世界大戦中に優生主義的な考えから悲劇的な事態が生じてしまった歴史的経緯のために QALY のような考え方が社会的に受け入れにくいということがあるようである．

第5章　ヨーロッパにおける近年の医療制度改革の概要

4　医療職の適正配置

　今回分析を行った4か国はいずれも厳格な専門医制度を持ち，その養成数はニーズに応じて国レベルで決められる仕組みとなっている．フランスの場合は，地方ごとに専門科別の研修医数が決められており，国家試験（ECN）の結果に応じて各医学生が進路を決める仕組みとなっている．専門医になった後に働く場所の選択は自由であるため，医師の地理的配置を適正化するという点では若干弱い面がある．しかし，多くの医師は研修を行った病院のある地域あるいはその近郊で開業する傾向があり，我が国に比較すれば状況は良いと言える．

　専門科別医師の配分及びその地理的配置に関してもっとも厳格な仕組みを持っているのがドイツであった．専門科別の医師養成数及び地域の開業医数は州医師会の自己規制によって規定されている．この規定に服することを望まないものは，自由診療を選択しなければならない．イギリスもNHSがトラスト病院の医師配置や一般医の開業数を地域ごとに規定しており，配置を適正化する仕組みがある．オランダも同様であり，病院の常勤医のポストや開業医の空きがない限り，若手医師は病院の見習い医師という不安定な状況で働くことを余儀なくされる．

　わが国は専門診療科及び働く場所の選択に関して医師に大きな自由が与えられているが，公的保険に基づく医療を行っているということを考えると，適正配置に関する自主的な取り組みを行うことが求められているように思う．

5　医療費の適正化

　医療費財政の適正化に関しては，いずれの国も提供体制の改革が不可欠であるという認識で種々の対策が行われている．具体的にはかかりつけ医（家庭医または一般医）を中核としたプライマリケア体制に，何らかの形でゲー

トキーピングやコミッショニング機能を持たせたシステムの構築が目指されている．また，医療技術の進歩を背景に従来入院でやっていた医療を外来にシフトするための新しい医療形態（イギリスやオランダ，ドイツの外来治療センター）の整備も進んでいる．さらに4か国に共通しているのは医療支出の総額を直接的・間接的に規定した上で（フランスの場合は医療支出目標ON-DAM），保険者と医療提供者の競争的な契約により，医療サービス提供の効率化を図ろうとしている点である．これが民間組織の活用など，経営形態の多様化にもつながっている．

　また，医療費の適正化については，いずれの国も市場原理主義的な手法の活用を模索している．典型的な市場原理主義的手法は医療サービスの価格を支払い側と診療側の個別交渉にゆだねてその効率化を図ろうというものである．1989年にイギリスのサッチャー・メージャー政権によって導入された内部市場は欧米のマスコミにセンセーショナルに書きたてられ，あたかも医療制度改革の切り札であるかのように取り上げられた．しかしながら　市場原理主義原則の導入は，国による規制か市場原理主義かという二者択一的なものではなく，多くの国は質の管理や支払方式，あるいは国・サービス提供者・支払い者の関係などに，それぞれの国の状況にあわせて部分的に市場原理主義的手法を取り入れているというレベルにとどまっている．

　ところで，市場原理主義的手法の導入は，はたしてイギリス政府が期待していたような競争を喚起し，医療サービスの効率化をもたらしたのだろうか．この点については，肯定的な意見は少ない（Klein, 1995）．同じく，市場原理主義的競争原理の社会保険制度への導入を試みているオランダにおいては，情報化の進展や入院待ち期間の減少など正の効果が報告される一方で，事務コストの増大や保険者による巧妙な加入者選択など負の影響を指摘する意見もある（van de Ven W., 1997）．オランダのこうした改革は「半分達成され，まだ半分は未達成である」というのが現状である（Schut F and van de Ven W, 2011）．筆者がインタビューを行ったオランダ政府関係者は，情報の可視化が進むことで市場の力が働くようになり，将来的には医療費適正化につな

第5章　ヨーロッパにおける近年の医療制度改革の概要

がると述べていたが，この仮説の妥当性は今のところ明らかとなってはいない．従って，現時点では，市場原理的手法の効果について判断することは難しいと思われる．今後，同手法の導入に積極的なオランダやドイツの動向，さらにはキャメロン政権下で市場原理主義的な改革にあらためて取り組んできたイギリスの動向を注視していく必要がある．

　医療財政の適正化という点では，ドイツおよびオランダの保険者で支払いが予定していた保険収入以上になってしまった場合，被保険者（雇用主は除く）が定額保険料を追加で支払う仕組みとなっているのが興味深い．これは被保険者間の連帯であると同時に，被保険者が医療費を使いすぎたことに対する財政的なペナルティになっていると考えることもできる．すなわち，被保険者も医療財政の適正化の責任を負うべきであるという原則がある．おそらくこれはもともと疾病金庫が雇用主と被用者の自主運営のもと，短期保険として毎年の収支相等原則が重視されてきたことと無縁ではないだろう．赤字国債を原資とする公費による補塡が当たり前となっている我が国の医療保険制度のあり方について考え直す必要がある．

　ところで，医療費の適正化に関しては，フランスとドイツが特にそれを重視しているという印象を受ける．ドイツの場合，第二次世界大戦前の経済状況の経験から財政規律を特に重視するという伝統があり，これがドイツ企業の国際競争力を強化するという点からも重視されているのかもしれない．しかし，両国，特にフランスがこれを重視するのは「マーストリヒト条約」において，EU 参加の条件として財政赤字が対 GDP 比で 3%，債務残高が対 GDP 比で 60% を超えないというマーストリヒト基準の存在が大きい．EU の盟主となることで，フランスの国力を維持し，さらに経済的恩恵を受けるというのが，EU に熱心であったミッテラン大統領の戦略であり，そのためには歳出の最大項目の一つである社会保障財政の健全化が必要だったのである．しかしながら，その基礎となる一般経済の状況により 2000 年代以降，ドイツとフランスの状況は対照的なものとなった．「新しい中道」の理念のもと新自由主義的な手法も部分的に用いて雇用対策，経済政策を推進したド

178

イツで一般経済が好転し，社会保障改革が進んだのに対し，ケインズ的な経済政策・雇用政策で失敗したフランスでは社会保障財政の状況はさらに厳しい状況になっていった．この2つの国の経験から我が国が学ぶべきことは多いように思われる．

6 代替政策

代替政策 Substitution とは，入院医療から外来医療へ，専門医の診療からプライマリケアへ，医師によるプライマリケアから看護職によるプライマリケアへ，長期療養型医療施設から福祉施設，そして在宅ケアへというように，サービスの質を落とすことなく，より費用効果的なサービスに利用者を誘導していこうというプログラムである．

この代替政策という用語は，医療費の抑制と医療システムの効率化を目標として組織されたオランダの Decker 委員会報告で初めて使用されたものである（Dekker, W. 1987）．そして，オランダではこの報告の後，多くの社会実験が地域で行われ，例えば，長期療養型医療施設入居者のナーシングホームへの誘導などが行われてきている．

さらに，イギリスでは PCT（現在は CCG）が，コミュニティケアについても予算管理を行うようになり，治療から予防，あるいは医療から福祉への代替を促進することが図られている．代替政策は現場における権限のバランスを変更することを意味するため，それに対する抵抗は大きいものとなる．例えば，フランスでは Filière des soins というゲートキーパーシステムを社会実験として行ったことがある．このシステムは専門医や病院にかかる際に必ず登録した一般医を受診する義務が設けられていた．しかしながら，このように一般医の権限が強まることに対して専門医から強い反対が出て，結果としてこのシステムは一般化されるに至らなかった．

また，代替政策の進展はヨーロッパの多くの国で医師以外の医療職の権限拡大と連動している．この歴史的過程はかならずしも平坦なものではなく，

実際医師団体と多くの軋轢を生みながらその独立性が確立され，それが代替政策の推進につながっている．フランスを例に開業医療職の事例について第2章の補論に記述したので，関心のある方は参照されたい．

　このような代替政策の推進の過程で，最近のヨーロッパにおいては医療サービス提供の場としての病院機能の見直しが生じている．すなわち，外科治療に代わり得る薬物治療の発達や外来外科の進歩により，必ずしも入院を必要としない症例が増加しており，また内視鏡手術など侵襲の少ない治療の普及による在院日数の短縮が進んでいる．具体的な例として，オランダにおいて従来の病院に代わる施設として独立治療センター（ZBC）が設立されている．

　さらにフランスでは在宅入院という概念が提唱され，保険診療に取り込まれている．これは患者の居宅を病院病床と同様に扱い，病院の在宅医療チームが患者の居宅に赴き化学療法や難治性褥瘡の治療などを行うというものである．これは病院医療の代替政策としての「在宅ケア」である．

　そして，分析を行った4つの国いずれにおいても医師から看護師への権限移譲がPractice NurseあるいはNurse practitioner制度の導入という形で行われてきており，そしてそれがプライマリケア領域において重要な役割を果たすようになっていることに注目する必要がある．慢性疾患を持った患者に対する各段階における診断や治療方針決定といった医学的判断は医師の役割としながらも，その継続的な管理はしかるべきトレーニングを積んだ看護師に一部任せるというのが英仏独蘭4か国の共通の流れであり，それが医師の業務負担を軽減していることは，我が国の今後の医療提供体制のあり方を考える上で参考になるものである．

7　質の保証

　図表1-43に示したように1980年代後半から1990年代前半にかけて欧州における医療制度改革の目的はミクロレベルでの効率性の追求に変わってい

った．そして，この検討の過程で，医療サービス提供者との合理的な議論およびそれに基づくコンセンサスを得るために，必然的に医療の質の維持・向上が課題となり，そのための対策が推進されることとなった．また，この間の消費者主権的考え方の広がりが，国民の医療の質に対する関心を高めたことも重要である．

まず，この時期にイギリスやオランダ，あるいはフランスにおいて医療の技術評価のための公的組織が創設されている．例えば，イギリス NHS の NICE，あるいはフランスの医療評価開発機構 ANDEM（現在の高等保健機構 HAS）は文献レビューや専門家によるコンセンサスカンファレンスなどを用いて医療技術評価を行い，その結果に基づいて診療ガイドラインなどの策定を行ってきている．質を勘案した支払い方式（Value Based Pricing）は欧州全体で広く採用されており，HTA に基づく医薬品や医療技術の償還価格の決定や質に応じた事後的な報酬方式（Pay for performance）の取り組みも部分的ではあるが実際の医療制度に採用されている．

質の向上は WHO ヨーロッパ事務局の重点課題であり，近年は費用効果性よりも，むしろ治療の有効性に関しての患者への説明責任との関連で論じられる傾向にある（Saltman RV et al, 1998）．そして，このような動向の中で，医療サービスの質に関する認証プログラムが推進されており，今回分析を行ったいずれの国においても，同プログラムによる質の評価とその結果に基づく改善プログラムの実行が法的あるいは契約上の義務として規定されている．加えて，こうした質評価の結果はそれぞれの国で公的機関により国民に広く公開されるようになっている．

こうした質の評価に関して我が国が特に参考にすべきはイギリスの試みであろう．NICE が策定した診療ガイドラインや公衆衛生活動のガイドラインを踏まえながら，国全体での医療の質の改善が NSF という形で国家目標として体系化され，それが CQC による個別のサービス提供組織の質評価に有機的に連動している．機能評価事業，医療計画，質の保証に対応した診療報酬の設定がばらばらに行われている感のある我が国の状況とは対照的である．

その意義をヨーロッパの取り組みをもとに再考する必要がある.

8 改革理念としての第三の道

1980年代から90年代にかけてEU諸国では左派政権による改革が進んだ.イギリス労働党のブレア，オランダ労働党のコック，ドイツ社会党のシュレーダーに代表される「第三の道」あるいは「新しい中道」の理念に基づく改革である（福島，2002）.この理念に基づく経済政策は所得税を抑え，低インフレを求め，公共支出や借り入れを抑えるという自由経済的なものである.ただし，それは規制と規制緩和のバランスの上に成り立つ混合経済的なものである.また，社会政策においては住民の連帯に基づくコミュニティの再生を掲げ，個人の責任と権利の上に成り立つ新しい福祉国家を目指すものである.例えば，たんに弱者を手当てする依存型福祉（ネガティブウェルフェア）ではなく，家族形成や就労を含めて「社会参加」の動機づけを持つ者を支援する自立型福祉（ポジティブウェルフェア）を進めることや，公共サービスでのPPP（Public-Private Partnership）による官民連携を行っていくことを試みる.そして，こうした市民社会実現のために最も重視されるのが教育である.「第三の道」に基づく改革は個人の責任を重視し，そのためには自立した個人の存在が前提となるからである（図表1-45）.

こうした理念及び政策は従来の左派政権のものと大きく異なるものであり，各国で伝統的な左派グループから強い反対にあった.しかし，ブレア，コック，シュレーダーという新しい中道のリーダーの下で構造改革は漸進的ではあるが着実に進んでいった.

他方でフランスは同時期に社会党政権が，英独蘭三か国における左派政権とは異なり，公的セクターの拡大というケイジアン的な改革を選択した.ポピュリズムが支配する社会では，選挙に勝つことが政治家の目的になってしまい，財政状況を無視したばらまき政策を行いがちである.しかしこうした政策は効果がないばかりでなく，改革すべき古い体質を温存し，その後の発

図表 1-45　第三の道の基本理念

古典的左翼（社会主義・社会民主主義）

1. 社会・経済生活に対する国家の全面的干渉
2. 市民社会に対する国家の有意
3. 集団主義
4. ケインズ型需要管理と企業中心主義
5. 市場の役割制限（混合経済または社会的経済）
6. 完全雇用
7. 強い平等主義
8. 包括的福祉国家が揺り籠から墓場まで市民を保護
9. 直線的な近代化
10. 生態系への低い関心
11. 東西対立の世界に安住

市場原理主義（ネオリベラリズム）

1. 最小限の政府
2. 市民社会の自治
3. 市場原理主義
4. 道徳的権威主義と強い経済的個人主義
5. 労働市場は他の市場と同様、自然均衡
6. 不平等を甘受
7. 伝統的なナショナリズム
8. 安全網としての福祉社会
9. 直線的な近代化
10. 国際秩序に対する現実的把握
11. 東西対立の世界に安住

新世紀の市民社会（The Third Way）

基本的な価値

1. 平等
2. 弱者の保護
3. 自己統治としての自由
4. 責任のない権利はない
5. 民主主義のないところで当局の権威はない
6. 世界的な複数主義
7. 哲学的には保守主義

政策目標

1. 急進的な思想を持つ中心部
2. 新しい民主主義（敵のいない国家）
3. 活発な市民社会
4. 民主的な家庭
5. 新しい混合経済
6. 包容力のある平等性
7. 積極的福祉
8. 社会資本に投資する国家
9. 地球的な国づくり
10. 地球的な民主主義

出典：福島清彦（2002）.

展の阻害要因になってしまう．古い政治家が相変わらず政治の第一線に立ち続けた 1990 年前後のフランスはまさにそのような状況に陥ってしまった（その後のオランド政権も該当する面が多い）．ただし，注目すべきは 1995 年に総合的な社会保障制度改革案を整理したジュペ首相の存在である．公務員の年金制度という最もナイーブな問題に大ナタを振るってしまったために短命な政権になったがフランスが抱える問題とその解決策を社会的公正の名のもとに国民に提示したジュペの英断は高く評価されてよいだろう．また，行政のマネジメント改革を進めようとしたサルコジの功績も部分的には今後評価されることになるのかもしれない．いずれにしてもプラグマティズム（実際主義）を特徴とする「新しい中道」の理念とそれに基づくマネジメント改革が今日の欧州における社会保障制度改革の大きな柱の１つになっていると筆

者は考えている.

そして，欧州におけるこうした動向の背景には欧州統一市場との関係，特に財界からの強い要請があったと筆者は推察している.

9　社会実験

今回検討した4か国はいずれも新しい制度の導入にあたって，地域と期間を限定した社会実験を行う体制となっている．社会実験は新しい施策の効果と一般化可能性を検証するために行われ，結果が悪ければその導入は行われない．結果が芳しくなかったものについては批判的な検証が行われ，適切な修正を行うことで改善が可能であると判断されれば，それがさらに社会実験の対象となる．我が国の場合は，新しい施策がこうした社会実験を経ずに導入されることが少なくない（特区が社会実験であるという意見もあるが，ヨーロッパのように厳しい評価にさらされ，適宜見直される体制にはなっておらず，「実験」としての意義には乏しいように思う）．医療サービスの質に対する関心が高まっていること，そして財政状況が厳しいことを考えれば，4か国のように社会実験を体系的に行う仕組みを導入すべきであろう．そして，その制度化にあたってはフランスのように性急に行うのではなく，オランダやイギリスのように漸進的に行うことが望ましい．こうした社会実験，そして，それに続く一般化を漸進的に行うためには，継続的な評価を行うための情報が必要となる．我が国の場合，レセプトやDPCデータを活用することで，今回取り上げた4か国よりも包括性のある評価の仕組みを作ることができる．こうした視点からの制度の見直しが必要であると考える.

引用文献

Dekker, W (1987) *Willingness to change*. The Hague, SDU.

D'Aunno T, Kimberly JR, de Pouvourville G (2008) "Conclusion: The global diffusion of casemix," In D'Aunno T, Kimberly JR, de Pouvourville G ed. *The Globalization of Managerial Innovation in Health Care*. Cambridge: Cambridge

University Press, pp. 346-372.

Klein R (1995) "Le service national de sante (NHS) britannique et le consommateur," In MIRE ed. *Les transformations des systemes de sante en Europe: Vers de nouveaux contrats entre prestataires, payeurs et pouvoirs publiques?*, Rennes: ENSP.

Ham C ed. (1997) *Health care reform: learning from international experience*. Buckingham: Open University Press.

Saltman RV, Figueras J and Sakellarides C ed. (1998) *Critical challenges for health care reform in Europe*. Buckingham: Open University Press.

Schut F and van de Ven W (2011) "Effects of purchaser competition in the Dutch health system: is the glass half full or half empty?," *Health Economics, Policy and Law* Vol. 6: 109-123.

Van de Ven W (1997) "The Netherlands," In Ham C. ed. *Health care reform: learning from international experience*. Buckingham: Open University Press.

福島清彦（2002）『ヨーロッパ型資本主義──アメリカ市場原理主義との決別』講談社現代新書 1628，講談社.

参考文献

Marc Duriez et Diane Lequet-Slama (1998) *Les Systèmes de santé en Europe* (Que sais-je? 3343), Paris: PUF.

Beatrice Majnoni d'Intignano (2001) *Santé et économie en Europe* (Que sais-je? 3620), Paris: PUF.

MIRE ed. (1995) *Les transformations des systemes de sante en Europe: Vers de nouveaux contrats entre prestataires, payeurs et pouvoirs publiques?*. Rennes: ENSP.

加藤智章，西田和弘編（2013）『世界の医療保障』法律文化社.

フランソワ・デュノール，アントワーヌ・シュワルツ／小澤裕香，片岡大右訳（2012）『欧州統合と新自由主義──社会的ヨーロッパの行方』論創社.

松本勝明編著（2015）『医療制度改革──ドイツ・フランス・イギリスの比較分析と日本への示唆』旬報社.

補論 ヨーロッパにおけるコミュニティケアについて

はじめに

　2000 年以降，イギリス，フランス，オランダなど多くのヨーロッパ諸国でコミュニティケア推進に関する議論が盛んになっている．この背景には，高齢化の進展により医療と介護（生活支援）とを別々に提供することが住民のニーズに合わなくなっているという問題意識がある．具体的にはフランスにおける保健ネットワーク（Réseau de la Santé）やイギリスの Primary Care Trust（PCT）あるいは Clinical Commission Group（CCG）などがこのような考え方に基づいて構築されている．ここでは住民ができうる限り住み慣れた地域（在宅）で過ごすことを可能にするために，医療福祉の複合的なチームが個別利用者のニーズをアセスメントし，医療・介護，そして在宅・施設の種々のサービスを柔軟に提供することで，利用者の QOL を維持していくことが志向されている（このプロセスをコミッショニング commissioning という）．

　しかしながら，近年のヨーロッパ諸国におけるコミュニティケアの議論には，以上のようなサービスの総合性や質といった視点とは別に市場主義的な志向や移民問題に関係した要素も多く含まれている．これらの点を見逃すと，その解釈に誤りを生じかねない．そこでこの補論ではこうしたコミュニティケア論の「暗部」にも光をあてて，ヨーロッパのコミュニティケアの動向について検証し，その上で我が国の今後の地域包括ケアの在り方について論述してみたい．

1 コミュニティとは

　イギリスの CCG やフランスの RS, PRS は，フォーマルセクターのみならずインフォーマルセクターをも含む地域資源を活用して，住民へのサービス提供を行おうというものである．ニーズに対応した適切なサービスを提供することで，サービス提供の妥当性・効率性が向上し，それにより利用者のQOL の向上と社会保障財政の安定化を実現することがこのようなコミュニティケア推進の大きな目標となっている．こうしたプログラムは，他方で医療から福祉へ，施設から在宅へ，医師からコメディカルへ，そしてフォーマルケアからインフォーマルケア，プロフェッショナルからレイパーソンへという代替政策を内包していることがその特徴である．

　ところで，近年の欧州におけるコミュニティケア改革の議論においては，「コミュニティ」という枠組みへの参加要求的要素（保険料や税の拠出・その前提としての労働，価値の共有）が強くあるという印象を筆者は持っている．すなわち，コミュニティケアの推進には，価値観を共有する住民による自助・共助を前提とした地域の自立性が求められているのである．

　こうした動きは地域意識の向上による地域の安心・安全を保障することも目的としており，これが例えばイギリスのキャメロン首相が目指す「大きな社会」の重要な構成要素の一つとなる．しかし，住民の社会的包摂を目標とするこのような取り組みは，他方で言語的・文化的異質性のためにその社会に溶け込めない「移民」を排除することになり，それが社会の不安定化をもたらすという矛盾に直面している．近年の EU 諸国における移民制限はこのような社会的要因と複雑に関連している．移民問題はヨーロッパにおけるコミュニティケアの成否にかかる重要な問題である．そこで以下にヨーロッパにおける移民問題の歴史的経緯を簡単に説明してみたい．

2　第二次世界大戦後のヨーロッパにおける移民問題

　戦後，労働力不足に直面したフランス，ドイツ，オランダといった西ヨー
ロッパの工業国は単純労働を担う労働者として旧植民地やトルコなどから多
くの外国人労働者を迎え入れた．例えば，フランスの場合はアルジェリア独
立戦争の影響もあり，アルジェリア人でありながらフランスのために戦った
兵士や市民（アルキ）を 1960 年代以降本国に数多く受け入れた．また，こ
の時期はアフリカの旧植民地の独立も重なり，多くの移民がフランス国内に
流入した．こうした移民労働者は製造業における単純労働において大きな戦
力となり，受け入れ側にとってメリットがあった．しかし，脱工業化により
労働者に求められる資質に大きな変化が生じたことで，こうした移民の雇用
環境は大きく変化する．具体的には単純労働からサービス労働へ労働需要が
変化していったのであるが，この変化は労働者に言語能力や高等教育レベル
の学力を求めるものであり，必然的に言語力や基礎学力でハンディを持つ移
民住民の失業率の増大につながっていった．また，イスラム教などの宗教
的・文化的相違はそのような住民の住む地域のゲットー化をもたらし，それ
が治安問題にもつながっていった．

　例えば，2005 年 10 月にパリ郊外で移民系の少年二人が警官に追われ死亡
した事件が生じたが，これを契機にパリ市内で数多くの暴力的なデモが頻発
した．この問題に先頭に立って対応したのがサルコジ内相であった．サルコ
ジは暴徒化した移民系の若者に対して断固たる姿勢で対応し，夜間外出禁止
令や暴徒に対する取り締まりの強化を行った．また，これを契機にサルコジ
は選別的な移民政策を進め，特殊能力を持つ移民に対してはそれを積極的に
受け入れる一方で，それ以外の者に対してはフランス語能力やフランス的な
文化的価値観の学習を義務づけた上で，国籍取得を厳格化するという新移民
法を 2006 年に制定した．

　オランダでも同様の状況がこの時期に発生する．具体的には，国内に居住

する移民・外国人が家族を呼び寄せる際のルールの厳格化（18歳以上への対象年齢の引き上げ，入国に際してのオランダ語・オランダ文化の学習の義務化など）が当時のバルケネンデ政権（キリスト教民主主義政党：2002年〜2010年）によって行われた．これはバルケネンデ政権が，キリスト教民主主義政党の伝統であるコミュニティの安定を重視していることにもよるが，加えて国民の移民・外国人を見る目が厳しくなっていることに対して，目に見える形で対応をすることが政権維持に不可欠であると政治家が強く認識するようになったという社会環境の変化がある．特に，2004年にイスラムの女性差別批判を主題とする映画を作成したテオ・ファン・ゴッホが白昼，人通りの多い通りでモロッコ系移民二世の若者に暗殺された事件は，国民の移民，特にイスラム系住民に対する不安を一層高め，政治家に移民規制を求める声が強まることとなった．

　他方，元からの本国人である若者の失業も大きな問題となっていった．前述の産業構造の変化は，移民であるか否かを問わず高等教育を受けていない若者の就職を非常に難しいものにしていった．若者の失業及び非正規労働者化は世代間の所得移転を前提としている社会保障制度の財政基盤を揺るがすことになる．これがイギリスのブレア政権下でも，フランスのサルコジ政権下でも教育政策が重視された理由である．しかしながら，リーマンショック以後，大卒者でも就職が難しいという状況の中で，低学歴の若者は社会の中で孤立していく．彼らの不満は，必然的に（彼らの雇用機会を奪っていると彼らが考えている）移民に向けられ，これが移民排斥を主たるスローガンとする右翼政党への支持の拡大につながっていった．

3　ヨーロッパにおける多文化主義の行きづまりと新自由主義的思考の広がり

　近年，ヨーロッパの政策においてはIntegration（統合）という用語が頻繁に使われるが（フランスでは厚生労働省の名称にIntegrationという用語が用いられた時期がある），これには上記のような社会的背景がある．統合政策はそ

補　論　ヨーロッパにおけるコミュニティケアについて

の高い理念とは裏腹に，移民や低所得層の若者の異質性を際立たせることになり，それに対して一般の国民の不安が高まっている．その結果，水島が指摘するようにオランダやフランスの（少なくとも第二次世界大戦後の一時期においては）その社会的特徴であった多文化主義を放棄する方向に動きつつある[1]．

　こうした環境下で政治が中道化し，そして経済環境が厳しくなる1990年代後半以降，ヨーロッパでは全体として新自由主義的な政策が拡大していく．グローバル化した経済環境下で，投資の自由化などにより資産を増やした新たな中産階級が出現し，彼らが新自由主義的な政策の潜在的な支持者となっていったのである．中産階級の国民の多くは元からの本国人であり，自分たちの税金や保険料が移民や低所得層の支援に際限なく使われることにいらだちを感じ始めている．彼らのいら立ちが国民のアイデンティティの確認という政策を支持し，そしてコミュニティの再確認という動きにつながっている．

　かつて1980年代にフランスのミッテラン政権（社会党）が目指した地域の自立は社会主義的な理念に基づくものであったが，その後20年を経てそうした社会主義的実験は失敗であったことがフランスの国民的合意となっている．また，ブレア政権も労働党政権でありながら，その政策には市場主義的なものが多く採用されていた．このように，現在，ヨーロッパで推進されているコミュニティケアは市場原理的な手法の活用を否定していないという特徴がある．そして，これは働くこと・財政的貢献をすることといった義務を持つメンバーシップ的な社会を構築する動きでもある．すなわちそれはメンバーに対しては包摂的・総合的でありながら，メンバー以外には排他的なシステムである．この点がヨーロッパにおけるコミュニティケアの近年における動向の背景にあることを認識しておく必要がある．

まとめ——日本への示唆

　社会の高齢化に対応するケアシステムとして，我が国においても地域包括

ケアの概念が提示されている．このシステムを実現する鍵となるのが互助・共助の具体化であるが，それはコミュニティに参加するためのメンバーシップの条件となりうるものである．最近，関西圏のある自治体で，生活保護者がパチンコ等の娯楽をしているのを目撃した場合，市民がそれを自治体に通報することを求める条例が採択された．これに対して弁護士会や一部の国民からは懸念の声が上がったが，大部分の市民がそれを支持したという事実はコミュニティのメンバーシップ要件という考え方が我が国でも潜在的に進みつつあることを示唆している．この意味において，現在主に経済界から出されている「外国人の活用による介護労働力」の議論については慎重な検討が必要である．日本社会への十分な統合プログラムがない状態で，単にコスト面での優位性から外国人介護労働者導入を一般化してしまうと，彼らが社会階層の底辺に固定化されてしまい新たな差別の対象となりかねない．また，介護労働を低コスト化することは介護の専門性を否定することになりかねず，質の面でも問題になりうる．オランダやドイツにおいて，移民による介護労働力の確保という政策はうまくいかなかったことがすでに明らかとなっている．諸外国におけるそのような事例をもとに慎重な議論を進めるべきであろう．

　今後我が国において排他的ではないコミュニティケアを推進していこうとするのであれば，その理念を明確にした上で，理念を共有化・具体化するための市民の意識改革（社会教育）を内部化した仕組みを考える必要がある．そのような仕掛けを作らずに地域包括ケアのシステム化を強引に進めてしまうと，住民参加をベースとしながらも外部に排他的な仕組み，あるいは統制主義的な形ばかりの地域化の仕組みになってしまう可能性がある．ではどのようにして成熟した市民社会を作っていくのか．その方法論については本書で紹介したフランスの PRSP が参考になる．PRSP では健康という共通の関心をもとに多様な主体が重層的にコミュニティにかかわることを可能にしている．

　今後，国及び自治体が地域包括ケアを進めようとするのであれば，基盤と

補　論　ヨーロッパにおけるコミュニティケアについて

してこのような住民の自主的なつながりを重層的・複層的に構築していくことが求められる．多様性をデザインすることが行政側に求められているのである．地縁・血縁のつながりが希薄化した今日，住民の関心に基づく縁（関心縁）をいかに活用していくかが課題である．高齢社会においては，健康や介護の問題，さらには生きがい対策がそうした関心縁になるであろう．地方自治体関係者が広い視野にたってそのような企画ができるかが，地域包括ケアの実現化の鍵になると考える．

　住民だけで以上のような仕組みを作ることは困難であるし，仮に作ることができたとしてもその継続性を担保することは難しい．地域においてそのような仕組みを企画・実践し，モニタリングしながら適宜修正を行っていく仕掛け人が必要である．それは自治体職員，あるいは NPO や医療介護施設，さらには企業など多様なものになるだろう．地域の実情に応じて多様な主体がかかわって重層的・複層的な仕組みができることが望ましい．相互にオープンな多様性を持つ仕組みを作ることで，地域包括ケア推進の副作用として生じうる排他的なメンバーシップの発生を予防することが可能である．そして，こうした地域包括ケアを進めていくための実務者をどのように地域で育成していくかが今後の我が国の公衆衛生行政の最も重要な課題の一つになると考える．高齢化は地方自治体の行政における医療介護福祉政策の重要性が増すことを意味する．国が示したガイドラインに従って種々の計画を作文するだけの「事務的発想」になれた職員では今後各地域が直面する課題に対応することは難しい．顕在化するニーズに対応できる保健医療福祉行政の専門職の育成が地方自治体に求められている．

　鹿児島県のやねだんや[2]，高知県のしゃえんじり[3]，東京都稲城市の有償介護ボランティア制度[4]，福岡県行橋市の住民との対話に基づく地域福祉計画の策定と評価の試みなど[5]，先進的な取り組みは国内で数多くある．今後，こうした先進的取り組みを「ケース化」し，それをもとに研修を行っていくといった試みが必要である．筆者はそのような問題意識から事例のケース化を行っている[6]．関心がある方は参照していただければと思う．

ところで，英仏両国とも家庭医が制度化されているにも関わらず，そのコミッショニング機能が不十分であるという認識の下でCCGやRSがあらたに創設されているという事実は重要である．我が国では総合医を導入すれば，現在直面している問題の多くが解決するかのような意見が散見されるが，問題の本質はそのようなものではない．もっとも重要なことは個々の患者の医療・介護・生活などの総合的なニーズを評価し，適切なサービスをコーディネートする体系的な仕組みをいかに確立するかにある．このような仕組みがない限り総合医をどれだけ多く養成したとしても，我が国が今後直面する問題に対処することは難しい．要素レベルの議論ではなく，地域包括ケア体制実現のために望ましいシステムをデザインするというより大きな視点からの検討が必要である．

なお，本稿のうち諸外国のコミュニティケアの動向に関する検討は平成24年度厚生労働科学研究費補助金（政策科学推進研究事業）「社会保障制度をめぐる諸外国の制度改革とそれらの日本への適応可能性に関する研究（H24-政策-一般-001：研究代表者　松田晋哉)」，そして地域包括ケアの国内の実践例の分析結果に基づく検討は「地域住民を主体としたエンパワーメント型健康支援事業の推進に関する研究（課題番号　22590619）平成22年度～平成24年度科学研究費補助金・基盤研究（C)」によって行われたものである．

参考文献

[1]　水島治郎 (2012)『反転する福祉国家——オランダモデルの光と影』岩波書店.

[2]　やねだん：http://www.yanedan.com/ （平成25年1月25日アクセス）

[3]　しゃえんじり（高知県庁紹介記事)：http://www.pref.kochi.lg.jp/scshiki/170111/tiikiouen-2.html（平成25年1月25日アクセス）

[4]　稲城市介護支援ボランティア制度：http://www.city.inagi.tokyo.jp/kenko/fukushi/kaigohoken/kaigosien/index.html（平成25年1月25日アクセス）

[5]　行橋市地域福祉計画：http://www.city.yukuhashi.fukuoka.jp/ （平成25年1月25日アクセス）

[6]　特定非営利活動法人ヘルスアンドライツサポートうりずん（若夏)：住民等との協働による地域における介護予防の推進に関する調査研究事業報告書. 2012年.

第Ⅱ部
日本への示唆

第 I 部ではヨーロッパの医療制度改革について説明した．ヨーロッパの医療制度改革の動向を経時的に分析すると，右派・左派の改革案の差が徐々に不明瞭になっており，福祉国家的基盤の上に市場原理主義的なマネジメント手法をそれぞれの制度に合う形で徐々に取り入れていこうという姿勢が明らかである．経済のグローバル化による国内の経済の減速と雇用状況の悪化，そして高齢化と医療技術の進歩による医療需要のさらなる増大は先進国共通の問題であり，それに適切に対応することが従来の枠組みでは困難になってきているのである．医療技術がさほど進歩していなかった時代に実現した NHS や国民皆保険制度は，高度な医療技術をどのように保障するかという点において財政的な課題に直面している．イギリスはこの問題に医療技術評価（HTA）を適用することで対応し，オランダやフランスもそれに倣って同様の仕組みを導入しようとしているが，医療サービス提供者や国民は必ずしもそれに納得していない．公的保障のみでこの課題に対応できるのかという現実にいずれの国も直面し，参照価格制の導入や民間保険の併用が採用されている．もちろんこの背景には欧州統一市場を実現し，国際競争力を高めたい欧州財界からの強い圧力がある．

　こうした医療制度改革は，誰にとっても厳しいものにならざるを得ない．大統領選挙や総選挙のたびにポピュリズム的なスローガンを掲げて選挙を戦うフランスでは，右派・左派ともに政権についた後，厳しい現実に直面し，当選前の甘い公約を撤回し，そして国民の信頼を失っていくということを繰り返している．こうした過程で左右両派を批判する究極のポピュリスト政党である国民戦線が国民の支持を集めるという危険な状況が生まれつつある．同様の傾向はオランダでも生じている（フォルタイン党や自由党の躍進）．

　ポピュリズムに関するもう 1 つの問題はエリート層への国民の反感である．フランスではエリート養成校出身者である政治家と官僚の複合体による政策決定過程に対してマスメディアや国民戦線などの極右政党がポピュリズム的な批判を繰り返すことで，国民の行政・政治への不信感を募らせ，そして中長期的な視点からの医療制度改革を難しいものにしている．

　この点は我が国の医療制度改革を考える上でも大きな反省材料である．我が国の場合，一般的に政権が短命で，しかも多くの場合，政権交代は移ろいやすい民意を利用した感情論的な議論の結果であり，政権が代わっても実行可能な改革案がなく結局何も変わらない・進まないという状況が続いてきた．例えば，2009 年の衆議

院選挙は，長寿医療制度を通して国民が社会保障の将来を具体的に考えることができる絶好の機会であったのに，感情的な制度廃止論に選挙戦略が終始してしまい，かえって国民の社会保障制度のあり方に関する目をふさいでしまった．また，マスメディアと政治家による行き過ぎた官僚バッシングのために，行政の遂行能力の低下を危惧する声もある．

諸外国の医療制度改革の歴史的過程から我が国が学ぶべきものとして，政党の違いを超えた大きな枠組み作りの仕組みの必要性がある．例えば，イギリスではKings fund や Nuffield Trust のような独立系のシンクタンクがあり，こうした組織が中長期の社会保障制度改革のための研究を自主的に行い，それを政策提言として公表している．

また，医療系大学の社会医学研究者の研究も政策に強くコミットしたものが多い．我が国の場合，社会医学系研究者の間で医療政策立案への積極的関与よりも海外の雑誌に英語論文を発表することが重要であるという風潮がある．本書の執筆に関連して行った現地調査の際，あるイギリス人研究者から「日本の社会医学研究者はなぜ母国語で論文を発表しようとしないのか」という指摘を受けた．社会医学研究者の意識改革も必要であろう．

今回，分析した国でヒアリングを受けてくれた研究者のほとんどが指摘していたのは，「どのような改革を行うにしてもそれは誰にとってもそれまでより厳しいものになることは明らかで，政策担当者や研究者はそれを正直に国民に伝えることが必要である」ということであった．経済のグローバル化による国内経済の悪化，少子高齢化の進展による生産力の低下，そして医療技術の進歩とそれに対する国民の期待，慢性疾患中心の傷病構造への変化は先進国に共通した課題であり，こうした状況に現行制度のままで対応することは難しい．現実的な解決策を議論する必要がある．我が国が抱える公的債務の大きさを考えれば問題の先送りはできない．

そのためにはどのような理念に基づいて中期的に制度改革を行っていくのかというしっかりした方針，日本版のジュペプラン（フランス）やデッカープラン（オランダ），アゲンダ 2000（シュレーダー），Our healthier nation（ブレア）のような具体的な指針が必要であろう．現在，内閣府の経済・財政一体改革推進委員会では社会保障分野の改革案について，44 の項目を掲げ，その工程表を作成している（内閣府，2015）．内容的には今後さらに詰めていくべきものも少なくないが，医療・介護レセプト情報などが活用され，具体的に議論されているという点において，

これまでのものとは質が違うように思われる．問題の重要性を考えれば，この改革案の先送りは許される状況にはない．データに基づいた議論に基づき必要な修正を加えながら，着実な実行を目指すべきであろう．ただし，その前提として我が国がどのような理念に基づいて改革を行うべきなのかに関する国民的コンセンサスを得ておく必要がある．上述の工程表にはこの視点が不足している．例えば，財政の視点のみで，終末期医療のあり方を考えることは危険である．我が国がこれからどのような理念に基づいて高齢社会の課題に対応していこうとするのか，そしてそのためにどのような医療介護サービス提供体制を整備していかなければならないのか，そのために各関係者の負うべき責任は何なのか，といったことを明確にした上で工程表に示した数字の意味づけを改めて行う必要があるだろう．その合意形成が無ければ，改革工程表は絵に描いた餅になってしまう．

社会民主主義者を自認する筆者としては，今回検討を行った4か国と同じように，我が国の場合も社会連帯に基づく国民皆保障を原則としながらも，マネジメント面においては市場主義的な手法を部分的に取り込むことで，医療提供体制の効率性・生産性を高めていくことが必要であると考える．この意味で筆者の立ち位置は「第三の道」に近いものであり，それが本書の執筆動機の1つでもある．

この改革を進めて行くためには医療情報の標準化と透明化，そしてそれを活用する体制作りが不可欠である．今回分析を行った4か国とも医療情報を標準化した上でそれを収集・分析するための国レベルでの枠組みがきちんと構築されている．我が国は国民皆保険下，諸外国に比較して詳細なレセプト情報を集めており，しかも多くの医療機関がすでに電子カルテを導入しているにもかかわらず，情報の利活用という点において諸外国に大きな後れを取っている．こうした情報環境の改善が，これから医療制度改革を進めていく上での最重要課題である．

日本の場合，イギリスやオランダのような医療制度改革は，参考にはなってもそれを行うことは難しいであろう．医療提供体制の文化的・歴史的背景が大きく異なるからである．その点，類似点の多いフランスの医療制度改革は，その失敗例も含めて参考になる．我が国の場合，フランスと同様「（緩やかな）統制主義（ディリジズム）」的な医療制度を今後も維持していくと予想されるが，それをより良いものにするためにはフランスで取り組まれているような保健民主主義的な要素を制度改革の中に取り込んでいく必要がある．そして，その主たる政策ツールが地域医療構想と保健医療計画である．我が国の保健医療計画は作りっぱなしの計画で，行動

計画になっていないという批判がある．実際，どれだけの国民が医療計画について知っており，またそれを読んだことがあるのだろうか．フランスの SROS-PRS のような総合的かつ実効性を伴った医療計画の策定が必要である．また，あわせて地域レベルでそれを具体化できる人材の育成も不可欠である．

　ところで今回検討を行った 4 か国が医療制度改革に取り組まざるを得なくなっており，そしてそれを難しくしている重要な要因として高い失業率と移民問題がある．実質的に世代間の所得移転になっている社会保障制度を維持していくためには若者の雇用を確保することが重要であり，それが将来的には貧困者に対する社会扶助を減らすことにもなる．こうした観点からいずれの国も若者の雇用政策を強化しているが，芳しい状況にはない．その第一の理由として各国の政策担当者が指摘するのが教育政策の不備である．産業構造が変わり，サービス産業や知識産業が主役となっている今日，IT スキルの有無とコミュニケーション能力の良し悪しが就業に際して重要となっている．加えて，グローバル化が進んだ現在は英語でのコミュニケーション能力が求められるようになった．こうした状況に対応できない低学歴の若者で失業問題が深刻化している．この問題は特に移民系の若者で顕著である．また，経済状況の悪化と大学教育と産業界の求める人材のミスマッチが，高等教育を修了した若者の失業率を高めるという「学歴インフレ」の問題も顕在化しつつある（ドュリュ＝ベラ，2007）．結局のところ，社会保障制度の抱える問題を解決しようとするのであれば，雇用政策・教育政策との連動が重要となる．このような省庁の枠組みを超えた総合的な指針・戦略作りが我が国でも必要である．そして，そのための理念はブレアやコック，シュレーダーが提唱した「第三の道」あるいは「新しい中道」としての「新しい社会民主主義」が望ましいと筆者は考えている．

　本書でこれまで記述してきた近年の英仏蘭独 4 か国における医療制度改革の内容を参考として，我が国の制度改革の方向性について上記のような価値観を持った筆者の考えを述べてみたい．

第❶章　日本の医療制度の概要

　議論をわかりやすくするためにまず日本の医療制度の概要を説明する．なお，日本の医療制度についてすでに十分な知識を持たれている読者の方は読み飛ばしていただいても構わない．

　図表2-1は我が国の医療制度の概要を示したものである．以下，各要素について今回取り上げた4か国と適宜比較しながらその特徴を説明する．

1　財政方式

　わが国の医療保障制度はフランス，ドイツ，オランダと同様，公的に規定された保険者に被保険者が保険料を払うことで給付を受ける社会保険方式を採用している．加入すべき保険が就業状況で自動的に決まる点はフランスと同様であるが，フランスは償還制，我が国は第三者支払い方式を採用してい

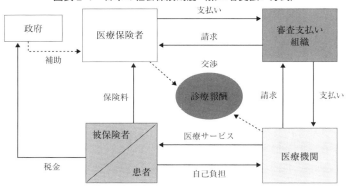

図表2-1　日本の社会保険制度（第三者支払い方式）

第1章　日本の医療制度の概要

る点で異なっている．すなわち，フランスの場合，患者がいったん医療機関に全額を支払った後，所属する疾病金庫から償還を受ける制度になっているのに対し，我が国は窓口で自己負担分のみを払い，残りは保険者が医療機関に支払うという第三者支払い方式となっている．また，フランスの場合，保険料についても雇用主は保険料という形で負担するが，被保険者は全所得にかかる一般福祉税によって負担する形式となっている．ドイツも地域疾病金庫と職域疾病金庫があるが，一連の改革により疾病金庫の選択が可能になっており，また高額所得者は加入の義務はない．オランダの場合，民間セクター（営利・非営利）の保険に強制加入する仕組みになっている．ドイツとオランダの場合，保険料は労使折半であるが，加入している被保険者のプロフィールによる財政的不平等を補正するために保険者間のリスク構造調整が行われる仕組みとなっている．

　日本の場合，職域保険に加入していたものは退職後に国民健康保険に移り，また75才以上は後期高齢者医療制度に強制加入となる．この点がいずれも突き抜け型の医療保険制度となっている独仏蘭とは異なる．

　ドイツとオランダの場合，保険者の独立性が担保されており，公的資金の投入は原則としていない（ドイツの場合，病院の投資的経費は州の負担となっている：二重財政方式）．フランスの場合は，一般福祉税を導入したこと及び社会負債償還税 CRDS があり，形としては我が国と同様税による補填がある（これが毎年国民議会で医療支出目標 ONDAM を議決する根拠となっている）．

　イギリスの場合，税による NHS 方式であり，原則として自己負担はない．この点が日本，ドイツ，フランス，オランダとは大きく異なる．ただし，より自由度の高い医療を望む国民は NHS とは別に民間保険に加入し，それを受けることが可能になっている．

　また，日本を除く4か国はいずれも強制性に強弱はあるものの年間の支出枠に制限がかけられていることも注目される．

202

2 診療報酬

　わが国では各医療機関に支払われる医療費は，2年ごとに中央社会医療審議会での議論を経て厚生労働省によって改定される診療報酬表による．DPC対象病院及び療養病床などは包括支払い方式の対象となっているが，その「丸め」の内容も含めて，原則診療行為ごとの出来高方式が採用されている．社会保険方式を採用しているドイツ，フランス，オランダは支払い側と医療提供側それぞれの代表者による交渉に基づいて診療報酬が決められる点は我が国と同様である．イギリスの場合も予算作成，および内部市場での病院とサービス購入者（CCG）との価格交渉に資する目的で，入院医療についてはイギリス版DRGであるHRGの価格が公的に決められる．診療報酬表については日本，フランス，オランダがポジティブリスト方式であるのに対し，ドイツはネガティブリスト方式となっている．また，我が国が病院・診療所ともに同じ診療報酬表で対応しているのに対し，独仏蘭3か国は病院と診療所と別の診療報酬表で対応している．なお，いずれの国も入院医療については診断群分類を用いた評価となっている（フランス：GHM，ドイツ：G-DRG，イギリス：HRG，オランダ：DBC）．

　英独仏蘭いずれの国も医療費の高騰に対応する目的で医療技術評価（HTA）を採用している．また，独仏蘭では医薬品に関して参照価格制が採用されている．

3 医療提供体制

　日本以外の4か国はいずれも診療所と病院の役割が明確に分かれている．原則として，病院は入院前後の外来（紹介制）と救急外来のみしか行っておらず，一般的な外来診療は診療所の役割となっている．この点は我が国の多くの病院の外来が他国では診療所の外来にかかるような患者を多数みている

第1章　日本の医療制度の概要

のと大きく異なる．また，4か国の診療所は，医師によるコンサルテーション機能が中心であり，我が国のように超音波エコーや内視鏡，放射線診断機器などを持った重装備な診療所はまれである．

英独仏蘭いずれの国も公的な専門医制度があり，卒後の研修課程や診療報酬上の評価も区分されている．なお，4か国とも医師の半数は一般医である．フランスとオランダは開業医の開業場所について選択の自由が保障されているが，イギリスとドイツは人口当たりの専門診療科別医師数の規定がある．ただし，自由診療の場合はこの限りではない．

病院はいずれの国も公民ミックスとなっている．ただし，いずれも公的セクターが大きい．

医師以外の自由開業医療職が存在するのもこれら4か国の特徴である．我が国の訪問看護ステーション的なもの以外に，看護師，理学療法士，作業療法士，言語聴覚士などの医療職が個人で診療所を開業している．

4　保険者機能

特定健診・特定保健指導で保険者が民間の事業者を活用してメタボリックシンドローム予備軍や糖尿病患者の重症化予防を行うということが，近年我が国でも行われるようになってきている．しかし，諸外国に比較すると保険者の規模が小さく，そのためのデータ分析等が十分できていないのが我が国の現状である．オランダとドイツの場合は，医療制度改革の過程で保険者機能の強化を目的として保険者間の種々の競争（例えば，国民による保険者選択の自由化）を促進した結果，保険者の統廃合が起こり，保険者機能を発揮するのに十分な規模の組織が増えている．フランスの場合は，被用者疾病金庫 CNAMTS（我が国の協会けんぽに近い）が国民の 80% をカバーしているが，この組織がそれ以外の保険者のデータも分析し，疾病管理 Disease management のプログラム（ROSP）を行っている．

ちなみに我が国の疾病管理的なプログラムが保険診療と切り離されて行わ

204

れる傾向があるのに対し，今回取り上げた4か国ではいずれも医師と保険者の契約によって行うというように診療報酬制度そのものに取り込まれている点が特徴である．

また，支払いに際しても，コンピュータを用いたレセプトの統計学的分析を積極的に行っており，その結果が定期的に個々の医療者にフィードバックされている．つまり，我が国のように事後的な審査・返戻ではなく，医療者がデータに基づき診療行動を自己評価できるように工夫されているのである．専門職としてはこのような自律を支援する仕組みの方が受け入れやすいのではないだろうか．

第❷章　今後日本でも検討されるべき対策

　前章でのまとめを踏まえて，今後我が国で検討されるべき対策について以下私見を述べてみたい．

1　コントロールされた代替政策（substitution）

1-1　タスクシフティング／タスクシェアリング

　すでに説明したように，代替政策とは医師から看護師へ，医療から福祉へ，病院から地域へというように医療の質に配慮しながらより費用対効果の高い職種や部門に権限を委譲していく仕組みである（タスクシフティング）．現在，我が国においても特定看護師への権限移譲，介護施設におけるケア職員による医療行為の認可，老人ケアにおける医療から介護への重点の移動，療養病床における「介護医療院」の導入など，代替政策的な施策の検討が進みつつある．限られた人的資源を有効活用するためにも，こうした代替政策を我が国においても導入することは避けられず，医療職，特に医師の意識改革が求められている．

　しかし，代替政策を採用する場合は，あわせてそれがサービスの質が保障された状況下で行われるための枠組み作りが必要である．具体的にはチームで総合的サービスが提供できる仕組みであるフランスの保健ネットワークやオランダの Buurtzorg のような組織，あるいはフランスの多機能診療所やイギリスの GP surgery のような施設の導入が必要であろう（タスクシェアリン

グ）．我が国の場合，それは地域包括ケアの実現であり，その基盤としての
ケアカンファレンス体制の確立である．尾道市医師会のようにかかりつけ医
とケアマネージャーが中心となって，総合的なサービスをコミッショニング
していくネットワークを作ることができれば，我が国においても質の高いタ
スクシェアリングの推進が可能になると考えられる．そして，このタスクシ
ェアリングの経験を積み上げることで適切なタスクシフティングへの道筋を
つけることが可能になると考える．

　わが国が今後導入を検討すべき重要な代替政策の1つとして日本版 Skilled
Nursing home，すなわち看護師が管理する療養施設の整備がある．具体的に
は，看護小規模多機能施設をそのような施設として位置づけることが可能で
あると筆者は考えている．医療，介護に関して柔軟な対応が可能である看護
多機能施設が地域にあることは，地域包括ケア体制実現のための重要な要素
となる．しかも，看護多機能施設は商店街の空き店舗や団地内の集会所など
の既存施設を改修することでも整備可能である．我が国の多くの地域は
2025 年から 2030 年にかけて高齢者の医療介護ニーズがピークになるが，そ
の後の利用者数の減少を考えれば，新しい施設を多数建設することは賢明な
選択ではない．箱物への投資を抑えて，人的資源により多くの資金を投入す
ることが，質の高い看護・介護労働力を確保するために不可欠であり，その
意味でも既存施設を改修して看護多機能施設を整備していくことが望ましい．

1-2　『働き方ビジョン検討会』と代替政策

　平成 29 年 4 月 6 日に「新たな医療の在り方を踏まえた医師・看護師等の
働き方検討委員会（座長　渋谷健司　東京大学大学院教授）」報告（いわゆる
『働き方ビジョン検討会』報告書．以下，報告書と略す）が公表された．この委
員会は「患者・住民のニーズの増大・多様化，患者像の変化，医療と介護・
日常生活との関係性の深化，公的財源の制約の増加，労働力人口の減少，情
報技術の予想を超える速度での進展といった社会経済環境の変化を踏まえた

上で，これに対応した医療職の働き方の在り方を考えなければならない」という問題意識に基づいて組織されたものである．この委員会で目指された課題の1つが「医療を提供する側が疲弊することなく，プロフェッショナリズムを高め，住民・患者と協働しながら対応するためのビジョンを構築する」ことであり，この中で「医療従事者の業務の生産性向上，従事者間の業務分担と協働の最適化　⇒　専門職が専門性を発揮して担うべき業務に集中できる環境を作ること」というタスクシフティングの必要性が強調された．我が国の医療提供体制については生産性が低いという指摘があるが，その理由として看護師がやれることを医師が行っている，看護助手や事務職がやれることを看護師が行っているというように，各専門職が専門性をフルに発揮できない状況がなかば制度化されていることが指摘されている．本書で説明してきたように諸外国ではこうした問題意識から「代替政策」の一環としてタスクシフティング（業務の移管）／タスクシェアリング（業務の共同化）が推進されている．

　我が国もこの視点での業務改革が必要であり，またそれに対応した教育・研修体制に再構成することが求められている．その上でイギリスの GP の診療所のように，医師と看護師とがグループ診療を行うような仕組みが我が国でも認められるべきであろう．イギリスの GP 診療所は4人くらいの GP と看護師1人がグループで診療を行うことが一般的である．診察や処方・治療は主として GP が行うが，慢性疾患患者の多い GP 診療所では糖尿病などの生活習慣病を持った患者や乳幼児を持つ親に対する健康相談・健康教育が重要な機能であり，それを看護師が担っている．患者の生活に配慮した指導は確かに看護師の方が適任であり，近年こうした行為は「治療的健康教育（Therapeutic Health Education）」として看護師の主要な職務になってきている．我が国においてもこうした治療的健康教育の専門職としての看護師の体系的な育成が必要である．このような権限移譲は医師の負担を軽減すると同時に，医療サービスの質と生産性を高めることが期待できる．

第2章　今後日本でも検討されるべき対策

2　民間活力の活用

2-1　PPP/PFI と医療施設

　一般的に公的部門は民間に比較して効率性が悪く，また環境変化に対する対応の柔軟性に乏しいと考えられている．今回検討を行った4か国においても公的部門の民営化をさまざまな形態で行っていた．例えば，イギリスの場合はPFI導入やNHSサービスの一部を民間営利組織に委託することが行われ，民間保険を活用して私的診療を受けることが可能になっている．またフランスでは公的病院内における医師の自由診療が一定の制約下に行われており，民間病院と公的病院とが病院間組合を組織して医療の相互補完性をはかっている例もある．こうした手法は「官民パートナーシップ（Public-Private Partnership：PPP）」と呼ばれるものであり，我が国においても1999年のPFI法の施行を機に法整備が進み，近年民間企業の公共サービス参入が増加している．しかしながら，我が国における医療関係のPPP/PFI事例を見る限りにおいて，これまでのところ成功したと言える事例は少ないようである．イギリスで行った現地ヒアリングでも，病院に関する成功例はさほど多くないということであった．

　このような現状ではあるが，我が国においては国・地方の財政状況がさらに厳しさを増しており，理屈としては公の負担を減少することが可能であるPPP的な手法への期待が一段と高まっている．例えば，平成29年4月28日に開催された内閣府の経済・財政一体改革推進委員会では「国と地方のシステムワーキンググループ」から「国及び人口20万人以上の地方公共団体における優先的検討規程の導入やPPP/PFI手法の開発・普及等を図る地域プラットフォームの形成が進んでいるが，実際の案件形成は未だ途上にあり，案件形成につながった優良事例のノウハウを共有するなど，実際の案件形成

210

2 民間活力の活用

につながる取組を強化する必要がある」という報告があり，そのさらなる推進が確認されている．これまでの国内外における事例の成否とその関連要因を精査した上で，日本の現状に合った PPP のやり方を考えるべきであろう．

公民のパートナーシップに基づく医療・介護・住の複合体の展開事例としては川崎市住宅供給公社と医療法人社団恒春会馬嶋病院による共同事業であるビバース日進町がある．これは低層階の病院と高層階の高齢者向け優良賃貸住宅の中間に交流施設やデイサービスセンターを設け，高齢者の健康で生きがいのある生活を支援する都市型の高齢者複合施設である．このような形の PPP が超高齢社会に突入する我が国には必要である．

また，現在，国土交通省の補助事業として「地方都市リノベーション事業」が行われている．これは「地方都市の既成市街地において，既存ストックの有効利用及び民間活力の活用を図りつつ，持続可能な都市構造への再構築を図るため，地域に必要な都市機能（医療・福祉・子育て支援・教育文化・商業等）の整備・維持を支援し，地域の中心拠点・生活拠点の形成を推進することによる，地域の活性化を目的」とする事業である．例えば，この枠組みを利用して福岡県飯塚市の中心部に建設されたサンメディラック飯塚は，1 階が西鉄のバスターミナルとコンビニエンスストア，2 階から 4 階が飯塚市医師会（あわせて医師会の訪問看護ステーション，休日夜間急患センター，看護学校が入居している），5 階以上が 62 戸の住宅となっており，地域から非常に高い評価を受けている（写真 2-1）．

今後，我が国では地域包括ケア体制を構築するための様々な施策が展開されていくことになると考えられるが，その基盤となる「住まい」と「生活支援」を保障するために，都市のあり方そのものの見直しが必要になる．サンメディラック飯塚のような複合施設の事例はまちづくりという大きな枠組みの中で医療・介護の PPP/PFI を考えることの必要性，有効性を示している．

第2章　今後日本でも検討されるべき対策

写真2-1　地域包括ケアに対応した複合施設の例
福岡県・飯塚市医師会館（サンメディラック飯塚）

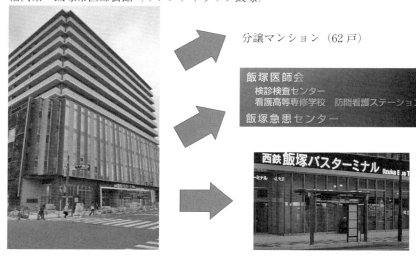

2-2　まちづくりにおける民間活力の活用

　前述の「国と地方のシステムワーキンググループ」では「過去の取組事例の課題等を分析しつつ，歩いて暮らせるまちづくりや持続可能な地域公共交通網の形成，公共施設再編，拠点エリアへの医療・福祉施設の誘導等に取り組むモデル都市の形成・横展開を推進する．また，まちづくりと関連する政策分野との施策連携に取り組み，コンパクト・プラス・ネットワークの形成に資する事業について省庁横断的な支援の重点化を行う」とし，そのために「都市計画に関するデータを活用する基盤を整備し，民間事業者の立地判断等にも活用できるように都市計画情報のオープン化を推進する」という今後の施策の方向性が示されている．この方針は正しい．あとは具体的な取り組みを推進することである．
　日常生活や住まいの支援という地域包括ケアの概念を考えれば，病院や福祉施設が中核施設となって超高齢社会のまちづくりを考えるのが今後の方向

性である．そして，我が国のこれまでの歴史的経緯と現在の財政状況を踏まえれば，ここに民間病院の持つ柔軟性を生かしていくのが妥当であると考える．その延長線上で地域全体を1つのCCRC（Continuing Care Retirement Community）のように再構築することが可能となる．

　ここでCCRCとは「住民が自立して生活できる段階から，寝たきりで特別な看護が必要な段階を通して人生の終局まで，同じコミュニティ内で住居，生活，介護，看護，医療サービスなどを総合的に提供していくサービスのシステム」である（馬場園・窪田，2012）．CCRCには通常，予防自立型すまい（Independent living），支援型すまい（Assisted living），介護型すまい（Nursing home）の3つのハードが設置されている．「予防自立型すまい」は，自立レベルの高い高齢住民が可能な限り自由と尊厳を保ちながら，自立して生活できるよう，ハード・ソフトが設計されている．特に，この状態を維持するために予防プログラムが充実しているのが特徴である．「支援型すまい」は他人の手助けが必要になった居住者に，自立を最大限支援するサービスを提供し，寝たきりにならないような支援プログラムを提供しており，ハード面でもADLの機能維持やケアを受けやすくするための工夫が行われている．「介護型すまい」は寝たきりになった高齢者に，必要な24時間体制の看護・医療サービスを提供するものである．

　このようなCCRC的なまちづくりに積極的にかかわっている例として，茨城県常陸大宮市の博仁会志村大宮病院がある（図表2-2；松田，2016b）．図表2-3にまちづくりの中核施設であるコミュニティカフェ「バンホフ」における活動の概要を示した．ここでフロイデDANというのは博仁会の職員が自主的に立ち上げた地域活性化プロジェクトである．博仁会ではバンホフを拠点として子供を対象とした夏休みの工作教室やペーパーフラワー教室，ジャズコンサート，駅前イルミネーションプロジェクト，ハロウィンイベント，起業支援などを行っている．ここで注目すべき点は教室の講師は博仁会のデイサービスに通っている高齢者や地域出身の音楽家であり，支援や協力の対象となるのも地元の関係者だということである．デイサービスの参加者がア

第2章　今後日本でも検討されるべき対策

図表2-2　志村大宮病院を中心とした街づくり

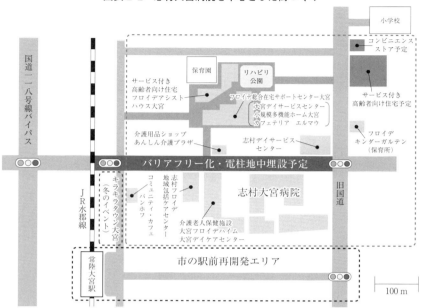

クティビティの一環として行っている得意のペーパーフラワーづくりをバンホフで自らが講師となり，地域住民や児童を対象に教えるというように，施設でのリハビリが生きがいづくりや生活リハビリさらには地域貢献にまでつながるように工夫されているのである．医療保険や介護保険の受益者が地域づくりに貢献できる仕組みを意識的に作ることで，障害の有無にかかわらず参加型の地域づくりがされているのである．厚生労働省の提案する「地域共生社会」の一つのひな型になるものだろう．そして，ともすればこのようなまちづくりに消極的な自治体に，博仁会の方から住民とともに働きかけを行い，自治体の施策との調和がなされるための工夫もされている．マーケットは人口が増えるところに生まれる．超高齢社会ではそれは高齢者である．博仁会の取り組みはそこに焦点をあてた社会企業家的な取り組みであり，それがCCRC的なまちづくりにもつながっていくプロセスであると考える．

2 民間活力の活用

図表2-3 「フロイデDAN」「バンホフ」と地域ネットワーク

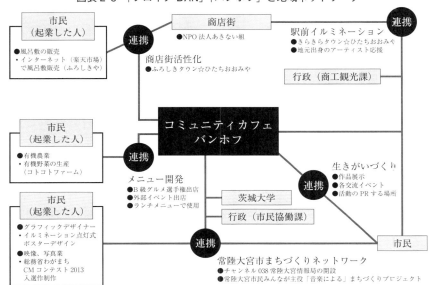

2-3 地域の遊休資源の民間による活用

　我が国では，中央・地方をとわず多くの地域で空き家問題が顕在化している．そして，特急が停まるような地方の中核都市の駅から2，3分歩いたメインストリーム沿いでも写真2-2のような「再自然化」（野澤，2016）した廃屋が増加している．前述の「国と地方のシステムワーキンググループ」でも「今後，多死・人口減少が進むとともに資産としての土地の保有や管理への関心が低くなることに伴い，所有者所在不明土地等がさらに増加し，公共事業の迅速な進行や不動産ストックの有効活用の阻害要因となるおそれがあり，現状への対応策に留まらず，抜本的な対策を講じるべき時期に来ている」と指摘している．

　石川県七尾市にある社会医療法人財団董仙会は恵寿総合病院を中核施設と

215

第2章　今後日本でも検討されるべき対策

写真2-2　地方中核都市の「再自然化」した住宅

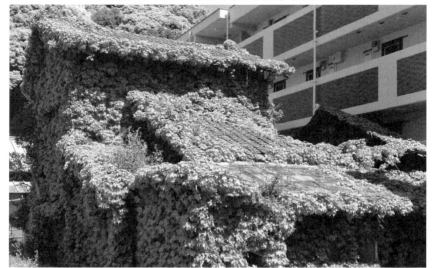

して先端医療から福祉までを総合的にカバーする「けいじゅヘルスシステム（KHS）」を構築しているが，それを基盤として医療・介護の視点からまちづくりに積極的に参画している（松田，2016c）．能登という地域性を考えれば，通院あるいは訪問診療に長い時間のかかるところに高齢者がバラバラに住む状況は望ましくなく，限られた資源で質の高い医療を効率的に提供するためにも，高齢者（特に独居者）は，ケアサービスの受けやすい病院周辺に住むことが合理的である．そのため董仙会ではサービス付き高齢者住宅や看護多機能小規模施設などを病院周辺に整備している（これを神野正博理事長は『寄せて住む』と表現している）．さらに近くの商店街の閉店した和菓子店を改装して小規模多機能施設を作るというように，使われていない地域資源の活用にも取り組んでいる．こうした一連の取り組みを神野理事長は「地域品質を高めるための社会医療法人の役割」と説明している．空き家や空き店舗が増えれば「地域品質」は大きく低下する．安心・安全という「地域品質」を高めることで，地域の魅力を高め，人口の流出に歯止めをかけようというまち

づくりの発想である.

　今回調査を行った4か国と同様，今後我が国もコミュニティケアのさらなる推進が必要であり，それが地域包括ケアということになる．そのためにはその中核となる組織が必要であり，我が国における最近の成功事例をみる限りにおいて，その中核組織は民間の事業体（特に病院）であると考える．病院という地域包括ケアの中核となる地域資源が遊休施設を活用して高齢者や障害者の持つ日常生活ニーズや住まいのニーズに柔軟に応えていくという仕組みは，現在の日本にとって費用対効果の高い統合政策であると考える．その意味で現在都市住宅整備機構（UR）が地域の医療機関と共同で既存の集合住宅の再整備を行っているが（地域医療福祉拠点化事業），これも今後積極的に展開されるべき事業であると考える.

2-4　株式会社による病院経営の是非

　株式会社による病院経営の是非に関する問題は，これまで長い間我が国において議論されているものである．規制緩和を要求する関係者は，株式会社の参入を認めることで資金調達が容易になり，またマネジメントの効率化がはかられることで，より住民のニーズにあったサービスが提供されると主張する（八代，2011）．しかし，我が国の医療提供体制におけるもっとも重要な問題は地域間の医療資源配分のアンバランスであり，株式会社による医療経営がこの問題の解決に有効であるとは考えにくい.

　そもそも我が国の医療提供体制は私的医療機関に支えられているところが大きく，したがってさらなる民営化の推進が医療の生産性や効率性の寄与にどれだけ貢献するのかについては疑問がある．仮にある公的病院の効率性に問題があったとしても，当該病院はその地域の大きな雇用主であることが多く，民営化に対しては抵抗が大きいのが普通である．こうした状況を考えるとフランスの病院間組合のように公的病院と民間病院とが医療機器や医療材料の共同購入や診療の相互乗り入れを行うことができるような仕組みを作り，

第 2 章　今後日本でも検討されるべき対策

それを診療報酬面でも優遇していくような取り組みが必要であるように思う.

イギリスの基金トラストや我が国の国立病院機構がそうであるように，独立行政法人化は各病院の経営面での自立性を高め，結果として生産性を高めることができる．要するに我が国の医療提供体制が必要としているのは各レベルのマネジメント改善と経営透明化推進であり，民営化そのものではないように思う.

以上のように我が国では株式会社に病院経営をゆだねなければならない状況は特にないと思われるが，それでもあえて株式会社による病院経営を導入するのであれば，ドイツの sana 病院グループのように地方自治体が一定割合株を保有するような仕組みが必要である．「会社は株主のもの」とみなす「米国流の株主資本主義」の導入は投資や経営が短期利益重視となってしまい経営の安定や中長期的成長につながらず，本来企業が大切にしなければならない従業員や顧客の不利益になるという原丈人氏の指摘は重要である（原，2017）．社会的共通資本である医療機関の経営は本当の顧客のために行われるべきであり，その意味でも株式会社による病院経営の認可には慎重であるべきだろう[1].

2-5　「公的病院サービス」という考え方

フランスにはかつて「公的病院サービス Service Publique Hospitalier」という考え方があった．これは，「24 時間 365 日，人種や社会経済状況によらずすべての患者を受け入れている」病院は設立主体の如何にかかわらず公的病院サービスを行っているとされ，国からの予算や補助金の配分に関して平等な評価を受けるというものである．この定義に照らしたとき，我が国の病院の多くは設立主体の公民にかかわらず「公的病院サービス」を行っているといえるのではないだろうか.

イギリスの CCG は医療の質と費用対効果を踏まえて，NHS として提供すべきサービスを公民の多様な地域の医療サービス提供者から選択して契約を

行っている．我が国の場合，補助金などに関して公民の差があり，これに対して民間の医療関係者から批判がある．

2016年から検討が始まっている地域医療構想では，各構想区域で当該地域の医療提供体制の在り方を，個々の医療機関の機能もふまえて議論することになる．現時点では適切なデータが整備できていないが，将来的にはイギリスやフランスのように医療サービスの質及び費用対効果について検討できるような共通指標を作成し，公民にかかわらず各施設が当該地域において果たしている役割に対応した経済的評価（例えば，各種加算やDPC制度のおける機能係数，医療介護総合確保基金による補助金など）を受けることができるようにすべきであろう．また，救急など，現在各自治体から医療機関に支払われている補助金についても，その内容に応じて契約するという透明性のある仕組みが望ましい．NDBやDPCのデータを活用してそのような評価の方法論について研究を進めることが必要である．

3　患者のエンパワーメント（Self care, Self medication）

3-1　治療的健康教育

慢性疾患が中心となった今日の現状を考えると，そうした患者の自己管理能力を高めることが医療費の適正化，さらには医療安全のためにも重要である．分析を行った4か国ともセルフケアやセルフメディケーションといったプログラムを推進しており，そうした患者を支援するために看護師や薬剤師による治療的健康教育が強化されている．こうした試みは我が国においても導入されるべきと考える．例えば，OTC薬の利用など適切なセルフメディケーションを推進するのであれば，薬剤師による治療的健康教育を充実させることが医療安全の面で不可欠である．

また，最近我が国では残薬問題が注目を集めているが，これは治療効果及

第 2 章　今後日本でも検討されるべき対策

び安全の両面で問題となる．その解決のためには薬剤師による治療的健康教育が不可欠であり，そのツールとしてのお薬手帳のあり方が再検討されなければならない．フランスでは患者が現在処方されている薬を薬剤師がネットで確認することが可能になっている．調剤薬局のレセプトがほぼ 100% 電子化されている我が国では，それを活用すれば同様の仕組みを作ることが可能である．例えば，現在のお薬手帳に IC チップを入れ，そこに処方情報を記録することで，薬剤師が相互に確認することができる．こうした情報をもとに薬剤師が患者に医薬品を適切に内服することの重要性を説明することで残薬の発生を予防することが可能になる．また，残薬の発生には処方される薬が多いこともその一因となる．電子化されたお薬手帳の情報を活用すれば，重複処方の是正や減薬の可否を処方元の医師に問い合わせることが可能になり，医療安全の面からも残薬問題に対処することが可能となる．

　こうした治療的健康教育は，管理栄養士や看護師，OT/PT/ST など，他のコメディカル職によって行われることも必要である．例えば，入院中，多くの患者はその病態に応じた食事を提供されているが，退院して自宅に戻ったあと食生活に関する体系的な指導を受けることは稀である．入浴や排泄，移動といった ADL 全般に関しても同様の問題がある．我が国でも母子保健分野では，産科や小児科のクリニックで母子健診や乳幼児健診の際に保健師や栄養士から健康教育を受けることができる仕組みとなっている．超高齢社会では日常生活全般の管理が重要となる．イギリスの GP surgery の Practice nurse のようにコメディカル職が治療的健康教育を医師とのグループ診療の中で行う仕組みを体系化する必要があるのではないだろうか．

3-2　医療及び医療制度に関する患者・住民教育

　医療計画における機能分化と連携の推進，介護保険制度における新しいサービス種類の導入，そして地域医包括ケア概念の提案など，医療介護側では大きな変革が求められているが，利用者である住民はどれだけこうしたこと

3 患者のエンパワーメント（Self care, Self medication）

を理解しているだろうか．利用者の理解が不十分であることが，現場の負担を大きくしている．例えば，脳梗塞の患者に急性期の治療が落ち着いたので，回復期リハビリテーション病棟を持つ病院に転院することを勧めたとしても，患者及びその家族が医療制度改革の流れや回復期リハビリテーション病棟の機能を理解していなければ，単に「追い出し」ととらえてしまうかもしれない．

また，現在急性期病院では患者の治療に対して Informed consent をとるための労力が非常に大きくなっている．その理由の1つは医療に対する医療者と患者との間の情報格差が大きくなっていることである．十分な理解なしにマスメディアが流す「新しい治療」を，それが当該患者にはあてはまらないことを説明してもそれに納得しない患者は珍しくない．バラエティ形式でマスメディアから提供される医療情報が必ずしも不適切であるというわけではないが，エビデンスのしっかりした医療に関する情報をわかりやすく説明する情報源が必要である．2016年にある IT 関連会社が，真偽の検証をせずに種々の医療関連情報をネットによって広く提供し，大きな社会問題を引き起こしてしまったことを忘れてはならない．医療関連情報の質を保証する仕組みが必要である．

現時点でも各医療施設がホームページで当該診療科に関連する医療関連情報を提供しているが，それに加えて各学会あるいは保険者が医療に関する正しい情報を体系的に提供する仕組みが必要であろう．さらにイギリスの NHS 111 やアルツハイマー財団が行っている National Help Line のような電話相談・メール相談を体系的に行う仕組みの導入も検討されて良いのではないだろうか．国や地方自治体，保険者からの補助金で三師会（医師会・歯科医師会・薬剤師会），看護協会が共同でそのような仕組みを行うことを提案したい．

加えて地域医療計画の在り方も患者・国民のエンパワーメントという視点から見直す必要がある．フランスの SROS-PRS では例えば脳梗塞で急性期病院に入院した患者が，そこでどのような治療を受け，その後の障害レベル

第 2 章　今後日本でも検討されるべき対策

図表 2-4　ライフコースアプローチ

患者の視点，病気の過程から見た新しい評価の試み

発見，診断

　Aさんは45歳の主婦．定期検診[1]で乳房のしこりを指摘されて，近くの病院を受診，検査の結果，乳がんと診断された．

治療，選択

　医師は乳房を切除する手術を勧める．Aさんは，他の治療法がないか「別の医師の意見を聞きたい」と申告，エックス線などの資料のコピーを借り，別の専門病院を受診した[2]．

　この専門病院は手術件数が多く，治療成績が優れていることで知られている．乳がん専門のB医師の意見を参考に手術を受けた[3]．術後に切除した乳房の美容形成についてもB医師から別の医師の紹介を受けた[4]．

1. ○○市の平成 26 年度の乳がん受診率は 17％（目標　50％）でした．乳がんの罹患率及び死亡率は増加しており，1990 年と 2010 年とを比較すると罹患率は 10 万人当たり 30 から 70 人へ，死亡率は 10 万人あたり 8 から 10 人へと増加しています．乳がんは検診による早期発見の効果が科学的にも証明されています．当市では 2 年に 1 回，40 歳以上の女性を対象に乳がん検診の補助を行ってます．費用は 1000 円で，検査ができる施設は別紙 1 の通りです．なお，受診の際は医療機関の予約をし，ご自宅に届いた受診券を持参してください．
2. 他の医師の意見を聞くことができるこの仕組みをセカンドオピニオンといい，患者の権利として位置付けられています．乳がんに関してセカンドオピニオンを受けることができる施設の一覧は別紙 1 の通りです．
3. 県内の乳がん治療施設の症例数等については，https//……．jp に掲載しています．
4. 乳がん術後の美容形成は保険診療の対象になります．この治療を提供している施設は別紙 1 の通りです．

の状況に応じてどのようなサービスを受けるのかを（リハビリテーション，高血圧や糖尿病の管理，介護サービスなど），タイムラインで記述するという試みを導入している（これをライフコースアプローチという）．我が国においても第 5 次医療計画策定の際に長谷川友紀氏（現・東邦大学医学部公衆衛生学教授）らによって，このライフコースアプローチ導入の必要性が提案されたが，一般化されることはなかった．福岡県医師会では第 7 次医療計画策定に際してこの方式の採用を検討しているが（図表 2-4），このようなものが頻度の多い各種病態について整備されることで，患者や国民のエンパワーメントを支援するものになると考えられる．

4　プライマリケアの充実

4-1　地域包括ケアのネットワークモデル

　慢性疾患患者の増加，そして高齢化の進展は，住民が居住地域の中で総合的なサービスを受けることができる体制（Integrated care）を必要とする．そのためには各地域がその特性に合ったサービス提供体制を工夫していかなければならない．このような問題意識からイギリスでは CCG と health care center（ポリクリニック）が，そしてフランスでは保健ネットワークの構築とポリクリニック（Maison médicale multifonctionnelle）の整備が進んでいる．ここでポイントとなるのはいずれも多職種協働によるプライマリケアの充実が目指されていることである．我が国でも，今後高齢化の進展に伴いプライマリケアをベースとした総合的な医療提供体制を地域レベルで構築していくことが求められており，それが地域包括ケアの実現に他ならない．フランスではこの目的のために，地域医療計画の中でその整備が具体化され，そして財政的な裏付けも行われている．

　民間のソロプラクティスの多い我が国でこのような体制をどのように作っていくかは課題も多い．総合診療医の導入がその解決策の 1 つであるという議論があるが，多職種協働によるプライマリケア体制の構築という点でそれだけでは本質的な解決にならない．図表 2-5 をみていただきたい．これは福岡県の京築医療圏のある自治体で，脳梗塞のために急性期病院で治療を受けた患者が，その前後 6 か月どのようなサービスを受けていたかを，医療と介護のレセプトを個人単位で連結して分析した結果を示したものである（松田，2016a）．その結果①発症後，70% 弱の患者は回復期病棟に，そして 20% 強の患者は療養病床を利用していたこと，②発症 6 か月後，70% の患者は何らかの介護サービスを受けており，施設サービス利用者は 20% で，残りは

第2章　今後日本でも検討されるべき対策

図表 2-5　医療・介護ニーズの複合化の例

脳梗塞のために急性期病院で入院治療を受けた患者の入院前後6か月のサービス利用状況

経過月	一般病棟入院	回復期入院	療養入院	訪問診療	訪問看護(医療)	肺炎	認知症	介護保険利用	訪問介護	訪問看護(介護)	通所介護	特養	老健施設	連携	脳卒中連携パス
-6	13.8%	0.0%	5.0%	8.8%	2.5%	10.0%	18.8%	40.0%	12.5%	2.5%	8.8%	2.5%	2.5%	1.3%	0.0%
-5	7.5%	0.0%	5.0%	13.8%	1.3%	5.0%	20.0%	45.0%	11.3%	1.3%	11.3%	5.0%	3.8%	1.3%	0.0%
-4	13.8%	1.3%	6.3%	13.8%	1.3%	8.8%	20.0%	46.3%	11.3%	1.3%	12.5%	5.0%	3.8%	0.0%	0.0%
-3	12.5%	5.0%	6.3%	15.0%	2.5%	11.3%	21.3%	47.5%	11.3%	0.0%	13.8%	6.3%	3.8%	1.3%	0.0%
-2	17.5%	7.5%	6.3%	15.0%	1.3%	15.0%	25.0%	51.3%	13.8%	0.0%	17.5%	6.3%	5.0%	1.3%	0.0%
-1	20.0%	7.5%	5.0%	16.3%	1.3%	11.3%	27.5%	53.8%	11.3%	1.3%	15.0%	7.5%	5.0%	0.0%	0.0%
0	100.0%	40.0%	7.5%	11.3%	2.5%	26.3%	35.0%	48.8%	10.0%	0.0%	16.3%	7.5%	5.0%	1.3%	1.3%
1	48.8%	65.0%	12.5%	7.5%	3.8%	33.8%	21.3%	21.3%	3.8%	0.0%	8.8%	1.3%	2.5%	3.8%	1.3%
2	43.8%	68.8%	17.5%	7.5%	2.5%	37.5%	25.0%	37.5%	8.8%	2.5%	12.5%	3.8%	3.8%	0.0%	5.0%
3	27.5%	51.3%	18.8%	11.3%	2.5%	28.8%	21.3%	43.8%	8.8%	2.5%	15.0%	5.0%	3.8%	0.0%	1.3%
4	30.0%	33.8%	20.0%	13.8%	2.5%	31.3%	26.3%	60.0%	15.0%	2.5%	18.8%	6.3%	7.5%	1.3%	2.5%
5	25.0%	17.5%	17.5%	15.0%	3.8%	22.5%	22.5%	71.3%	15.0%	0.0%	23.8%	6.3%	13.8%	0.0%	0.0%
6	31.3%	6.3%	21.3%	13.8%	3.8%	27.5%	21.3%	72.5%	17.5%	1.3%	23.8%	5.0%	15.0%	0.0%	0.0%

・入院1か月前で54%が介護保険によるサービスを受けている
・発症後経過とともに医療では回復期→療養に転棟（ただし，6か月後も31%は一般病床）
・入院後30%以上が肺炎に罹患
・約35%が認知症
・発症後経過とともに介護サービス利用者が増加（6か月後は70%以上，最も多く使われるサービスは通所介護）

入院1か月前の要介護度の分布

要介護度	%
要支援1	9.3%
要支援2	18.6%
要介護1	16.3%
要介護2	14.0%
要介護3	23.3%
要介護4	11.6%
要介護5	7.0%

在宅及び通所系サービスを受けていたこと，そして③脳梗塞で急性期病院に入院した40%が入院6か月前に，そして50%強が1か月前に何らかの介護サービスを利用していたことが明らかとなった．この結果は，超高齢社会では急性期，回復期，慢性期の病態像が医療・介護を含めて複合化しており，急性期から回復期，慢性期，そして介護へという階層的な患者の流れととも

に，種々のサービスが同じ平面上で相互につながるケアパスになっていることを示している．このような状況に適切に対応するためには階層モデルよりはネットワークモデルで医療介護サービスの提供体制を考えることが妥当である（図表2-6）．

4-2　ネットワークの基盤としてのケアカンファレンス

図表2-6に示したようなネットワークが機能するためには患者を中心において（Patient centered あるいは Client centered），サービスの調整を行う仕組みが不可欠である．病院の地域連携室，診療所のかかりつけ医，介護保険におけるケアマネージャーがそうした職種である．そして，これらの関係者が情報を共有できる仕組みが必要である．我が国の場合，制度としてのこうした連携を促進する仕組みはすでに導入されている．例えば，診療報酬制度における退院前の関係者によるカンファレンスには点数設定がされているし，介護保険においては担当者会議の実施が義務づけられている．こうした既存の仕組みを実効性のあるものにすることが喫緊の課題である．前著でも紹介したように尾道市では図表2-7のような連携の仕組みづくりを行っている（松田，2013）．この仕組みを構築してきた片山壽氏（前尾道市医師会長）はケアカンファレンスが連携の肝になること，そして在宅主治医が必ずそこに参加することが重要であることを指摘している．こうした体制をもつことで，医療，介護のみならず，生活支援の視点も含めたニーズの把握とサービスの調整が可能になる．

4-3　日本版家庭医（かかりつけ医）の養成

プライマリケア充実のためには，総合的な診療を行う家庭医の数を増やすことが必要になる．これに関しては，現在議論されている専門医養成制度において，総合診療が専門診療科の1つに位置づけられたことをどう考えるか

第2章　今後日本でも検討されるべき対策

図表 2-6　階層モデルからネットワークモデルへ

急性期医療⇔回復期医療⇔慢性期医療⇔介護の幅広で双方向性の複合化に対応するためには階層モデルではなくネットワークモデルの方が適切
→医療計画の構成の仕方の再考が必要

図表 2-7　地域包括ケアの尾道市医師会モデル

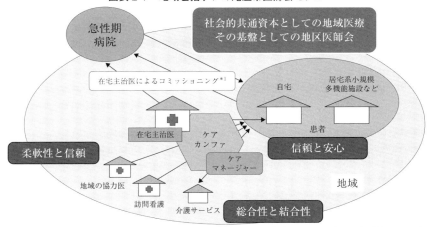

*1：「在宅主治医」は患者の「代理人」として，急性期医療の機能を必要に応じて部分的に利用する．入院は在宅に帰ることが「前提」である．尾道ではこのために在宅主治医が連携登録医として急性期病院で病院主治医と共同診療をすると同時に，急性期病院側は必要に応じて在宅主治医がオーダーした短期入院に対応して退院前カンファ（＝評価カンファ）を行い（例：専門医・専門職による支援）積極的に関与している．こうした枠組みを持つことで，かかりつけ医が在宅主治医としてコミッショニング機能を発揮して，超高齢地域で高レベルの長期継続ケアを可能にしている．結果として開業医のチーム医療が，在宅緩和ケアを含む end-of-life-care を可能にしている．

4　プライマリケアの充実

がポイントとなる．ヨーロッパでは一般医が全医師の約半数を占めるが，我が国の総合診療医の数がそのレベルに達するにはまだ時間がかかるであろう．したがって，増大するプライマリケアのニーズに適切に応えるためには，現時点で対応可能な方策を考える必要がある．

　我が国の開業医の多くは何らかの専門医として研鑽を積む一方で，卒後の勤務経験（及び日常診療）の中で総合性を持つようになり，その後開業するというのが一般的である．すなわち，制度化されたものではないが専門医が総合医的な機能を持ち，かかりつけ医になるというスキームである．鈴木邦彦氏（日本医師会常任理事）はこれをイギリスの GPwSI をもじって SPwGI（Specialist with General Interest）と呼んでいるが，確かにそのような考え方が我が国の場合はあってもよいのではないかと思う．将来的には総合診療専門医がかかりつけ医や地域包括ケア病棟，療養病床の大部分を担うようになるのかもしれないが，当面は専門医でもある開業医が SPwGI としての総合性を持ちながら，かかりつけ医機能として機能していく仕組みを考えることが実際的だろう．日本医師会のかかりつけ医講習会はそのような視点で構築されており，まずはこの枠組みが評価されるべきである．その上で，これからの時代にあった医師，特に総合診療医の養成について，卒前医学教育の在り方から再検討すべきであろう．

　ところで，社会の高齢化に伴い患者ニーズが医療，介護そして生活支援の多領域にまたがるようになることを踏まえると，プライマリケアを医師のみで担うことは難しくなるだろう．看護師や薬剤師，理学療法士，作業療法士，管理栄養士などのコメディカル職種がプライマリケアの担い手になれるような教育・研修体制の確立も必要になる．その上でフランスの Maison médicale multifonctionnelle のように多職種で多科診療所を設立するようなことも可能になっていいのではないかと考える．

227

第2章　今後日本でも検討されるべき対策

5　予防を重視した制度設計

5-1　予防プログラムを評価する情報システム構築の必要性

　公的な施策レベルでみると我が国は今回調査を行ったいずれの国よりも多くの健康増進施策を行っている．しかしながら，その実効性については疑問が多い．まず，最も大きな問題はそうした予防活動の効果を評価する仕組みが不十分であることがあげられる．がん検診や特定健診・特定保健指導事業，介護予防事業など多くの予防プログラムが我が国にはあるが，その効果を評価するために例えばレセプトと連結して分析するということが我が国では難しい．例えば，フランスの場合，情報の匿名化技術を使って，がん検診を受けた者のその後の状況を個人レベルで追跡することが可能な仕組みが構築されている．我が国は国民皆保険制度であるにもかかわらず，こうした評価を行う体制が作れていない．ユニークな社会保障番号がないことが障害要因となっている．限られた財源を効率的に使うためにも，評価システムの構築が必要である．そのための仕組みづくりはさほど難しくないし，また巨額の資金も必要ではない．

　筆者らは医療と介護のレセプトそして予防関連データを連結して分析する仕組みを開発しており，そしてこのシステムは国内の複数の自治体で用いられている（図表2-8）．このシステムは国保中央会が整備してきた医療と介護の総合データベースである KDB とも連結可能であり，すでに北九州市の事業で実装している．このシステムを活用することで何が可能なのか，肺炎球菌ワクチンの予防効果を検証した例を図表2-9に示した（松田，2016a）．以下，これを簡単に説明する．

　平成25年度（4月～3月）に肺炎予防球菌ワクチン接種の勧奨通知を受けた60歳以上の高齢者3,894人について，接種した者1,134人と接種しなかっ

た者 2,760 人について肺炎発症の有無を国保レセプト及び後期高齢者医療制度レセプトから把握し，生存分析を行った．なお，ワクチン接種月は対象者によって異なるため，接種群については接種月から肺炎発症または観察終了月までの期間，非接種群については 4 月から肺炎発症または観察終了月までの期間を観察期間とした．未接種者の合計観察人月は 30,456 人月で 424 人が肺炎に罹患している（罹患率 = 0.01392）．他方，接種者の合計観察人月は 7,983 人月で 89 人が罹患している（罹患率 = 0.01115）．レセプトから把握された罹患者 1 人当たりの肺炎関連医療費の平均は未接種者が 1,179,856 円（標準偏差：1,758,259 円），接種者が 350,978 円（標準偏差：613,619 円）で，ワクチン接種者では肺炎に罹患した場合の医療費も有意に低かった（p < 0.01；t 検定）．これはインフルエンザワクチンと同様，ワクチンによる症状緩和効果を示唆するものである．

　図表 2-9 下段は費用効果分析の結果を示したものである．10,000 人の高齢者を対象とした場合，肺炎球菌ワクチンを接種しなかった場合は 10,000 人 × 罹患率（0.01392）× 罹患者 1 人当たり肺炎医療費（1,758,259 円）= 164,256,315 円の肺炎医療費がかかると推計される．他方，予防接種をした場合は 10,000 人 × 罹患率（0.01115）× 罹患者 1 人当たり肺炎医療費（350,978 円）= 39,129,425 円の費用がかかると推計される．したがって，その差額の 125,126,890 円が肺炎球菌ワクチン接種による医療費削減効果であると推計される．この自治体ではワクチン接種費用として医療機関に 1 件あたり 7,000 円を支払っているので，このコストを勘案した場合の利得は 125,126,890 − 70,000,000 = 55,126,890 円となる．以上より肺炎球菌ワクチン接種の医療費節約効果は十分にあると判定されることになる．

　以上のように我が国のレセプトはこうした予防事業の評価を行うためのデータとしても貴重なものである[2]．筆者らは同様の方法で介護予防事業や特定保健指導の効果分析なども現在行っている．こうしたツールが各保険者に実装されることで，PDCA サイクルに従った保健事業が効果的に展開できるようになると考えられる．

第2章　今後日本でも検討されるべき対策

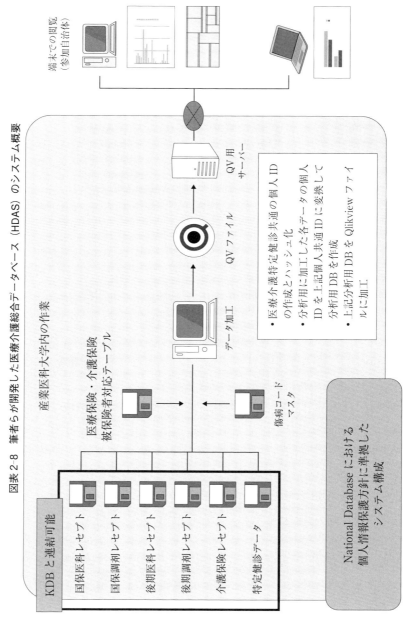

図表2-8　筆者らが開発した医療介護総合データベース（HDAS）のシステム概要

5 予防を重視した制度設計

図表 2-9　費用対効果分析の例（肺炎球菌ワクチンの費用効果分析）

	対象者（人）	観察人月	肺炎発症（人）	罹患率	罹患者1人当たり肺炎医療費（円）	
					平均	標準偏差
ワクチン接種	1,134	7,983	89	0.01115	350,978	613,619
ワクチン未接種	2,760	30,456	424	0.01392	1,179,856	1,758,259

費用効果分析

1万人の高齢者
予防接種をしなかった場合の肺炎医療費＝10,000人×罹患率(0.01392)×罹患者1人 164,256,315円
当たり肺炎医療費(1,758,259)（A）
予防接種をした場合の肺炎医療費＝10,000人×罹患率(0.01115)×罹患者1人当たり　39,129,425円
肺炎医療費(350,978)（B）

	利得（C）　　125,126,890円
	ワクチン接種費用を考慮した利得
肺炎ワクチン接種費用＝7,000*10,000　　70,000,000円(D)	(D)−(C)　　55,126,890円
原価＝4,835円　　48,350,000円(E)	(D)−(E)　　76,776,890円

5-2　プライマリケアと予防活動の整合性の向上

　わが国の予防事業に関するもう一つの課題は諸外国に比較すると予防活動が医療サービスと切り離されていることである．例えば，今回分析した4か国では社会実験レベルのものを含めて「疾病管理プログラム」が行われているが，いずれもプライマリケアの枠組みの中で行われている．糖尿病や高血圧といった生活習慣病の予防を行うためには，治療との連続性が意識されていなければならない．イギリスの GP surgery では Practice nurse がそのような役割を担っており，フランスでも薬剤師や開業看護師がそのような治療的教育（予防を含む）を担うようになってきている．我が国においても看護師・保健師による治療的教育を診療報酬体系の中に組み込み，かかりつけ医と共同で管理を行うような仕組みが必要であるように思う．

　例えば，北九州市や熊本市ではそれぞれの国保と医師会が契約し，医師会会員の診療所で特定健診と医師あるいは看護職による特定保健指導が行われ

第2章　今後日本でも検討されるべき対策

る仕組みが制度発足当初より導入され，良好な成果を上げている（松田，2008）．被保険者である住民の視点から考えてもこのような仕組みの方が便利であるし，また治療が必要になった場合の重症化予防との連続性も担保できる．今回分析をした4か国でも，疾病管理がプライマリケアの枠内で行われていることに留意する必要がある．民間事業者による保健指導もこの枠組みの上に重ねる形で展開することが望ましいのではないだろうか．

　実際，我が国においても当初はメタボリックシンドローム予防を重視していたはずの特定健診・特定保健指導事業がハイリスク者の把握と早期介入による重症化予防へと力点を移しつつあるように見える．特定健診・特定保健指導事業には保健領域におけるビジネスの活性化という別の目的もあるのかもしれないが，質が担保されたハイリスク者への介入を行うのであれば，プライマリケアの枠組みの中で疾病管理事業として展開していくことが適切である．

5-3　働くことを支える医療の役割の認識

　急速な少子高齢化が進む我が国では，前期高齢期においても継続的に働くことが一般的なものになってくるだろう．したがって，何らかの傷病を持ったとしても働き続けることができるように，それを支える医療の役割が重要となる．イギリスではこれを Fit for work という仕組みとして，GP制度の中に組み込んでいる．すなわち，傷病を持った患者のかかりつけ医が，当該患者に対して「このような条件に気をつければ就業可能である」といった旨の情報提供書を発行する仕組みである．我が国の場合，診療報酬制度に定める診療情報提供書を臨床医から産業医への情報提供のツールとして使うことが一般的になっているが，その費用負担の在り方や記載方式についてはまだ整理されていない．筆者の教室では図表2-10に示したような産医大版 Fit note を開発し，またこれを用いた事例検討会も行っている．

　内閣府のがん対策に対する世論調査の結果では，がん対策に対する政府へ

の要望事項として，回答者の 50% が「がんによって就労が困難になった際の相談・支援体制の整備」を挙げている．化学療法や支持療法の進歩により，多くの患者が条件さえ整えば就労な可能な時代になっている．フランスではがん患者の 80% が，治療後復職しており，がん患者に対する雇用差別は人権問題という認識がある．Curie 研究所が行った調査結果では，がん患者が復職にあたって困難と感じることの第一の問題は記憶力の減退や集中力の低下，痛み，動作の制限のために罹患前の業務量をこなせないこと（特に肉体労働者）で，次いで企業側の配慮不足のために稼働能力が過大評価され，それがうつ状態や罪悪感の原因となることが示されている．そして，こうした問題に対応するために，臨床医が傷病が労働に与える影響について十分配慮し，その情報を産業保健職に適切に伝えることであるとしている．これは我が国にも当てはまるものであろう．我が国の場合，産業医の多くは地域の開業医である．これは「働くことを支援する医療」を実践するための好条件であると考える．生涯現役社会，一億総活躍社会を実現するためにも日本版 Fit for Work への関心の高まりが期待される．

6　医療職の偏在対策

6-1　医療職の「自由」と偏在問題

わが国では医師の診療科及び働く場所の選択に大きな自由が認められている．これが地域間そして診療科間の医師分布のアンバランスの要因になっていることは否めない．フランスではこの問題に対処するために，研修医になる時点で地域別・診療科別の制限をかけている．我が国の地方大学は地域で働いてくれる医師の確保のために地域枠の設定など種々の努力を行っているが，現在までのところ顕著な効果を上げているとは言えない．医学生や看護学生はベッドサイドティーチング等で当該地域に住む患者の協力を得て医

図表 2-10　産業医科大学病院版職場支援復帰に関する情報提供書（産医大版 Fit note）

今後，働くことを支援する
医療の役割が重要になる

主治医記載欄

● 患者様の状況についてご記載ください。

年　齢	歳
性　別	□男　・　□女
診断名	
入院の有無	□有　・　□無
手術（血管カテーテルを含む）の有無	□有　・　□無
就業に関する主治医の意見	□概ね平常勤務可・□就業配慮が必要

● 配慮が必要な場合の内容

労働時間に関する配慮（残業時間の制限や、短縮勤務、リハビリ出社など）	□概ね平常勤務可・□就業配慮が必要
夜勤・交代勤務に関する配慮	□概ね平常勤務可・□就業配慮が必要
車両運転に関する配慮	□概ね平常勤務可・□就業配慮が必要
危険作業（高所作業など）に関する配慮	□概ね平常勤務可・□就業配慮が必要
業務内容、業務量、作業条件、担当業務の変更などに関する配慮	□概ね平常勤務可・□就業配慮が必要

● 具体的な指導内容があればご記載ください。

医師氏名　　　　医療機関名

師・看護師等になっていく．その対価として，卒後その地域の医療に貢献するような一定のルールが必要ではないだろうか．具体的にはフランスの卒後研修の仕組みに類似したものが我が国でも必要である．これはある意味で医療職の自由を制限する規制の強化であるが，我が国の医療が国民の拠出する保険料と税金で支えられている以上，医療者も国民の要望に応える責務があると考える．

現在，検討されている専門医制度についても，こうした地域医療への影響を考えながら検討されるべきであろう．それを考えずに大学病院や大病院が症例数，そして後期研修医の獲得合戦に走ってしまえば，地域医療は崩壊し

かねない．また，全国及び各地域でどのくらいの専門医が必要なのか，専門医を取得しない医師を医療システムの中でどのように位置づけるのか（例えば，かかりつけ医たる開業医と総合診療医の関係性）など，慎重に検討すべき課題が多いように思う．

　かつて，医学部に入学することは，その大学に卒業後も籍を残し（入局），そして医局の指示に従って当該地域の医療に従事することが半ば当然であると考えられていた．種々の批判はあったが，かつての医局制度が医師の偏在対策という面を持っていたことは否定できないだろう．しかしながら，新臨床研修制度はこの枠組みを大きく崩してしまった．折からの医学部進学ブームもあり，都会の進学校を卒業した若者が偏差値に従い，地方の医学部に散らばり，そして卒業とともに出身地である都会に戻るということが一般化している．

　医学部入試における地域枠の導入はこの問題への対策であるが，その効果が期待される一方で，医学部の中に地域枠とそれ以外の学生という階層性をもたらしているという批判もある．今からかつてのような医局制度を復活させることはできないだろう．したがって，地域枠の効果なども踏まえながら，新たな枠組みを考える必要がある．フランスやドイツが採用している受け皿における規制を，保険医制度の枠組みの中で行うというのは1つの選択肢である．いずれにしてもこの問題は医師のプロフェッショナリズムの枠組みの中で解決されるべきものである．医療界から解決提案が出されることが最も望ましく，それができないのであれば保険医の定数制のようなものを受け入れざるを得ないと筆者は考えている．そして，医師以上に地理的偏在が問題となっている看護師についても解決提案が看護界から出されるべきである．民間企業による医師・看護師紹介事業は，コスト面でもまた医療職の安定的確保という点でも問題が多い．

第 2 章　今後日本でも検討されるべき対策

6-2　偏在対策としての代替政策

　関係者の努力にもかかわらず，地方の医療職不足はなかなか解消しない．
この問題は今回分析した 4 か国とも同様であり，その解決策としていずれの
国も従来医師が担ってきたプライマリケア活動の一部を看護師や PT，薬剤
師に任せることで，この問題に対処しようとしている（代替政策 Substitu-
tion）．また，いわゆる介護病床については看護師が管理者となり，必要に
応じて外付けで医療が提供される仕組みが導入されている（Nurse led ward）．
高齢化と医療の地域格差が進展する我が国の状況を考えたとき，このような
規制緩和を行うことが求められているように思われる．その意味でも，2015
年の介護保険制度改定で再定義された看護小規模多機能施設（従来の複合型
サービス），及び今後療養病床の転換先として検討が進められている介護医
療院（図表 2-11）の地域医療・介護のネットワークの中での位置づけが重要
になると筆者は考えている．

6-3　地域医療構想と偏在対策

　2016 年度から各都道府県は地域医療構想策定及びその実現のための地域
医療構想調整会議を行っている．地域医療構想における機能別病床数の推計
は，DPC データ及び National Database を用いて筆者らの研究班で行った（松
田，2015）．この推計は 2013 年度の二次医療圏ごとの病床機能別・性年齢階
級別・傷病別入院受療率を求め，これに当該地域の推計年度における性年齢
階級別人口を乗ずるという方法で行っている．結果の公表直後から「病床削
減の目標値」という表現でメディア等で取り上げられたが，少なくとも一般
病床に関しては現在の受療率を前提としており，したがってその推計に最も
大きな影響を持つのは人口構成の変化であることが理解される必要がある．
なぜならば誤った理解が感情的な反発を生み，ニーズの変化に目を閉ざして

236

急性期病床を維持し続けることは当該施設の経営の持続可能性に影響を及ぼしかねないからである.

ところで,医療職,特に看護師の地域偏在問題を悪化させた原因の一つとして指摘されるのが7:1問題である.2006年の診療報酬改定で,疲弊した急性期医療の状況を改善するために人員を厚くすることが必要であるという認識のもと導入されたのが7:1看護基準であった.しかし,これが都市部の病院の看護師獲得合戦に拍車をかけ,地方の看護師が不足することになったという批判である.この説明の妥当性については別途検証が必要であるし,また,そもそも現在の看護師の業務量に対して妥当な人員配置のレベルはどの程度であるのかといった検討がされなければならないと筆者は考えている.

他方,人口構造の大きな変化に伴う傷病構造の変化により,地方では典型的な急性期が減少局面に入っており,結果として一般病床が空き始めている.こうした傾向は大都市圏でも今後徐々に広がっていくだろう.したがって,地域医療構想の検討を通して,病床配分の適正化が進むことで,今後,看護師をはじめとした医療職の施設間・地域間の再配分が生じる可能性がある.また,近年地方の医療グループが都内の民間病院を買収し,地域をまたいで医療職の再配置をローテーションで行っている例も増えている.さらに急性期の大規模病院が地域の他の病院(中小一般病床,療養病床,診療所,介護サービス事業者など)と地域医療連携推進法人を構築するという事例も増えているが,こうしたアライアンスが法人内での医療職のローテーションを行うことで,施設間・地域間の人的資源の偏在が改善されるということもありうる.このような動きは既存の地域医療の秩序を壊すものとして関係者の反発も少なくない.何らかの規制を行うべきであるという意見もある.しかしながら,現行の法規制の中でこうした動きを規制することは難しく,受益者である患者及び住民の視点から考えたとき,それを規制することは難しいだろう.地域医療構想調整会議や各都道府県の医療審議会の場などで,生じうる悪影響について客観的に検討し,それを未然に防ぐ紳士協定のようなものを策定していくというのが現実的な対応であると考えられる.

第2章　今後日本でも検討されるべき対策

図表2-11　療養病床の機能を内包した新しい入所・居宅サービス（介護医療院）

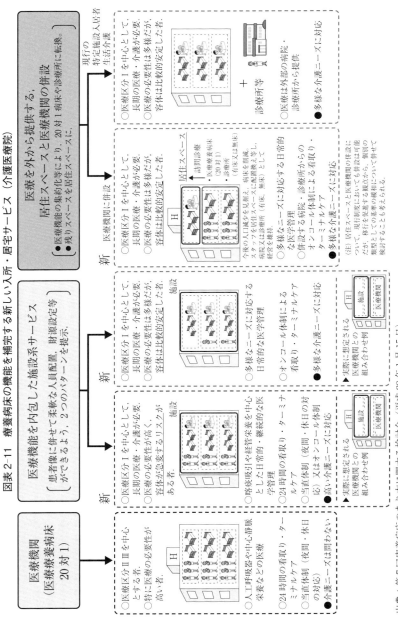

出典：第7回療養病床のあり方に関する検討会（平成28年1月15日）。

238

ところで，我が国で病床数の適正化が進まない理由として，医療計画で基準病床数が規制されていることも指摘されている．交通手段が進歩し，また医療関連情報に基づいて，患者が二次医療圏を超えて医療機関にかかっている現状を考えると，医療計画で基準病床数を規定する合理性は減少している．すでにフランスやオランダでは病床数の規制については緩和されており，むしろ高額医療機器や高度医療の提供体制が患者の地理的アクセシビリティと各施設の体制及び診療実績に応じて規制されるようになっている．こうした技術に着目した規制は，病床というハードによる規制よりも医療資源の適正配分という点においてより効果的であると考えられる．この点においても我が国の医療計画の見直しが必要である．

7 質の保証

7-1 質評価の体系的取り組みに向けて

医療の質は国民の最も大きな関心事であり，各医療機関もこれに対して取り組んでいる．今後，その取組の状況と成果を，いかにして国民に分かりやすい形で提供していくかが求められている．例えば，イギリスでは CQC の枠組みで医療指標の作成と公開が行われており，また質向上への医療機関の取り組みを促進するために Quality account に基づく P4P 的なシステムも導入されている．

わが国においても 2010 年度から厚生労働省の補助事業として「医療の質の評価・公表等推進事業」が開始され，国立病院機構，民医連，日本慢性期病院協会，全日本病院協会，日本病院会，済生会などが参加している．また，現在，医療機能の公表のあり方に関する委員会が厚生労働省医政局内に設置され，具体化のための議論が進んでいる．質の評価の結果に応じて報酬をつけるという Pay for performane（P4P）的な枠組みにすることには慎重である

第2章　今後日本でも検討されるべき対策

べきだが，このような情報を国民に分かりやすく伝えていくための努力はしっかりと行っていく必要がある．

　そのためにまず行うべきは図表2-12のような体系的な質評価の仕組みを作ることである．具体的には，上記の病院グループによる医療の質評価事業のコア部分を統一して相互の比較が可能にすること，そしてその個別の指標群と連動した形で地域単位での質評価のための指標群を策定し，医療計画と連動した形で，継続的な質向上のための体系を構築することである．国の施策との関係では，内閣府の経済・財政一体改革推進委員会の社会保障分野の改革案で示されている指標との連動性も考慮されなければならない．

　イギリスではNSF（領域ごとの国家戦略）と，NICEで策定された各種ガイドライン，そして個々のサービス提供者における質評価（CQC）の活動が相互に関連して各レベルでの質評価が可能な体制が構築されている．我が国における各病院グループの質評価事業は，その大部分がレセプトやDPCデータを活用したものになっており，イギリス以上に各レベルでの質評価事業が行いやすい環境が整っている．例えば済生会はホームページ上で各年度の「医療・福祉の質の確保・向上等に関する指標」の一覧とその結果を示している．図表2-13は施設別の脳卒中連携パス使用率と脳梗塞の平均在院日数の相関を見たものである．明らかに脳卒中連携パス使用率の高い施設で平均在院日数が短くなっている．さらに，図表2-14は福岡県の二次医療圏単位で連携パスの出現状況をSCR（Standardized Claim Ratio；標準化レセプト比）という指標で見たものである（松田，2015）．利用状況に地域間で大きな差があることがわかる．このように我が国でも医療の質指標を病院レベル，地域レベル，国レベルで算出することが可能になっているのである．今後，見直しが行われる医療計画において，この視点からも医療の評価が導入されなければならない．

7　質の保証

図表 2-12　個別評価と地域評価

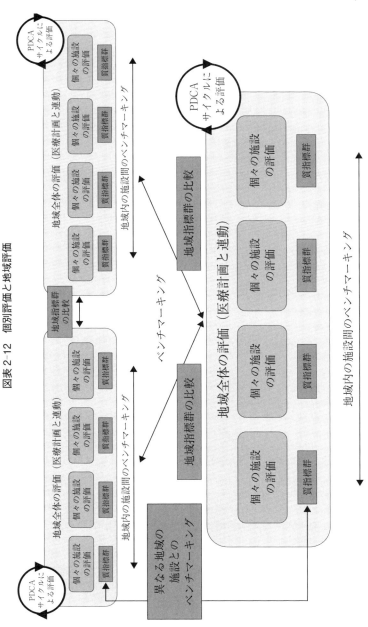

第2章　今後日本でも検討されるべき対策

図表2-13　脳卒中地域連携パス使用率と平均在院日数の相関

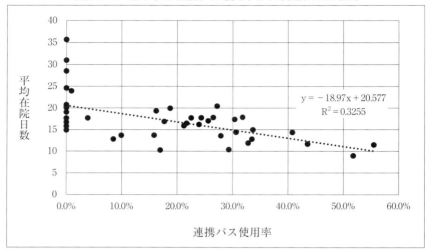

・負の相関がみられる．
・パス使用率が0%では，在院日数のばらつきが大きい．

7-2　質評価のための基盤整備

　質指標の策定が質の向上につながるためには，指標を活用した質向上のための方法論開発が不可欠である．また，そうした指標の臨床的な意義を検証する研究の促進も必要である．各施設の取り組みを支援するためにフランスでは全国医療・社会医療機関支援機構 ANAP，イギリスでは NHS 革新及び改善研究所（NHS Institute for Innovation and Improvement）が創設されている．我が国においてもこのような支援システムが必要であり，例えば国立保健医療科学院や政策研究大学院大学などにそうした部門が創設され，研究及び研修を行う体制づくりが必要であると考える．

　2014年11月に OECD は我が国の医療制度について，体系的な質評価の仕組みが必要なことを指摘しているが（OECD, 2014），上記のように我が国にはその指摘に応えるための材料はすでに整備されている．前述の国立病院

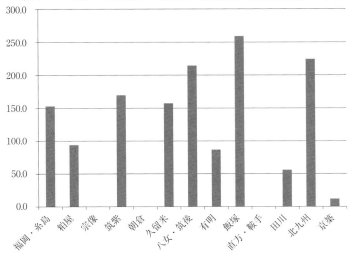

図表2-14 連携パスのSCR*（福岡県13医療圏，平成25年度データ）

*SCR（Standardized Claim Ratio；標準化レセプト比） ある二次医療圏において当該医療行為に関連する医療行為が全国の性年齢階級別出現率と同じ割合で出たとしたときの期待値で実際のレセプト数を割り100を乗じて指標化したもの．SMR（Standardized Mortality Ratio）と同じ考え方．100より大きければ性年齢階級を補正しても全国平均よりその医療行為が多く行われていること，100より小さければ少なく行われていることを意味する．

機構，済生会などの取り組みが示しているように，我が国のレセプト情報やDPC情報は他国に比べて非常に詳細なものになっており，それを活用することで汎用性のある質評価の仕組みを構築することができる．「見える化」に向けた関係者間の意識の統一さえできれば，我が国の医療における質評価事業は飛躍的に進歩する．医療制度改革のためには国民の理解が不可欠であり，それを得るためにも医療関係者は質評価事業に積極的に取り組むことが求められている．

ここで図表2-4のライフコースアプローチについてもう一度見ていただきたい．この記述では，診療プロセスのキーとなる行為について，それを評価するための質の評価指標が合わせて設定されている（例えば，検診受診率や受療率，死亡率，そして各施設の手術件数など）．ケアプロセス全体との関係性

第2章　今後日本でも検討されるべき対策

の中で指標の意味づけがされなければ，患者の理解を得ることはできない．ライフコースアプローチは質に配慮した医療提供体制整備のための重要なツールなのである．その意味でも医療計画や介護保険事業計画にライフコースアプローチに基づいた記述が行われるとともに，これらの計画が国民に周知されるような取り組みが必要である．

8　医療政策推進のための基盤づくり
──シンクタンク及び審議会の在り方

8-1　審議会・各種委員会改革の必要性

　山積する医療政策の課題に対処するために，我が国では多くの審議会・委員会が国レベルで組織され，連日のように議論が行われている．しかし，こうした審議会・委員会の数や構成委員は現状のままでよいのであろうか．例えば，1980年代のオランダでは多すぎる審議会と，利害関係者が多く委員となっている審議会構成のために，決定過程が冗漫になってしまい，社会保障制度改革がほとんど進まないという事態に陥った．このような状況を改善するために De Jong 委員会報告が出され，各省庁の各政策領域における審議会をそれぞれ一つに絞ることを提案し，実行に移された（Tweede Kamer der Staten-Generaal, 1994）．我が国においても，共通の課題を議論するために局や課を超えた審議会・委員会の設置が必要なのではないだろうか．また，委員構成についても，例えば委員会と分科会というような切り分けの中で議論の中立性を保障するような工夫が必要ではないだろうか．近年，我が国では医療介護関連のサービス提供者別の各種団体が増加したこともあり，そうした業界団体の代表者や関連の深い議員による行政側への陳情や要求が増加していると聞く．ロビーイングそのものはどの国でも行われているものであり，そのこと自体を過度に問題視する必要はないだろう．しかしながら，それが行き過ぎてしまうと制度の整合性や合目的性そのものが損なわれてしま

244

う可能性がある．また，関連の委員会や審議会で自組織に利益誘導的な発言が行き過ぎてしまうと，医療介護職の専門職としての在り方について国民に疑問を持たれてしまうことにもなりかねない．公益性が担保できる審議会・各種委員会のあり方について検討すべき時期に来ていると考える．

8-2　求められるシンクタンク像

加えて，シンクタンクのあり方についても再検討が必要であると思われる．厚生労働領域においては，厚生労働省が圧倒的な知識量・情報量を持っていることもあり，厚生労働省側の問題意識に応える形で，民間のシンクタンクが研究「事業」を受注し，限られた情報と知識で，しかも短期間で報告書をまとめるという状況が一般化している．結果として，それなりの資金が使われているにもかかわらず，学会誌に発表できるレベルでの知見が得られることは少なく，中長期的施策を進めるためのエビデンスとしては不十分なものになっている．これはそうしたシンクタンクの研究者のレベルの問題ではなく，システムの問題である．イギリスの Kings foundation や Nuffield trust，Work foundation といったシンクタンクは中立的な立場から政策研究を行い，それを政党や政府及び製薬会社や医療職組合などの関係団体に提供している．しかも，こうしたシンクタンクが大学関係者との緊密なネットワークの中で，学問レベルでもその質が保証される研究を中長期的に行っている．政策研究における我が国の産官学の関係の在り方について，再検討することが必要ではないだろうか．

第 2 章　今後日本でも検討されるべき対策

9　公的保険の給付範囲の見直し

9-1　高度医療，高額医薬品・医療材料の評価

　分子生物学やナノテクノロジー，人工知能などが医療・介護に応用される
ようになり，診療効果が高くしかも高額な医療技術・医薬品・医療材料が
次々と医療の現場に投入される時代となった．こうしたものを公的な社会保
障でどのようにカバーするかが，我が国のみならず世界的に大きな問題とな
っている．今回分析を行った 4 か国では参照価格制や費用対効果分析を入れ
ることである程度の対応は行っているが，根本的な解決につながってはいな
い．我が国でも部分的に医療技術評価（HTA）に基づく価格設定の導入が検
討されているが，その一般化が可能であるかどうかは不明である．命の経済
的評価というナイーブな問題をどのように進めていくのか，終末期における
医療の在り方問題にもかかわるものであり慎重な議論が必要だろう．結局の
ところ，高額薬剤については現在の評価療養制度を活用して，効果の評価が
一段落したところで価格の適正化を図るというのが日本的な解決なのかもし
れない．この場合，保険診療で給付されるまでの一定程度の time lag を容認
しなければならない．

　他方で，我が国の場合既存薬品の保険収載に関する見直しも必要だろう．
OTC 化が進んでいる医薬品について，保険で支払することの是非，あるい
は支払いを行うとしてもその給付率に，例えばフランスのように段階を設け
ることの是非などが問われるべき時期に来ているのではないだろうか．また，
類似薬効の先発品と後発品の公的保険による給付に関して，参照価格制のよ
うなものを導入することの是非についても検討が必要だろう．

9-2 医療本体以外のコスト負担のあり方について

　高齢化の進展は医療と介護，そして生活支援ニーズの複合化を進める．こうした社会の変化は必然的に，内容的に重複するサービスの負担のあり方の再検討を要求する．その代表的なものは長期療養におけるホテルコストである．例えば，仮に病態像・状態像が大きく変わらないとき，療養病床の入院，介護老人保健施設や介護老人福祉施設の入所などにおけるホテルコストの負担の公平性が検討されなければならない（もちろん，低所得者対策は別途講じる必要がある）．図表 1-25 に示したようにフランスでは医療サービスは医療保険，介護は介護給付，生活（ホテルコストを含む）は年金保険（自費）で支払うというのが原則である．ドイツの場合も入所型ケア施設（Pflegeheim）や高齢者ケア施設（Altenpflegeheim：APH）などの介護施設に入居した場合のホテルコストについては原則自費となっている（ただし，収入や資産の状況に応じて住居手当法に基づく家賃補助を受けることは可能）．我が国の場合，欧米先進国と異なり住宅政策が社会保障政策として十分に行われてこなかったこともあり，高齢期の住保障が弱いという欠点がある．しかしながら，制度間の負担の公平性については，社会保障制度全体の持続可能性を保証するためにも避けて通ることのできない検討事項であると考える．

　また，救急車による搬送コストの負担の在り方についても検討が必要だろう．「タクシー代わりに救急車を使っている」という批判は多分に誇張されている感があるが，今のような無料搬送サービスのようなものであれば，いずれ運用が行き詰まってしまう．費用負担の在り方について検討されるべき時期に来ている．

10　人口構造の変化に対応した社会保障制度の再構築

　人口の変化はよほどのことが無ければ「確実な未来（ドラッカー，1994）」

第 2 章　今後日本でも検討されるべき対策

図表 2-15　我が国の将来人口推計
（総数，年齢 3 区分別：出生中位・死亡中位：平成 29 年度推計）

年　　次	人　口　(1,000 人)				割　合　(%)		
	総　数	0〜14 歳	15〜64 歳	65 歳以上	0〜14 歳	15〜64 歳	65 歳以上
平成 27（2015）	127,095	15,945	77,282	33,868	12.5	60.8	26.6
32（2020）	125,325	15,075	74,058	36,192	12.0	59.1	28.9
37（2025）	122,544	14,073	71,701	36,771	11.5	58.5	30.0
42（2030）	119,125	13,212	68,754	37,160	11.1	57.7	31.2
47（2035）	115,216	12,457	64,942	37,817	10.8	56.4	32.8
52（2040）	110,919	11,936	59,777	39,206	10.8	53.9	35.3
57（2045）	106,421	11,384	55,845	39,192	10.7	52.5	36.8
62（2050）	101,923	10,767	52,750	38,406	10.6	51.8	37.7

出典：国立社会保障・人口問題研究所（2017）．

である．そして，この人口変化は実質的に世代間の所得移転で成立している
我が国の社会保障制度に大きな影響を及ぼす．ここでは改めて少子高齢化及
び外国人居住者の増加の 2 つについて述べてみたい．

10-1　少子高齢化への対応

　図表 2-15 は我が国の人口の変化をみたものである．国レベルでみると平
成 27（2015）年にそれぞれ 12.5％ と 26.6％ であった 15 歳未満人口と 65 歳
以上人口は，平成 37（2025）年には 11.5％ と 30.0％，平成 47（2035）年には
10.8％ と 32.8％ になる．実質的に世代間の所得移転になっている医療保険，
介護保険制度をこのような人口構成で維持していくためには，財源や給付範
囲のあり方，あるいは制度そのものを見直さざるを得ない．

　例えば，今後我が国は減少する労働力に対応するために生涯現役社会を目
指さざるを得ないだろう．実際，内閣府が行った「平成 25 年度高齢者の地
域社会への参加に関する意識調査結果」をみると，調査対象となった 60 歳
以上の 60％ 以上が「70 歳以上まで働きたい」と回答している．ところが，

同調査は他方で対象者の 70% 強が「仕事をしていない」という結果も示している．このギャップを埋める雇用政策が必要である．その上で現行の後期高齢者医療制度のように年齢で加入する保険を分ける仕組みの妥当性についても再検討が必要だろう．フランスやドイツのような突き抜け型の保険制度にすることが検討されていいのではないだろうか．この場合，現在の企業別の健康保険制度の妥当性が問われることになる．また，医療と介護のニーズが複合化していることを考えれば，オランダのように医療保険を短期保険と長期保険とに区分した上で，長期保険については医療保険と介護保険とを統合することも検討すべきであると考える．さらに医療保険・介護保険の財源については，労働所得のみを対象とするのではなく，フランスの一般福祉税のように全所得を対象にした仕組みにすることも必要だろう．この場合，所得格差が拡大していることを踏まえて，現在健康保険法で定められている保険料の標準報酬の上限（50 級で標準報酬月額 139 万円）についてもそれをあげることが検討されていいのではないだろうか．

10-2　在留外国人の増加への対応

　法務省の統計によると，我が国の在留外国人は平成 28（2016）年 12 月末で，約 238 万人でこれは我が国の総人口の 2% 弱に相当する．そしてこの割合は今後も増えていくと予想される．こうした在留外国人の増加に伴い，社会保障関連の種々の問題が生じている．我が国の健康保険証には写真がないため，外国人が他人の保険証を利用して外来にかかったとしても，それを確認することができない．また，外来入院を問わず未収金の問題も医療施設によっては大きな負担になっている．ここで留意すべきは彼らの多くは就労目的で来日し，実際に何らかの形で就業していたということである．合法・違法であるかは別問題として，労働者である外国人に対する社会保障体制をどうするかということが正面から議論されなければならない時期に来ている．少子高齢化の進む我が国では，今後外国人技能研修生制度のようなものでは

第2章　今後日本でも検討されるべき対策

なく，多くの外国人を正規労働者として受け入れざるを得なくなる．その扶養家族の範囲や受給資格をどうするのかを早急に決めなければならない．国際的にみて整合性のある仕組みを検討することが喫緊の課題である．

　また，外国人旅行者が日本で医療にかかる例も増加している．海外旅行傷害保険などに未加入な場合，自費で支払うことになるが，その未収金が問題となっている．帰国した旅行者に支払いを請求しても，なかなか応じない例もあり，その回収のための法的手続きを取らなければならない例も増加している．我が国の医療保障制度が他国より受給範囲が広いこと，医療サービスの価格も相対的に安価なことを考慮した上で，外国人旅行者が日本の医療を受ける例の増大に対応した仕組みの検討が必要だろう．

11　改革の基盤としての情報化，そして理念

11-1　我が国の医療介護情報基盤の現状

　何かを改革しようとするのであれば，現状を示す情報が必要である．今回取り上げた4か国において2000年以降急速に改革が進んだ背景には医療の情報化が進んだことが大きい．具体的には DRG 導入による医療の可視化である．特にフランスにおいてはこれによって地域間の急性期入院のばらつきが明らかとなり，それを解決するための財政面及び人的配置の改革が進んだ．少子高齢化が進む中で，持続可能な公的医療保険制度を今後も我が国が維持しようとするのであれば，情報に基づいて PDCA サイクルによる医療制度改革を漸進的に行っていくしかない．ここで，我が国にはこのための重要な情報源がすでにあることを再確認することが必要である．

　DPC 導入によって我が国の急性期入院医療の情報化は飛躍的に進んだ．加えて，我が国にはレセプト情報がある．我が国の医療機関が保険者に提出する請求書（レセプト）は，優れた医療情報である．厚生労働省の資料によ

ると平成26年4月現在で調剤レセプトは99.9%，医科レセプトは病院が98.9%，診療所が96.9%電子化されている．電子レセプトは平成21年4月診療分から収集されており，現時点（2016年度）では年間約18億件の医科・DPC・調剤・歯科レセプトと年間約2,500万件の特定健診情報と年間約84万件の特定保健指導事業の情報が集められている．平成28年12月診療分までの総格納件数は医科・DPC・調剤・歯科レセプトが128億8,400万件，特定健診が1億9,300万件，特定保健指導が約571万件となっている．

　我が国のレセプトには診療に際して行われた医療行為や処方された薬剤に関する詳細な情報が，例えば実施日と処方日も含めて記載されている．調剤レセプトについては処方元医療機関の医療機関コードが記載されており，これにより外来医科レセプトと調剤レセプトを結合して分析することも可能になっている．これだけの詳細な医療情報を持っている国は国際的にみても日本だけであり，この情報基盤は高齢社会における医療の在り方を考えるための重要な知的財産であると言える．しかも介護保険については，導入当初から標準的なフォーマットでの電子レセプトによる請求を義務づけたことにより，ほぼ100%分析可能な状態でレセプトが蓄積されている．このように，我が国は医療・介護・予防（＝特定健診）の情報を総合的に収集・集積し，それを分析するための情報基盤がほぼ確立しているのである．

　これをいかに活用していくかが喫緊の課題である．現在の厳しい財政状況を考えれば，関係者のいずれにも痛みを伴う改革にならざるを得ないのが現状だろう．関係者のそれぞれが納得してその痛みを分かち合う覚悟がなければ我が国の国民皆保険制度は瓦解してしまう可能性がある．納得するためには情報が必要であり，そしてそうした情報をもとに関係者が協議し，そして知恵を出し合う仕組みが必要なのである．そのための1つの枠組みが社会実験である．理念と中期的な政策目標を明確にしたうえで，より良い制度を構築していくための社会実験が常に行われるような体制づくりが我が国においても必要であると考える．さらにフランスのONDAMのAnnexに記載されているような，各施策の効果の目標とその評価がルーチンで行われる仕組

第 2 章　今後日本でも検討されるべき対策

みも必要である．フランスの ONDAM がそうであるように目標値は絶対的なものである必要はない．目標達成の可否にかかわらず結果の要因を分析する姿勢が無ければ制度をより良いものにすることはできない．省庁をまたぐ協議が必要になるが，こうした ONDAM 的な政策評価の仕組みを導入すべきであろう．

11-2　改革の理念

　平成 28（2016）年，経済・財政一体改革会議の下に設置された社会保障ワーキンググループは 44 項目からなる改革工程表を公表した．2020 年までにプライマリバランスを黒字化するために医療，介護，年金などの社会保障の各項目について，支出の適正化のための Key Performance Indicator（KPI）を設定し，その達成状況のモニタリングをしていくというものである．また，平成 29（2017）年 1 月 12 日には「医療・介護情報の活用による改革の推進に関する専門調査会第 2 次報告」が公開された．この報告書では医療費の三要素分析や具体的な診療行為の地域差をデータ（図表 2-16）として示すことで，関係者に「合理的な理由のない医療費の地域差」を縮減する対策を求めている．財政健全化を至上命題とする現政権にとって，その最大の歳出項目である社会保障財政の健全化はもっとも重要な政策課題である．

　地域医療構想がそうであるように，我が国では政府が強権的な構造改革を行うことはできない．補助金や診療報酬制度などによる一定程度の政策誘導はあるにしても，サービス提供者が自らの意思で変革を行うことしか方法はない．少子高齢化が進む中，現在のままで社会保障を維持し続けることが困難であることは明らかである．赤字国債に頼らず医療・介護制度を維持しようとするのであれば，医療介護に使う保険料・税金のいずれかを上げるのか，あるいは公的保障の範囲を制限せざるを得ない．医療や介護にどれだけお金を使うことができるのか，という国民的な合意形成が求められている．こうした変化はすべての関係者にとって痛みを伴うものになるだろう．少子高齢

11 改革の基盤としての情報化, そして理念

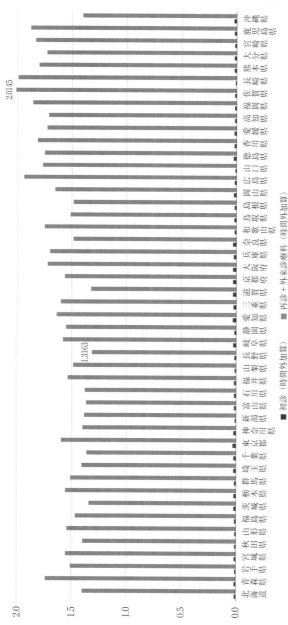

図表 2-16 全疾患・全年齢・男女計の初再診の時間外加算の患者1人当たり算定回数

「時間外加算」には, 保険医療機関が表示する診療時間以外の時間, 深夜（午後10時〜午前6時までの間), 休日に関する加算, 夜間・早朝等加算, 時間外特例加算を含む.

注：平成25年10月の入院外レセプト. 調剤レセプトについて, 医療機関所在地ベースで分析. 算定回数を患者所在地ベースの単客数で補正.

※なお, 患者AがA県で2医療機関, B県で3医療機関かかっていた場合は, B県で計上.

出典：医療・介護情報の活用による改革の推進に関する専門調査会第2次報告（2017）.

第 2 章　今後日本でも検討されるべき対策

社会・人口減少社会では，負担を分かち合うことが求められるのである．この「不利益を分配する（高瀬，2006）」という難しい改革を行うためには，それを正当化する理念が共有されること，そしてそれを実践する国や地方自治体，政治家そして保険者やサービス提供者に対する国民の信頼があることが前提となる．

　平成 29（2017）年 2 月に，厚生労働省は「「地域共生社会」の実現に向けて（当面の改革工程）」を公表した．筆者もこの理念には賛同する．しかし，より重要なのはこの理念を実現するために必要な各関係者の負担を在り方を明確にし，そしてそれに納得してもらうという合意形成の具体的な手続きを示すことである．フランスのジュペプランがそうであったように，その具体化は種々の反発を招き，そして政権の基礎を揺るがせるものになってしまうかもしれない．しかし，それを乗り越えることなしに，この国の社会保障制度の改革は難しいだろう．フランスの前文部科学大臣である Bayrou 氏は，混乱しているフランス社会の現状を批判して以下のように述べている（Bayrou，2011）．「フランスがどのようにあるべきかという理念なしに，政権を取るということが各政党の目的となってしてしまった．そのためこの国では，何をすべきかが自明であるにもかかわらず，政治家は国民に説明をせず，甘い言葉を繰り返すだけで，立ちすくんでいる．……（中略）……やるべきことは明らかである．右派も左派もない．……（中略）……今はその目的に向かって力を合わせるべき時なのに，この国ではあいかわらずの無意味な政党間の中傷合戦が繰り返されている」．この状況は今の日本にも当てはまるものではないだろうか．実際，若手官僚からは同様の問題意識に基づく以下のような興味深い報告書が出されている．

　平成 28 年 8 月，経済産業省は 20 代，30 代の若手官僚 30 人から構成される「次官・若手プロジェクト」を立ち上げた．その目的は「国内外の社会構造の変化を把握するとともに，中長期的な政策の軸となる考え方を検討し，世の中に広く問いかけることを目指す」というものである．平成 29 年 5 月にその報告書が出されているが，その内容は非常に示唆に富んでいる．例え

254

ば，「既に人々の価値観は変化しつつあるにもかかわらず，過去の仕組みに引きずられた既得権や固定観念が改革を阻んでいる」，「『シルバー民主主義』を背景に大胆な改革は困難と思い込み，誰もが本質的な課題から逃げているのではないか」という問題提起をし，「従来の延長線上で個別制度を少しずつ手直しするのではなく，今こそ，社会の仕組みを新しい価値観に基づいて抜本的に組み替える時期に来ている」，そのために以下のような改革を行い，「個人の帰属・つながりを回復し，不確実でも明るい未来を実現する」としている．

① 一律に年齢で「高齢者＝弱者」とみなす社会保障をやめ，働ける限り貢献する社会へ

② 子どもや教育への投資を財政における最優先課題に

③ 「公」の課題を全て官が担うのではなく，意欲と能力ある個人が担い手に（公共事業・サイバー空間対策など）

こうした改革は我が国の経済政策や労働政策など広い範囲に影響するものであるだけに，社会全体の在り方を再検討する契機になるのかもしれない．1つの方向性は原丈人氏らが提唱する公益資本主義だろう（原，2017）．株主ではなく，労働者や顧客を第一に考え，中長期的に安定した利益を挙げることができる資本主義制度が実現することは，世代間の所得移転に依拠している我が国の社会保障制度を安定させる効果が大きい．社会保障制度の在り方を考えることは，この国の社会の在り方を考えることである．次の世代に豊かで挑戦しがいのある社会を引き継いでもらうためにも，社会保障制度の在り方が問われている．それだけにその基本となる理念に関する議論が必要なのである．

注
1) ただし，実際には銀行やPFI関連会社による実質的な経営が広く行われるようになっており，こうした形態の病院経営におけるガバナンスの在り方も議論されるべきだろう．
2) かつてメディア報道がきっかけとなり，新3種混合ワクチンの接種率が極端に

第 2 章　今後日本でも検討されるべき対策

落ちた時期があった．その時期に当たってしまった子供たちの間で，のちに麻疹
や風疹の流行が生じ，大きな社会問題となった．レセプトをうまく活用すれば，
こうしたワクチンの中長期的な効果を検証することができ，徒に感情的な議論を
避けることができる．その意味でも母子手帳に記載される予防接種の記録とリン
クしたレセプト情報の活用が検討される必要があると考える．

引用文献

Bayrou F（2012）*Etat d'urgence*. Paris: Plon.

Tweede Kamer der Staten-Generaal, Raad op maat: Rapport van de bijzondere commissie Vraagpunten Adviesorganen, vergaderjaar 1992-1993, 21427, 1994.

川崎市住宅供給公社 www.kawasaki-jk.or.jp/files/uploads/topics/pdf/h26.12.pdf

経済産業省次官・若手プロジェクト報告書「不安な個人，立ちすくむ国家～モデル無き時代をどう前向きに生き抜くか～」http://www.meti.go.jp/committee/summary/eic0009/pdf/020_02_00.pdf．平成 29 年 5 月．

厚生労働省医政局「新たな医療の在り方を踏まえた医師・看護師等の働き方ビジョン検討会」報告書，平成 29 年 4 月 6 日．

厚生労働省「我が事・丸ごと」地域共生社会実現本部「「地域共生社会」の実現に向けて（当面の改革工程）」, http://www.mhlw.go.jp/stf/shingi/other-syakaihosyou.html?tid=368203

高瀬淳一（2006）『「不利益」分配社会――個人と政治の新しい関係』ちくま新書 612，筑摩書房．

P. F. ドラッカー／上田惇生・他訳（1994）『すでに起こった未来変化を読む眼』ダイヤモンド社．

内閣府第 22 回経済財政諮問会議（2015 年 12 月 24 日）「資料 1-1-2　経済・財政再生計画改革工程表」http://www5.cao.go.jp/keizai-shimon/kaigi/important/shakaihoshou.html

内閣府「平成 25 年度高齢者の地域社会への参加に関する意識調査結果」http://www8.cao.go.jp/kourei/ishiki/h25/sougou/gaiyo/

内閣府社会保障制度改革推進本部「医療・介護情報の活用による改革の推進に関する専門調査会第 2 次報告」平成 29（2017）年 1 月 12 日．http://www.kantei.go.jp/jp/singi/shakaihoshoukaikaku/pdf/houkokusyo2.pdf

内閣府「第 17 回経済・財政一体改革推進委員会　資料 1-2 国と地方のシステム WG において示された今後の対応の方向等」平成 29 年 4 月 28 日．

西日本鉄道 www.nishitetsu.co.jp/release/2015/15_036.pdf

野澤千絵（2016）『老いる家　崩れる街――住宅過剰社会の末路』講談社現代新書 2397，講談社．

馬場園明，窪田昌行（2014）『地域包括ケアを実現する高齢者健康コミュニティ――いつまでも自分らしく生きる新しい老いのかたち』九州大学出版会．

OECD（2014）「医療の質レビュー日本スタンダードの引き上げ評価と提言」Paris：OECD.

原丈人（2017）『「公益」資本主義——英米型資本主義の終焉』文春新書1104, 文藝春秋.

マリー・デュリュ＝ベラ／林昌宏訳（2007）『フランスの学歴インフレと格差社会——能力主義という幻想』明石書店.

松田晋哉（2008）「特定健診・特定保健指導事業の実践事例——北九州モデルについて」『社会保険旬報』No. 2349：6-16.

松田晋哉（2013）『医療の何が問題なのか——超高齢社会日本の医療モデル』勁草書房.

松田晋哉（2015）平成26年度厚生労働科学研究「医療機関の病床区分や人員配置等に関する研究（H26-医療－一般-001）」総括報告書（研究代表者　松田晋哉）.

松田晋哉（2016a）平成25-27年度厚生労働科学研究「介護予防を推進する地域づくりを戦略的に進めるための研究（H25-長寿－一般-006）」総合報告書（研究代表者　松田晋哉）.

松田晋哉（2016b）「地域医療構想と病院（3）博仁会志村大宮病院 —— 地域リハビリテーションのネットワーク構築を通したまちづくりへの積極的参画と地域共生型CCRCの提案」『病院』75(3)：211-218.

松田晋哉（2016c）「地域医療構想と病院（7）社会医療法人財団董仙会恵寿総合病院施設品質から地域品質へ：変化の先頭に立つ経営」『病院』75(7)：536-543.

八代尚宏（2011）『新自由主義の復権——日本経済はなぜ停滞しているのか』中公新書2123, 中央公論新社.

付録 1990年代から2010年代のヨーロッパ諸国における 政治状況

　自明のことではあるが，医療制度改革が行われるにはその前提となる政治
経済環境の状況がある．本書で述べた欧州4か国の医療制度改革の動向を知
るためには，本書が取り上げた期間における各国の政治状況に関する情報を
提供することが役立つと思われる．そこで，この20年間に行ってきた文献
調査と現地でのヒアリング結果などをもとに政治状況の概要の記述を試みる．
参考として，この間の英仏独蘭4か国と日本の政治状況を経時的に概観した
ものを巻末に付表として示した．フランスと日本の政治の不安定さが目立つ．
これら2つの国でなぜこのような状況になってしまったのか，そしてそれが
社会保障制度改革にどのような結果をもたらしたのかは比較制度研究として
興味あるテーマであると思われる．また，英仏独蘭4か国の医療制度改革は
EUの動向に少なからぬ影響を受けているが，その裏側には経済界の意向が
見え隠れする．EUという巨大市場を創設することに欧州の経済界が大きな
期待を寄せ，それに社会保障制度を適合させようとしたことが推察される．
この点については今後改めて分析を行い，文章にまとめてみたいと考えてい
る．いずれにしても，本付録は政治学を専門とはしない筆者の記述であるの
で，見当違いな見解もあるかもしれない．読者の方々のご寛容をいただけれ
ばと思う．

付　録　1990 年代から 2010 年代のヨーロッパ諸国における政治状況

1　イギリス

1-1　主な政党とその特色

　イギリスにおける主要政党としては保守党，労働党，自由党がある．それ
ぞれの政治理念の特徴を簡単に記述すると以下のようになる．ただし，近年
の特徴として政党の中道化が進み，その政策理念の違いがあいまいになって
きている．

【保守党】伝統的に財産の私有と経済活動の自由を重視．キリスト教的な家
族観・社会観が強く，同性愛者の権利などの社会的リベラリズムの推進には
あまり熱心でない．小さな政府を目指す．地主階級，経営者，旧貴族階級な
どが主な支持者．

【労働党】1900 年に結成された労働代表委員会（労働組合の政治部門）を母体
として 1906 年に結党．生産・公益手段の公有化（綱領第 4 条），社会保障の
充実など大きな政府による社会主義的な政策運営が特徴であった．しかし，
1997 年に政権についたブレアによる改革により生産・公益手段の公有化は
破棄され，コミュニティを基盤とした新しい福祉社会の実現を目指している．
労働者階級，中産階級などが主な支持者．

【自由党】人権問題や地球温暖化対策に重点を置く．同性愛者の権利などの
社会的リベラリズムを推進する立場にある．市場原理主義的な経済政策には
懐疑的．

1-2　サッチャー及びメージャー政権（1979-1997 年）

　イギリスは戦勝国ではあったが戦争による国内経済の疲弊，そして旧植民
地の相次ぐ独立もあり，1950 年代に復興による一時的な経済の好転はあっ

260

たものの，1960年代から1970年代後半まで，二度にわたるオイルショックの影響もあり非常に厳しい経済状況に陥っていた．また，シティを中心とするイギリス金融は資産を他人に貸し付けることで利益を得る地主・金融資本的な伝統があり，中北部の工業地帯への投資を十分行うことはなかった．こうした金融資本の姿勢のために製造業における改革が進まずイギリス企業は国際競争で劣勢に立たされることになった．また，労働党政権が採用した強い累進課税と高額の固定資産税，強すぎる労働組合と多すぎる公共サービス労働者，過度に福祉偏重の国家予算が，社会全体の生産性を阻害し「英国病」と呼ばれる経済不況の状況に陥った．サッチャーが政権についたのはイギリス衰退論が盛んに議論されていたこの時期である．サッチャーはこうした衰退論を政策キャンペーンに活用した．そして「労働組合が強くて福祉に傾いた国は衰退している．これに対処するためには新自由主義的な改革が必要である」と主張し，大規模な改革を進めて行った．具体的には国有企業の民営化，シティにおける外資活動の自由化，労働者のストライキ権の制限，公務員の大幅削減，イギリス版公共投資である地域産業振興援助金の停止などを相次いで行っていった．NHSもこうした一連の改革の対象となり，医療関連予算を削減した上で市場主義的競争による医療サービスの効率化を目指すという政策が採用された．しかし，こうした改革は医療現場の労働環境の悪化を招き，多くの医療職が国外に出て行くことになる．

　ただし，こうした一連の改革によってイギリス経済が活性化したことは確かであり，中産階級も増加した．しかし，社会民主主義的傾向の強いEU諸国とのサッチャーの対立姿勢は，EUの枠内での市場拡大を目指していた一部財界関係者などイギリス国内の親EU派の反発を招くことになる．また人頭税導入の試みや教育費の値上げなど国民の負担を求める改革への国民の反発もあり，1990年には退陣を余儀なくされることとなる．

　あとを継いだメージャーは基本的にはサッチャー路線を引き継ぎながらも，国内の批判を抑えるために調整型の政権運営を行った．メージャー攻権における政策の特徴は，民営化のさらなる推進で，公共施設の建設や運営を民間

付　録　1990年代から2010年代のヨーロッパ諸国における政治状況

に委ねる政策を打ち出した．例えば，この政策に基づき1992年にプライベート・ファイナンス・イニシアティブ（PFI）が導入されている．しかし，市場主義的改革の過程で，金融資産や不動産を活用して資産形成をすることができた新たな中産階級とそれができなかった低所得者層との間での格差は拡大し，それが社会の不満を高めていくことになる．ただし，労組に牛耳られている感のある労働党に対する国民，特に新たな多数派となった中間所得層の不信感は強く，そのためメージャー政権は比較的安定した運営を行うことが可能であった．

1-3　ブレア及びブラウン政権（1997-2010年）

80年代後半から労働党内部にも，労働党の労組依存体質を改め中産階級にアピールする新たな国民政党を目指す動きが出てくる．その中心となったのがモダナイザー（近代主義者）と呼ばれるブレアやブラウンである．1994年ブレアは労働党が金科玉条のように守り続けてきた党の基本綱領第4条項「生産手段の共有（国有化条項）」を改正し，この言葉を除いて市場と競争による経済活動を認めるものに書き換えた．これは労働党左派から強い反発を受けることになるが，ブレアは逆にこれをニューレイバー（新しい労働党）のシンボルとして，国民，特に中産階級を味方につけていく．

そして1997年に政権についたブレアは経済政策では所得税を抑え，低インフレを求め，公共支出や借り入れを抑えるという自由経済的な施策を推進していく．ただし，それは規制と規制緩和のバランスの上に成り立つ混合経済的なものであった．他方で，社会政策においては住民の連帯に基づくコミュニティの再生を掲げ，個人の責任と権利の上に成り立つ新しい福祉国家を目指していた．例えば，弱者を手当てするという依存型福祉（ネガティブウェルフェア）ではなく，家族形成や就労を含めて「社会参加」の動機づけを持つ者を支援する自立型福祉（ポジティブウェルフェア）の政策を進めた．また，公共サービスにおいては単純な民営化ではなく，PPP（Public-Private

262

Partnership）による官民連携を行っていくことを試みた.

　こうした市民社会実現のためにブレアが最も重視したのが教育であった. このような中道主義的政策をブレア自身は「第三の道」として国民に示した. この第三の道の提唱に関してブレアのブレーンとなったのがギデンス教授である.

　順調に進んでいった労働党の改革であったが，2008年のリーマンショックに始まる世界金融危機がイギリス経済を直撃する. 2007年にブレアを引き継いだばかりのブラウン首相はこの問題に粘り強く対応し，一時的にイギリス経済は好転する. しかし，この間に生じた失業の増大，EUと連動する経済状況の不安定さは，イギリス国民，特に中産階級のEUへの不信を増大させることになる. また，労働党の親EU的な対応により労働契約における解雇の自由度が低下したことで，労働コストが増大し，これが財界の不満を高めていった. さらにブラウン首相の失言などもあり労働党の支持率は急落することになる.

1-4　キャメロン政権（2010-2016年）

　経済不況，EUに対する不信感，そして10年余にわたる労働党政権への飽きもあり2010年の選挙で労働党は敗れ，代わって保守党と自由党の連立政権が成立する. これは保守党のみでは単独政権を擁立することができなかったためであるが，キリスト教的な家族観・社会観を重視する保守党と環境対策や同性愛の容認といったリベラル性を重視する自由党は，必ずしもその政治理念において合わない点も多い. 特に市場原理主義的政策に関しては保守党がそれを推進する立場であるのに対し，自由党は明確にそれに反対している. こうした状況から政権運営は必ずしも安定しない状況が続いた. しかし，NHSをはじめとする医療福祉政策については，保守党・自由党・労働党の枠を超えて，それを維持することが国民的合意となっており，その効率性・質をいかに高めていくかという方法論の差があるに過ぎない. この点に

おいてキャメロン政権は，ブレアと同様，国民及びコミュニティの権利と責任を重視しており，具体的にはより多くの権限をボランティア団体，コミュニティ・グループ，地方政府などに与えて，貧困や失業など英国が抱える社会的課題に対応していく大きな社会（Big society）の実現を目指すこととなった．

このキャメロンの Big society 構想では各地域（コミュニティ）のボランタリー部門の役割が重視されているが，例えば，ボランタリー部門が①地域内の施設等の資産を購入できるようにする，②多くの公共サービスを担えるようにする，③住民のボランタリー部門への関与を促して，社会活動を活性化することなどが提案されている．そして，その資金源として「大きな社会銀行（Big Society Bank）」を創設し，銀行の休眠口座や人々の自主的な寄付を活用することなどが検討されている．他方，こうした仕組みは公的セクターの責任放棄だという批判もあり，Big society 構想の実現性は不透明なものとなっている．

参考文献

アンソニー・セルドン編／土倉莞爾，廣川嘉裕監訳（2012）『ブレアのイギリス 1997-2007』関西大学出版部.

川北稔（2010）『イギリス近代史講義』講談社現代新書 2070，講談社.

岐部秀光（2012）『イギリス――矛盾の力』日本経済出版社.

黒岩徹（1999）『決断するイギリス――ニューリーダーの誕生』文藝春秋.

林信吾（2009）『イギリス型＜豊かさ＞の真実』講談社現代新書 1976，講談社.

福島清彦（2002）『ヨーロッパ型資本主義――アメリカ市場原理主義との決別』講談社現代新書 1628，講談社.

ポーリー・トインビー／椋田直子訳『ハードワーク――低賃金で働くということ』東洋経済新報社.

2 フランス

2-1 主な政党とその特色

フランスにおける主要政党としては RPR, UDP, 社会党, 共産党, エコロジスト, 国民戦線などがある. それぞれの政治理念の特徴を簡単に記述すると以下のようになる.

【RPR】ゴーリズムを継承する右派政党. 前大統領のシラクが結成した. 経営者層をはじめとするブルジョワ階級が支持基盤.

【UDP】中道派諸政党の結集. RPR と支持基盤が重複する.

【社会党】本来, 社会民主主義を理念とする左派政党であるが, ミッテラン政権下に中道化が進み, その政策については右派と差が無くなっていると評価されている.

【共産党】マルクス・レーニン主義ではなく, ユーロコミュニズムを掲げる左派政党. 核開発やフランス国軍の支持など, 愛国的な側面が強い. ミッテラン政権で入閣した 1980 年代より支持率が急落しており, その存在意義が問われている.

【エコロジスト】Génération écologie と Verts の 2 グループがある. 左でも右でもないが, 前者がより政権への参加を目標に現政権に対して現実的な対応を取る傾向があるのに対し, 後者はより原理主義的である. 環境問題を争点として, かつての共産党支持者や社会党支持者あるいは知識層を取り込み, 一時的に中央及び地方選挙で躍進を遂げたが, 環境問題以外の政策に関して無力であることを示し, その後の選挙では大きく支持を失っている.

【国民戦線】従来, 極右ネオ・ナチ政党としての特色が強かったが, 現在は「フランス人のためのフランス」を理念として掲げ, 移民政策の強化, フランス国民の雇用の保障などを訴え, その支持基盤を拡大している.

付　録　1990 年代から 2010 年代のヨーロッパ諸国における政治状況

2-2　ミッテラン社会党政権 (1981-1986 年)

　1990 年以降のフランスの動向を理解するためには，それ以前のミッテラン政権の施策について知っておく必要がある．そこで，少し長くなるが，ここでは 1981 年からの政治動向について説明することとする．

　1981 年の大統領選挙で勝利したミッテランは 23 年ぶりとなる左派政権を設立することになった．ミッテランが勝利した背景要因としては苦しい経済状況に対する国民の不満があった．高いインフレ率（14%）と貿易収支の悪化（1300 億フランの対外債務），そして失業の不安（失業者 160 万人以上）のために，「生活を変えよう」というミッテランのスローガンは国民の大きな支持を集めた．ミッテラン政権の経済政策は生産手段の大規模な国有化を前提とした生産体制の強化とそれによる経済成長の回復と税収の増大，その配当を用いて雇用を増大し，社会的不均等を是正していくというケインズ的なものであった．これは当時英米両国でサッチャー首相及びレーガン大統領が主導していた小さな政府による新自由主義的な改革と対照的なものであった．電気公社などの 5 大企業グループやスエズ銀行などの金融 2 行など多くの企業が国有化され，83 年までに 21 万人の公務員増加や若年者の就業を容易にするための職業教育の充実や 60 歳定年制，週 39 時間労働制などの対策が取られた．また，1982 年のオルー法により勤労者の権利が強化され，労働者の表現の自由や企業単位での企業委員会の設立と労使間の団体交渉の義務化などが定められた．さらに，国民の購買力向上のために最低賃金や各種社会手当（老齢年金，家族手当など）の増額が図られ，金利引き下げも行われた．これにより 1982 年の公共部門の支出は 27.6% 増となった．

　この時期のミッテラン政権下におけるもう 1 つの重要な改革は地方分権化を進めるための 1982 年「コミューン・県・地域の権利と自由」法である．これにより従来中央政府が任命していた県知事の権限が住民の選挙によって選出された地方議会議長と市長に継承された．

公約に従って社会主義的な改革を矢継ぎ早に行ったミッテラン政権であったが，その効果は上がらず失業問題は悪化し続けた（1983 年に 200 万人に増加）．また，貿易収支の赤字は拡大し続け，高いインフレ率も持続したままで国民生活はさらに厳しいものになっていった．インフレ抑制と財政の健全化を目指して，政権は緊縮財政に転じ，政権をとった翌年の 1982 年には賃金・物価凍結措置をとることになる．しかし，当時のフランス産業の問題として近代化の遅れがあった．企業の国有化は，フランス企業が国際競争にさらされて技術革新を行っていくことを阻害し，そのために企業活動は停滞し，失業率も国際収支も改善することはなかった．社会党政権の主張する大きな政府は限界にきていた．こうした中，ミッテランはファビウスを首相に指名し，企業の活性化を目途とした新自由主義的な改革を進めていくことになる．具体的には，社会保障関係の企業負担の軽減，社会保障支出の削減，若年失業者対策として地方公共事業体によるパートタイム雇用の実施などが行われた．こうした一連の改革によりインフレは落ち着くが，雇用状況は改善せず，国民の不満が高まっていった（1985 年の失業者数は 300 万人超：全就業人口の 10％）．

2-3　ミッテラン第一次連立政権（1986-1988 年）

一向に改善しない社会経済環境に対する国民の不満は 1986 年の総選挙の結果として現れた．RPR 及び UDR といった保守派は国営企業の民営化を訴えるとともに，テロや治安対策での社会党政権の失政を批判し，総選挙に勝利する．この結果をふまえてミッテランは首相に RPR のシラクを指名する．ここにフランスの政治史上初めての保革連立政権（コアビタシオン）が成立する．コアビタシオンにおいては，大統領が軍事・外交，首相が内政を分担するのが原則であるが，ミッテランとシラクの関係は悪く，ミッテランはたびたびシラク内政に干渉した．

シラクの政策は反ケインズ・反社会主義にあり，国営企業の民営化，経済

付　録　1990 年代から 2010 年代のヨーロッパ諸国における政治状況

活動に関する規制緩和，自由競争の推進を積極的に行っていった．こうした
民営化により 400 億フランに上る税収があり，さらに国民の消費を刺激する
目的で大規模な減税も行われた．ただし，国営企業の民営化と言っても，そ
の株式の引受先は多くの場合政府系企業であり，フランスの伝統である国家
統制（ディリジズム）は依然として強く残っていた．市場原理主義的な改革
は医療部門でも行われ，公立病院における医師の私的医療の認可，公的病院
における営利的活動の認可などが行われた．

　経済政策では一定の成果を上げたシラクであったが，テロ対策や教育改革
では多くの問題に直面した．例えば，学費の値上げや競争的環境を導入する
といった大学教育改革に対しては学生・教員の激しいデモが生じた．この際
に機動隊と学生の衝突によって学生が死亡したことで教員・学生組織は政府
に対してより強く反発していくことになる．また，賃上げを要求する各種公
共機関のストライキが頻発し，フランス社会は混乱していった．時の経過と
ともにフランス社会は落ち着きを取り戻していくが，この間のシラクの強権
的な態度に国民は大きな不信感を抱くことになる．

2-4　ミッテラン社会党政権（1988-1993 年）

　上記のようなシラクに対する不信感をうまくとらえ，1988 年の大統領選
挙においてミッテランは社会正義と平等を旗印に国民の感情に訴える戦略を
とる．シラクの主張する新自由主義的改革による「偉大なフランスの復活」
は，国営企業の民営化がそうであったように一般国民にとってはエリートに
よるフランス経済の独占にすぎず，国民の支持をえることはできなかった．
しかし，その後行われた総選挙で，社会党は第一党にはなったものの議会の
過半数を占めることができず，左派連合で政権運営を行うことになる．

　前回の社会党政権において，企業の民営化をはじめとした社会主義的な実
験は失敗しており，新しく誕生した政権では第一次コアビタシオン時と同様
の政策を継続し，フランス政界の中道化はさらに進んでいく．

268

2 フランス

こうした中国民の支持を集めるようになったのがルペン党首率いる国民戦線（FN）である．人種差別と排外主義をその基本的姿勢とするFNは失業率の高さと治安の悪化は移民や外国人のせいであるとして，「フランス人のフランス」を取り戻すことを主張した．また，エリートによる統治を批判し，こうした姿勢が失業に悩む若者や労働者層，さらには伝統的な価値観を持つ保守層の支持を集めていく．労働者，特にかつては共産党の支持者であったブルーカラー労働者層がFNの支持者になったことはフランス社会の変容を象徴するものであった．

ここで移民問題について簡単に説明する．フランスは伝統的に移民に寛容な国であった．戦後の復興過程で若い労働力を必要としたフランスの産業界は旧植民地からの労働者を積極的に受け入れた．さらに1961年のアルジェリア紛争においてフランス軍の兵士としてアルジェリアと戦ったアルジェリア人（アルキ）とその家族もフランス国内に移民として入ってきた．しかし，当初は一時的な労働力（経済移民）として入ってきた外国人は次第に定住化していき，さらに母国から家族を呼び寄せるようになる．しかし，宗教やフランス語能力でハンディのある外国人がフランス社会で安定した地位に就くことは難しく，高い失業率や居住地区のゲットー化などを通して，治安的にもフランス社会の不安定要素となっていった．

ミッテラン政権下におけるフランス外交のもう1つの柱は，EU統一市場への積極的関与である．ミッテランは西ドイツとの協力関係のもと，EU運営においてイニシアティブをとり，経済的にも拡大するEU市場を活用しようとした．その根底にはソ連とドイツへの潜在的恐怖とイギリスへの警戒感があった．すなわち，西ドイツとの連携を強化することでソ連とイギリスを牽制し，他方で西ドイツを東側諸国に対峙させることで，西ドイツの力を抑制しようとしたのである．

しかし，EU統合の前提であるマーストリヒト条約批准の条件（赤字をGDP比で3%以内に抑える）はフランス財政を窮屈なものにし，巨額の社会保障財政の赤字を補填するための新たな税制を導入することとなった（一般

269

付　録　1990 年代から 2010 年代のヨーロッパ諸国における政治状況

福祉税 CSG）．しかし，社会党政権下で著増した社会保障関連の赤字の解消は困難であり，そのあおりを受けて経営状況が厳しくなっていた公立病院でも医師や看護師のストライキが断続的に生じていた．また，フランス国内からの資本流出を防ぐ目的で付加価値税や貯蓄税を引き下げ，さらに企業の体力を向上させる目的で資本の自由化が行われ，企業合併が活発化したが，これらは失業問題の改善にはつながらず，逆に EU 統一市場の実現に危機感を感じている農民や漁民のデモが頻発する事態となった．1992 年当時の首相はフランスの政治史上初の女性首相であるクレッソンであったが，その独善的な政策運営と傲慢な発言・態度に国民の批判は高まる一方であった（日本の住環境に対する「ウサギ小屋」発言でも有名になった）．更迭されたクレッソンに代わり首相となったヴェレボゴワはリベラルな経済政策を前面に打ち出し，貿易収支の黒字化など一定の成果を上げたが，失業率は一向に改善せず，1993 年の総選挙で社会党は大敗北をする．

2-5　ミッテラン第二次連立政権（1993-1995 年）

　総選挙の結果を受けてミッテランは国民議会第一党となった RPR の代表であるバラデュールを首相に指名した．バラデュールは自由主義的な政策を進めるが，それは米英のような激しい新自由主義的競争ではなく，必要に応じて政府による規制もある混合経済的なものであった．その意味でフランスの政策運営はさらに中道化が進んでいった．バラデュールの政策運営スタイルは漸進主義であり，国民や関係者とのオープンな対話の上に現実的な政策を段階的に行っていくというものであった．しかし，1993 年時点で推計 3,200 億フランに上る赤字を抱えた深刻な経済状況下で，バラデュール政権は緊縮財政を継続せざるを得ず，国民の間での閉塞感がさらに高まっていった．

2-6　シラク RPR 政権（1995-1997 年）

　深刻な社会経済状況の中，1990 年代半ばのフランス国民の間には新しい変化を求める機運が高まっていた．社会党政権の掲げる「社会正義」や「連帯」といった耳触りの良いスローガンは深刻化する雇用問題や治安状況の前に空虚なものとなっており，また 10 数年にわたる社会党政権は国民から飽きられていた．対話を重視し，漸進的かつ慎重に改革を進める RPR 党首バラデュールに対する国民の信頼は高かったが，その漸進性が変化を求める国民には物足りなかった．数回にわたるシラク-バラデュールの政策論争の結果，強い指導者を求めた国民は最終的に「ダイナミックな社会変革」を唱えるシラクを大統領として選出した．シラクはバラデュールに代わって RPR 党首となったジュペを首相に任命した．シラク大統領はフランス人の「企業家精神の復活」をスローガンに，自由競争・規制緩和を柱とした企業活動の活性化と雇用創出を経済政策を打ち出した．雇用政策に関しては長期失業者を雇用した企業に対する社会保障負担の免除や雇用奨励金の交付などを行い，企業活動の活性化を目標として国営企業の民営化を推進した．しかしながら，雇用創出は微増にとどまり，そして深刻な財政赤字がシラク政権に政策転換を迫ることになる．具体的には社会保障費の膨大な赤字を解消するために，大統領就任後半年でシラク政権は雇用対策から緊縮財政へと軸足を移すことになる．1994 年にピークに達した財政赤字に対応するために付加価値税は 2％，富裕税・法人税は 10% 引き上げられ，最高課税率の引き下げも行われた．社会保障財政に関しても，その赤字を解消するために社会負債償還税（Contribution pour le remboursement de la dette sociale: CRDS）が導入された．また，重複受診や重複投薬を避けるために医療手帳が導入された（しかしながら，これは健康を理由に雇用差別が生じる可能性があるという理由で一般化はされず，またほとんど活用されることもなかった）．こうした一連の行財政改革には，合理性はあったが国民には受け入れられず，特にジュペプランで示さ

付　録　1990 年代から 2010 年代のヨーロッパ諸国における政治状況

れた公務員を対象とした年金制度改革（積立期間の延長）や給与凍結，そして公務員の削減は公務員労組の激しい反対にあい，各地でストライキが頻発した．

2-7　シラク連立政権（1997-2002 年）

　上記のような社会経済環境の中で，状況打開のためにシラク大統領は国民議会を解散する．その目的は，フランスのおかれた厳しい状況を克服するためには，長期的展望をもって行財政改革を進めることが重要であり，そのためには議会の過半数を保守派で占めることで 5 年間の大統領任期を安定的に運営しようというものであった．しかし，選挙の結果は保守派与党連合の敗北であった（国民議会 577 議席中，保守派 257 議席，左翼 319 議席）．この結果を受けて，第一党となった社会党代表のジョスパンが首相に任命された．この選挙結果の背景には失業と経済沈滞に苦しむ国民の不満があり，またエリートによる独善的な政策運営に対する国民の反発があった．

　ジョスパン政権は，国民の不満にこたえる形で社会福祉重視の政策を進めていった．具体的には 1999 年の男女平等法（パリテ：議会選挙での男女同数を義務付けた）と社会的疎外者対策法（雇用・住居・医療面での弱者保護政策）及び PACS 法（共同生活を営むカップルを対象とし，同性カップル，異性カップルを問わず，法的婚姻関係になるカップルと同等の権利を認める制度），2001 年の週 35 時間法，解雇に関する規制の強化などを行った．また，保守派の前政権で強化された外国人や移民に対する取り締まりを緩和したが，これは治安悪化と高い失業率に対する「フランス人」の不安を増大させることになった．

2-8　シラク UMP 政権（2002-2007 年）

　2002 年の大統領選挙はシラクの圧倒的勝利であった．社会党の進めるリ

272

ベラルな改革は結局のところ問題の解決にはならないこと，そして移民問題等への左派政権の対処能力にフランス国民は改めて「non」を突きつけたのである．保守派は RPR を中心に「大統領のための多数派連合 UMP」を組織し，保守派及び浮動票の取り込みを図った．予備選で社会党のジョスパンが破れ，決選投票が国民戦線のルペン党首とシラクの争いとなったことから，最終的に左派支持者もシラク支持に回ることとなった．しかし，国民戦線がここまで躍進したことは，移民や外国人問題がフランス社会において大きな問題となっていることを国内外に示すものでもあった．

　首相はラファランが指名され，大統領選挙後に行われた総選挙でも UMP が大勝し，シラクは安定多数下で政権運営を行うことが可能となった

　「ヨーロッパのフランス」の理念のもと統一通貨の実現とその前提となる国内財政の安定化を目指すシラク大統領は長年の懸念であった年金改革を行った．公務員年金の優遇を正すこの改革は公的労組の強い反発を受けたが，シラク大統領は断固とした態度を変えずこの改革を実現する．

　ところで，この時期のシラク政権を最も悩ませていたのは移民・外国人問題であった．2005 年 10 月にパリ郊外で移民系の少年 2 人が警官に追われ死亡した事件を契機に，移民規制に反対する暴力的なデモが頻発する．この問題に先頭に立って対応したのがサルコジ内相である．サルコジは暴徒に対して断固たる姿勢で対応し，夜間外出禁止令や暴徒に対する取り締まりの強化を行った．また，サルコジは選別的な移民政策を進め，特殊能力を持つ移民に対してはそれを積極的に受け入れ，それ以外の者に対してはフランス語能力やフランス的な文化的価値観の学習を義務づけた上で，国籍取得を厳格化するという新移民法を 2006 年に制定している．しかし，サルコジが暴徒化する若者に対して行った「社会のクズ」発言は，貧困層，特に移民系の若者の強い反発を買うことになり，2010 年代のフランスの混乱の遠因となっていく．

　なお，雇用政策に関しては，企業に対して解雇を容易にすることで若年者の雇用促進をはかることを目的とした見習い期間付雇用計画がラファラン内

付　録　1990 年代から 2010 年代のヨーロッパ諸国における政治状況

閣を引き継いだドヴィルパン内閣によって 2006 年に提出されたが，若者の強い反対とその若者たちを支持する世論により，この法律は廃案となった．

2-9　サルコジ UMP 政権（2007-2012 年）

　2007 年の大統領選挙は社会党の代表となったロワイヤルが初の女性大統領を目指して，UMP のサルコジと戦った．結局，「もっと働いて，もっと稼いでください」をスローガンに新自由主義的な政策を前面にだし，「フランスを変える大統領になりたい」と宣言したサルコジが現状に行き詰まりを感じている国民，特に中間層の支持を得て当選した．

　サルコジ大統領は財政のプライマリバランスを改善するために，積極的に行財政改革に取り組んだ．例えば，赤字の大きな原因となっている年金制度について支給開始年齢を引き上げる，公務員の退職に際しては 2 人の退職に対して 1 人の雇用という穏やかな人員削減策を行った．また，企業活動の活性化と消費の刺激を目的として，2011 年財政法改正による企業の研究開発費に対する税額控除強化（30%）や富裕層に対する最高税率を 50% に引き下げるなどの改革を行った．

　2012 年には「失業率を 5% 以下に抑える」という公約を掲げたサルコジ大統領であったが，主要な経済・社会指標は改善することはなかった．2011 年に公的債務は 17 億ユーロとなり，貧困層は約 800 万人（全人口の 13.5%）まで拡大した．産業競争力回復を目的とした法定労働時間 35 時間制の廃止や企業及び労働者の社会保障負担金の引き下げとその代償としての付加価値税の引き上げも中途半端な形になり，サルコジ大統領の経済政策は一貫性を欠くものになってしまった．もちろん，これは 2007 年に生じた予想外の欧州経済危機の影響もあり，すべてがサルコジの失政によるものではない．

　支給開始年齢の引き上げや既存の特別措置の見直しといった年金制度改革は，労働者の大きな反発をかい，2010 年秋の大規模なデモを引き起こすことになった．一連の改革は庶民にとっては富裕層の優遇と社会格差の拡大を

274

もたらしただけと評価され，サルコジ大統領の派手な私生活の影響もあり，国民の批判は高まっていった.

他方，サルコジ大統領は2008年の金融危機に際してはドイツのメルケル首相と緊密な連携（メルコジと揶揄された）のもと難局を乗り越えることに成功している．しかし，その後もギリシャ金融危機に端を発するユーロの危機は継続し，国民のフランス政府及び EU に対する不信感はその政権末期には非常に高いものとなってしまった.

特にサルコジ大統領が公約として掲げた完全雇用の実施が達成できず，むしろ失業者が2007年第2四半期の8.5%から2011年第4四半期の9.8%まで上昇してしまったことへの失望感と不信感が2012年大統領選挙でサルコジが敗れた主因であると考えられている.

2-10　オランド社会党政権（2012-2017年）

2012年5月のフランス大統領選挙は社会党のオランド前党首が勝利した．社会党はミッテラン以来，17年ぶりに政権に復帰した．オランドは，緊縮財政ではなく，「成長と雇用」を重視する方針を強調し選挙戦を戦った．オランドは「経済成長が無いまま緊縮財政を強行すれば，景気が悪化し税収も減少，その結果財政赤字も増加する」という主張を掲げ，雇用対策で大きな成果を上げることができなかったサルコジとの差別化を図った．6月の国民議会総選挙でも社会党は単独過半数を獲得し，安定多数の左派政権が誕生した．オランド政権の雇用に関する公約の主なものは以下の通りである.

- フランス国内に投資する企業（工場などの事業所を開設する企業）に対して，助成金支給や税・社会保障負担の軽減を行う一方，事業所を海外移転させる企業に対しては，公的助成金の返還を求めることで，産業の空洞化を防ぐと共に雇用創出を促進させる.
- 若年層や女性，非熟練労働者に多く見られる不安定な雇用に関する対策として，これら雇用を乱用する企業に対して，失業保険の保険料率を

付　録　1990 年代から 2010 年代のヨーロッパ諸国における政治状況

引き上げる．

- ・　若年者の就業を促進するため，15 万人の雇用支援を実施．
- ・　超過勤務手当に対する税・社会保険料の減免措置を見直す．
- ・　有配当企業が従業員の解雇をする場合のペナルティーを強化する．
- ・　教育関係のポスト（学校教員など）を，向こう 5 年間で 6 万人増加させる．
- ・　建物の断熱工事を促進させ（省エネ住宅の普及促進，年間 100 万軒），それにより，数万人の雇用を創出させる．
- ・　公的年金の支給開始年齢の見直しに関しては，完全年金（フルペンション）受給に必要な保険料拠出期間（現在は，41.5 年）保険料を拠出した者に対しては，60 歳からの年金受給を可能にする．

また，税収増を図るために大企業や富裕層への課税を強化する方針を出した．具体的には富裕層に対して 100 万ユーロを超える収入について 75% という高い税金をかけること，企業に対しては税法上の各種優遇策を削減すると同時に，最低賃金を上げることを求めている．しかし，このような政策は，結果として富裕層と企業の国外流出を招き，失業率はさらに悪化する状況となった．こうした反発を受けて，オランド政権は方針転換を余儀なくされ，競争力を高めるための企業に対する減税の段階的実施を行うこととし，その代償として付加価値税を引き上げて，広く国民に負担を求める方針を打ち出した．こうした政策転換は不況にあえぐ国民の不興を買い，オランド政権の支持率は急速に低下することとなった．

参考文献

岡村茂（2010）『フランス——分権化改革の政治社会学』法律文化社．

奥島孝康，中村紘一編（1993）『フランスの政治——中央集権国家の伝統と変容』早稲田大学出版部．

河村雅隆（1996）『フランスという幻想——共和国の名の下に』ブロンズ新社．

国末憲人（2005）『ポピュリズムに蝕まれるフランス』草思社．

下條美智彦（1996）『フランスの行政』早稲田大学出版部．

ミュリエル・ジョリヴェ／鳥取絹子訳（2003）『移民と現代フランス』集英社新書

0189A，集英社.

福島清彦（2002）『ヨーロッパ型資本主義——アメリカ市場原理主義との決別』講談社現代新書 1628，講談社.

藤巻秀樹（1996）『シラクのフランス——新ゴーリスト政権のジレンマ』日本経済新聞社.

ペーター・ガイス，ギヨーム・ル・カントレック監修／福井憲彦，近藤孝弘監訳（2008）『ドイツ・フランス共通歴史教科書【現代史】1945 年以後のヨーロッパと世界』世界の教科書シリーズ 23，明石書店.

マリー・デュリュ＝ベラ／林昌宏訳（2007）『フランスの学歴インフレと格差社会——能力主義という幻想』明石書店.

増田正（2001）『現代フランスの政治と選挙』芦書房.

山口昌子（2010）『ドゴールのいるフランス——危機の時代のリーダーの条件』河出書房新社.

吉田徹編（2012）『ヨーロッパ統合とフランス——偉大さを求めた 1 世紀』法律文化社.

渡辺和行，南充彦，森本哲郎（1997）『現代フランス政治史』ナカニシヤ出版.

渡邊啓貴（1996）『ミッテラン時代のフランス——増補版』芦書房.

渡邊啓貴（2008）『フランス現代史——英雄の時代から保革共存へ』中公新書 1415，中央公論新社.

渡邊啓貴（2015）『現代フランス——「栄光の時代」の終焉　欧州への活路』岩波現代全書 067，岩波書店.

和田聡子（2011）『EU とフランスの競争政策』NTT 出版.

3　オランダ

3-1　主な政党とその特色

　オランダにおける主要政党としてはキリスト教民主アピール，自由民主人民党，労働党，民主 66，自由党がある．それぞれの政治理念の特徴を簡単に記述すると以下のようになる.
【キリスト教民主アピール】1980 年 10 月 11 日設立された中道右派のキリスト教民主主義政党．キリスト教的な社会価値観を重視し，コミュニティ及び家族の安定，売春や同性婚，薬物中毒や安楽死の推進などの非キリスト教的

付　録　1990 年代から 2010 年代のヨーロッパ諸国における政治状況

な行為への反対を主張する．EU 統合を推進する立場にある．

【自由民主人民党】1998 年に設立されたリベラリズム政党．企業家の利害を代表する政党で，「自由競争」を基本原理とする．

【労働党】1946 年に設立された社会民主主義政党．従来，キリスト教的な社会観を基礎に労働者保護，社会福祉政策の充実などを重視していたが，市場主義的な改革の導入など中道化が進み，近年はより社会主義的な政策を主張する社会党に支持基盤を奪われている．

【民主 66】学生・知識人層による体制批判が激しさを増していた 1966 年に，旧来の政党，政治のあり方を批判して設立された政党．

【自由党】もともと自由民主人民党の党員であったウィルデルスが，トルコの EU 参加に反対し，党内の有力リーダーと対立した結果，2006 年に分離独立して作った政党．反イスラム的な主張と社会福祉の充実，エリート批判等で一時的に国民の支持を集めるが，他の政党からは距離をおかれている．

3-2　ルベルス政権（1981-1994 年）

　オランダは歴史的にキリスト教民主主義の社会観に基づく社会の形成を行ってきた．具体的には，家族とコミュニティを重視し，そして男性稼得者モデルの家庭を前提とした各種給付を充実させてきた．また，キリスト教やコミュニティなどの団体は，それぞれの利権や要求を政策に反映させるために，代表を各種審議会等に送り込み，協調を前提とする政策運営を行ってきた（こうした教義や信念を共有する多くの組織が存在し，それぞれが教育や社会保障の仕組みを作ってきたために，オランダ社会は多数の柱が林立するような状況となってしまった．これを柱状社会という）．こうしたネオコーポラティズム的な文化は，労働組合と経営者団体，そして政府が協調的かつ安定的な労使関係を維持することに役立ち，それが 1970 年代まではオランダの安定した経済成長にも一定の貢献をしていた．

　しかしながら，第二次石油危機後の悪化した経済情勢のもと，上記のネオ

コーポラティズム的な運営は，失業者に対する手厚い給付の維持など，次第にオランダ経済再建の障害となっていく．政府は財健全化のために，福祉的給付の削減などに取り組もうとはするものの，労働組合の激しい反対や，また彼らの代表が多く送られている審議会での反対により，福祉を制限するような政策を行うことは難しい状況にあった．しかし，こうした動向は国民の大きな批判にさらされることになる．労働組合については組織率も低下しており，国民にとっての代表性が問題になり，また審議が紛糾するばかりで前に進まない政治に対する不満が高まっていった．こうした中，オランダの現状を批判する自由主義系の政党への国民の支持が強くなっていく．

　こうした中1982年に成立したのがキリスト教民主アピールと自由民主人民党からなるルベルス中道右派政権である．ルベルス政権は経済の立て直しを第一の目標に掲げ，雇用を増加させるための賃金抑制とインフレの抑制，社会保障給付と公務員給与の削減を柱とする財政支出抑制策を行っていく．当初は反対姿勢の強かった労働組合であったが，状況の深刻さを理解した労組代表が，政府及び経営者団体に歩み寄り政労使合意のもとで労働時間の短縮と賃金抑制を柱とするワセナール協定を結ぶ（1982年）．

　ルベルス政権下で社会保障給付の削減はそれなりに進んだが，保険者などの分権的な仕組みはそのまま残ってしまったために，制度の抜本的改革は困難であった．その結果，就労不能者に対する給付は増大を続けることとなった．

3-3　コック政権（1994-2002年）

　利益団体の意向を受けやすい傾向にあったキリスト教民主アピールの体質は1994年の総選挙において国民の厳しい批判にさらされ大敗する．そして労働党・自由民主人民党・民主66の三党の連立政権であるコック政権（労働党党首）が成立した．コック政権は自由主義を理想とする政党と　ネオリベラルな改革を容認する労働党右派の連立政権であり，その政治理念は新自

由主義的なものであった．まず，審議会への各種利権団体の関与によって政治が機能不全になっている状況を改善するために，審議会の数を減らすとともに，利権団体の代表を審議会委員から排除するという改革を行った．その上で，福祉政策と雇用政策を連動させることで福祉給付受給者の就業を促進し（福祉給付受給者に対する職業訓練受講の義務化など），企業活動を活性化するための規制緩和など多岐にわたる改革を推進した．

　コック政権は既得権益との結びつきが強いキリスト教民主主義政党の政権下では困難であったリベラルな改革を多く行った．例えば，安楽死や売春の合法化（管理下に置くことによる HIV の感染拡大防止を目的とした）や同性婚の合法化などもコック政権下で行われている．EU 拡大による輸出市場の拡大，そして規制緩和による企業活動の活性化により，オランダはコック政権下で経済的にも安定した状況を実現することに成功する．

　しかし，こうした政治的な成功とは裏腹に国民の既成政党への信頼も低下していく．その最も大きな理由は，既成政党による政治がエリート支配によるもので，福祉施策が制限され生活に支障をきたしている国民の実情を十分理解していないのではないかという国民の批判が強くなっていたことによる．また，「文化的に寛容な国」を自任していたオランダ社会において，急速に増加した移民・外国人の処遇問題も顕在化していた．具体的には移民・外国人の増加による社会保障給付の増加とそうした住民の高い失業率に起因する治安問題への懸念である．

　こうした中，既存政党（エリート層）の批判と移民・外国人対策の強化を訴えて政治の世界に飛び込んできたのがフォルタインである．実業家そして批評家であったフォルタインは既得権益を握る者としてエリート層（特に高級官僚）と既存政党を批判し，オランダにおける医療福祉教育などの公共政策の劣化をそうした「ハーグに巣食う」政官癒着体の責任であるとし，政治を市民に取り戻すことの必要性と，オランダの市民社会を取り戻すための移民・外国人対策の強化を訴えた．彼のこうしたポピュリズム的な言動は中間層の支持を得，それがその後のオランダ政局に大きな影響を及ぼすことにな

る．

3-4　バルケネンデ政権（2002-2010年）

　2002年の総選挙は，その直前のフォルタインの暴漢による銃撃死という
事件の影響を受けて行われることになった．結果的に，移民・外国人対策に
厳しいキリスト教民主アピールが与党に返り咲き，フォルタイン党，自由民
主人民党との連立であるバルケネンデ政権（キリスト教民主アピール）が成立
する．この選挙においては前政権における社会保障改革や移民政策に不満を
持っていたフォルタイン党支持者の動向が選挙結果に大きな影響を持ってい
たとされる．

　しかしながら，バルケネンデ政権においても，コック政権における雇用政
策は継続され，各種福祉給付支給条件の厳格化による就労強化が進められて
いった．また，医療・介護については，後述の管理競争の導入など，競争に
基づく生産性の向上を目指す改革がさらに強化されていった．しかし，他方
で教育現場を立て直すための教員の待遇の改善（増員と給与の引き上げ）な
ども行われている．バルケネンデ政権が前政権と最も異なる点は，移民・難
民の抑制対策強化である．具体的には，国内に居住する移民・外国人が家族
を呼び寄せる際のルールの厳格化（18歳以上への対象年齢の引き上げ，入国に
際してのオランダ語・オランダ文化の学習の義務化など）を行っている．これは
バルケネンデ政権が，キリスト教民主主義政党の伝統であるコミュニティの
安定を重視していることにもよるが，国民の移民・外国人に対する漠然とし
た不安の高まりを対応するために，明確な政策を示すことが必要になってい
た点がより重要だろう．特に2004年にイスラムの女性差別批判を主題とす
る映画を作成したテオ・ファン・ゴッホが白昼，人通りの多い通りでモロッ
コ系移民二世の若者に暗殺された事件は，国民の移民，特にイスラム系住民
に対する不安を一層高めることになる．

　また，前政権下で国民の批判が強かった政策決定の密室性に対応するため

付　録　1990 年代から 2010 年代のヨーロッパ諸国における政治状況

に，政策に関して透明性を高めるための努力（Web での情報公開など）も積極的に行われるようになっている．

3-5　リュテ政権（2010 年-）

移民に対する排他的意識の高まり，そして欧州経済危機によるオランダ経済の悪化という社会経済環境の変化の中で，反イスラムを掲げてオランダ社会におけるプレゼンスを高めていったのが 2006 年に自由党を設立したウィルデルスである．ウィルデルスは人権・自由といった西洋的価値観の重要性を説き，その価値観を共有できないイスラム系住民がオランダ社会の統合と安定性を阻害しているという批判を行った．

また，大きな市場を得ることを期待していた EU 統合であったが，域内の厳しい財政状況の中でオランダが EU 分担金の一方的な拠出国になってしまったこと，そして EU 拡大が東欧やトルコなどからのさらなる移民を引き起こし得ることなどに対する国民の反対もあり，ヨーロッパ憲法批准が国民投票によって否決されるという事態になった．

こうした社会情勢下で行われた 2010 年選挙は自由民主人民党が第一党，労働党が第二党，自由党が第三党，キリスト教民主アピールが第四党という右傾化の目立つ結果となった．この結果を受けて，連立に向けての協議が行われるが，自由党の極端なイスラム批判には他の右派政党も二の足を踏み，交渉は難航した．結局，自由民主人民党とキリスト教民主アピールが連立し（首相は自由民主人民党党首のリュテ），それに自由党が閣外協力をするという形で，自由主義系の政権が成立した．新政権はさらに厳格な移民政策を推進し，2011 年にはオランダへの移住希望者への「市民化義務」が導入された．具体的には，移民希望者に対して行われていたオランダ語会話能力の合格基準の引き上げと読解能力試験の導入，帰化手続き費用の増額などが行われた．

厳しい財政状況を反映して，政府は財政支出の大幅な削減を行うが，これは市民サービスの低下を意味するものであり，ポピュリズム的な主張で国民

の支持を得ていた自由党にとって，とうてい容認できるものではなく，2012年4月に自由党は閣外協力を解消し，リュテ政権は崩壊した．

参考文献

太田和敬，見原礼子（2006）『オランダ――寛容の国の改革と模索』寺子屋新書022，子供の未来社．

内藤正典（2004）『ヨーロッパとイスラーム――共生は可能か』岩波新書905，岩波書店．

倉部誠（2001）『物語オランダ人』文春新書181，文藝春秋．

長坂寿久（2000）『オランダモデル――制度疲労なき成熟社会』日本経済新聞社．

水島治郎（2001）『戦後オランダの政治構造――ネオ・コーポラティズムと所得政策』東京大学出版会．

水島治郎（2012）『反転する福祉国家――オランダモデルの光と影』岩波書店．

4　ドイツ

4-1　主な政党とその特色

　ドイツにおける主要政党としてはキリスト教民主同盟（CDU）/キリスト教社会同盟（CSU），自由民主党（FDP），ドイツ社会民主党（SPD），90年連合/緑の党（Bündnis 90/Die Grünen），左翼党/民主社会党（Die Linke/PDS）がある．それぞれの政治理念の特徴を簡単に記述すると以下のようになる．
【キリスト教民主同盟（CDU）/キリスト教社会同盟（CSU）】キリスト教民主主義を掲げる2つの政党による連合で，CDU は連邦レベルとバイエルン州以外の州，CSU はバイエルン州を活動基盤とする．キリスト教的価値を重視し，結婚や家族に基づいて社会の安定を実現することを基本的理念とする．経済政策については，個人の自由な活動を重視する一方で，そのための国による環境整備や行き過ぎの防止については，その必要性を容認するという社会的市場経済を掲げている．近年，中道化が進んでおり，キリスト教的教義に合わない政策も多いことから，教会との関係も徐々に疎遠になりつつ

283

ある．党内は必ずしも一枚岩ではなく，社会福祉の充実を重視する社会委員会派と経済的自由主義を重視する経済派の対立があり，近年はこれに女性の権利を重視するグループの勢力も拡大し，複雑化している．

【自由民主人民党】自由民主主義を掲げる政党で，個人の自由を保障するために国家権力の制限を主張する．社会福祉分野，経済分野における国家の介入を制限することを主張している．ただし，経済政策については，個人の自由な活動を重視する一方で，そのための国による環境整備や行き過ぎの防止については，それを容認している．この点において CDU/CSU 経済派の主張と大きな差はない．

【ドイツ社会民主党】社会民主主義国家の実現を目指しており，社会福祉分野に対する国家の積極的介入を特徴とする．経済政策としても社会市場経済の立場から，国有化の推進など「大きな政府」を志向している．

【90 年連合/緑の党】環境保護と人権保護を主張する政党で，反原発や開かれた多文化社会の実現による人権の向上などを目指している．

【左翼党/民主社会党】1989 年のドイツ統一まで旧東ドイツの政権を担っていたドイツ社会主義統一党の後継で，民主社会主義を掲げる政党．東部ドイツの利益の保護と，社会的公正を保障するための国家による統制経済の導入を主張している．

　以上がドイツの主な政党であるが，政党によらず福祉政策の基本的姿勢としてはキリスト教的な補完性原則があるように思われる．すなわち，市民の自助努力と家族・社会連帯を原則とし，それを国が補完的に支援するというものである．そのため政党間による主張の差がアメリカの二大政党のように大きくはなく，経時的にそれはより近いものになってきており，結果として中道右派・左派の大連立政権を可能にしている．

4-2　コール政権（1982-1990 年）

　1969 年の選挙で第 1 党となったドイツ民主党は自由民主党との連立政権

を樹立し，首相にはヴィリー・ブラント（SPD），副首相にはヴェルター・シェール（FDP）が就任した．1974 年ブラントの秘書が東ドイツのスパイだったことが発覚し，ブラントは引責辞任し，ヘルムート・シュミット（SPD）が新たに首相となった．連立政権は民主化の推進と東ヨーロッパ諸国との関係を重視する外交政策（新東方政策）を展開し，また 1973 年のオイルショックの際には大規模な財政出動を行い，その影響を最小限にとどめることに成功した．しかしながら，この政策により国の財政は悪化し，また失業率も依然高い状況にあった．さらに西ドイツの共産化を図るドイツ赤軍への対応，NATO 強化に呼応する形での国内軍事力増強に反対する民衆の大規模な抗議活動などへの対応など，次第にシュミット政権は窮地に追い込まれることになる．

1982 年にシュミット政権に対する不信任決議を受けて，CDU のヘルムート・コールが首相となり，ハンス・ディートリッヒ・ゲンシャー（FDP）を副首相として右派政権が誕生する．コール政権は経済危機と失業問題の解決を最大課題として取り組み，規制緩和や企業減税を主体とする民間企業の活性化と雇用の増大，そして社会保障支出削減による国家財政の健全化を図った．コールの基本的な政治姿勢は中道で FDP ほどは市場を重視しないが，SPD よりも市場を重視し，しかも SPD よりは国家介入を認めないという「中道右派」的なものであった．この意味で同時期に政権にいたイギリスのサッチャーやアメリカのレーガンのような新自由主義者ではない．コールは「転換 Welde」という用語を多用しているが，それは SPD 政権の経済政策の失敗により悪化した経済状況と失業率の「転換」であり，また新東方政策で悪化した米英との関係を好転させるための外交政策の「転換」で，ドイツ社会の現状と将来に不安を憶えている国民の感情にあうものでもあった．

社会保障政策においては自助及び住民間の互助を強化し，それを補完するものとして国の社会保障政策があるという立場で大幅に社会保障給付を削減した．雇用促進法（1985 年）により有期雇用を制度化し，失業率の低減に取り組もうとしたが，これは SPD や CDU の社会委員会派，労働組合などから，

付　録　1990 年代から 2010 年代のヨーロッパ諸国における政治状況

高失業率の時代にあって低賃金を固定化し労働者を苦しめるものだと批判された．他方，FDP や経営者団体からは雇用の柔軟化が不十分であると批判された．しかも，このような政策にもかかわらず失業率は悪化を続け，コール政権の支持率は急落していく．加えて，CDU の伝統的な支持基盤であったカトリック教会との関係についてもコール政権下では悪化してしまい，また，社会政策の失敗のために党員は大幅に減少していった．

　しかしながら，その後東西ドイツの統合により「東西統一を実現した首相」としてのコールの国民的評価は大きく高まることになる．特に社会主義的実験に大きな閉塞感を持っていた旧東ドイツ市民のコールへの支持は絶大なるものがあった．さらに，統一後の CDU に旧東ドイツの民主的指導者を多く幹部として受け入れたことで，旧東ドイツ市民が数多く CDU 党員になっていった．しかし，旧東ドイツの経済問題は深刻であり，旧式の生産設備や技術レベルの低い労働者という現実から，旧東ドイツ地域での失業問題は深刻化していく．さらに通貨統合の失敗や東への多額の補助金は旧西ドイツ市民の不満を高めることになる．時間が経つにつれて深刻化していった統合による失業とインフレのために，旧東ドイツ市民の生活も厳しいものになっていく．統一の感激が落ち着いてくるにつれて，東西ドイツ間の心理的な対立は深刻なものになり，またコール政権に対する不満が東西ドイツで高まることになる．

　社会保障政策に関しては，この時期に介護保険の導入を行い，さらに効率化のための医療保障制度改革を進めるが，党内の社会委員会派や SPD の反対もあり，いずれも中途半端なものになってしまった．このような社会経済環境下でコール政権は 1998 年の選挙で歴史的大敗を喫し，SPD に政権を奪われることになる．

4-3　シュレーダー政権（1998-2005 年）

　1998 年の選挙で勝利した SPD は緑の党と連立を組み，ゲアハルト・シュ

レーダー（SPD）が首相となる．10 年以上にわたる長い不況に苦しむドイツ経済の立て直しこそ第一の課題であるという認識のもと，シュレーダーはそれまでの SPD の路線とは全く異なる方針で制度改革に取り組んでいく．イギリスのブレア首相と連携し，保守でも革新でもない「第三の道」である「新しい中道 Neue Mitte」を模索するという方針のもと，伝統的な社会民主主義と決別し社会保障制度の効率化政策を進めていった．

2003 年シュレーダーはアゲンダ 2010（Agenda 2010）という包括的構造改革プログラムを公表する．それは以下の 5 つのテーマから構成されるものであった．

① 雇用市場と失業保険制度の改革

② 公的年金保険制度の改革

③ 公的医療保険制度の改革

④ 賃金協定の柔軟化

⑤ 減税

こうした政策は右派政権の掲げていたものであり，そのため SPD 内部からの大きな反対にあう．しかしながら，シュレーダーは野党の賛成を得てこのアゲンダの承認を得る．そして，2004 年 3 月 14 日の連邦議会でこのアゲンダを公表する．この時の演説の中でシュレーダーは「ドイツ企業が大きな社会保障負担に苦しみ，そのために雇用を増やせないでいる」とし，「成長と雇用創造のために，社会保障制度などの負担を削減すること」の必要性を主張した．そして，「これまでよりも個人の自己責任を重視し，個々人の負担を増やすことの必要性」を強調した．SPD がもともと全ドイツ労働者同盟という労働組合から生まれた政党であることを考えれば，シュレーダーのこの方針は SPD の理念を覆す大きな変革であった．そのために支持基盤である労働組合は猛反発し，党員が大幅に減少することになる．

アゲンダ 2010 を具体化する法律の 1 つがフォルクスワーゲン社役員であったペーター・ハルツを委員長とする委員会で策定されたハルツ IV 法であった．ハルツ IV 法は失業者と生活保護者の境遇を厳しくすることで働くことへ

付　録　1990年代から2010年代のヨーロッパ諸国における政治状況

の動機づけを強めようというものであった．具体的には失業給付の低減と受
給期間の短縮，給付に関するミーンズテストの厳格化を行った．また，職業
斡旋における国の権限を強化し，斡旋された仕事を正当な理由なく拒否する
失業者に関しては給付金を削減する仕組みとした．また，雇用契約の硬直性
が企業の生産性と新規雇用に悪い影響を与えているという認識のもと期限付
き雇用契約を認める法改正を行った．これにより企業は従業員の解雇を行う
ことが容易となった．

　当時の国民には極めて評判の悪い政権であったが，今日のドイツ経済の復
活はシュレーダーの改革路線によるものだという評価が一般的である．事実
2005年に486万人だった失業者数は2012年には100万人まで減少し，企業
に雇用されている勤労者数も262万人から290万人に増加している．しかし
ながら，他方でこうした一連の政策は低賃金労働を固定化することにつなが
り，国民の社会格差を拡大・固定したという批判も多い．また，シュレーダ
ー自身も後にこのことを認め，「政治に誤りはつきものだ．間違いに気づい
たら修正すればよい」と語ったとされる（熊谷，2014）．

　厳しい社会保障制度改革は国民の不興を買い，州議会選挙ではSPDが敗
北する例が続き，そしてルール地方という大工業地帯を抱え労働組合が強い
ことから，伝統的にSPDが政権を担当していたノルトライン・ヴェストフ
ァーレン州の州議会選挙で同党が敗北したことで，党内でのシュレーダー批
判が大きく高まった．所属政党の支持が得られないままで政権運営を続ける
ことは困難であると判断したシュレーダーは任期を一年残して2005年に議
会を解散し，総選挙を行う．SPDと緑の党の獲得議席は過半数割れし，
CDU/CSUが第一党となる．しかしながら，CDU/CSUとFPDも過半数を
得ることができなかった．これは仮にCDU/CSU・FPD政権になったとし
ても現在のリベラル的な政策が継続されるだろうという国民の判断によると
されている（熊谷，2014）．

　右派・左派ともに過半数を得られなかったことを受けて，CDU/CSUと
SPDの大連立政権が誕生し，首相にはCDU党首のアンゲラ・メルケルが就

任した.

4-4 メルケル政権 (2005 年-)

2002 年の連邦議会選挙での敗北後, CDU ではメルケルが台頭する. キリスト教義的な政策と距離をおくようになったことで, 伝統的な支持基盤が弱まり, またコールの経済政策の失敗もあり CDU の党員は大幅に減少していた. このような状況の中でメルケルはジェンダーの平等や自由主義的な家族政策 (例えば両親手当や全日制保育所の建設による共働き夫婦の支援策など) を掲げ, 女性や若者及び大都市居住者の支持を集め党勢を取り戻していく. CDU の伝統的支持基盤であったキリスト教系保守勢力の伝統的家族観は「男性稼得者＋専業主婦」的なものであり, メルケルの打ち出した家族政策はこうした家族観を無視するものであった. これは党内保守層の反発を買うことになるが, 国民の支持, 特に夫婦共働きが一般的になっていた若者層の支持を大きく集めた.

1998 年の連邦議会選挙後, CDU はメルケルと新自由主義を掲げるメルツの二頭体制で党の運営を行っていたが, 2002 年の連邦議会選挙で保守主義路線が国民に否定されたことで, メルツの影響力は小さくなり, メルケルは CDU の実権を掌握することになる. しかし, これは党内が一枚岩でまとまっていることを意味するものではなく, 社会委員会派 (社会福祉拡充) と経済派 (市場重視) の対立, 保守政治家 (キリスト教的価値) と女性協会 (社会的自由主義) の対立構造は依然存在していた.

メルケルの政治姿勢は保守でもなく革新でもないとされる. 彼女自身がしばしば講演でも言及するように「実務的 (プラグマティック)」というのがメルケルの本質である. 事実, シュレーダー政権の労働政策はメルケル政権になっても継続される. EU 重視に加えてアメリカとの関係改善にも成功し, リーマンショックによる一時的混乱はあったがドイツ経済は 2000 年代後半以降急速に回復している. シュレーダー政権の雇用政策・経済政策の果実を

付　録　1990 年代から 2010 年代のヨーロッパ諸国における政治状況

メルケル政権が享受していると言われる所以である．

　他方，社会保障政策では SPD との連立政権であることもあり，社会民主的な福祉国家政策に力点が置かれるようになる．これはメルケルが CDU 内部の利害調整よりも，政策運営という実務面で SPD との連立を重視していたことによる．こうした政治姿勢から CDU では社会委員会派や女性協会の発言力が強くなっていく．こうした環境下で長年 CDU と SPD との間の論争の焦点であった公的医療保険改革がメルケル政権における最重要課題となっていく．この問題に関してメルケルは保健相であるウルラ・シュミット（SPD）に改革案の取りまとめを任せることになるが，これは CDU 及び州政府の反発を招くことになる．なぜならば，SPD は増税を前提とした国民皆保険の実現を構想していたのに対し，CDU は一律保険料の導入と雇用主負担の軽減を主張していたからである．連立の維持を重視するメルケル政権は医療保険加入義務を拡大するという SPD 案を取り入れると同時に，疾病金庫間の競争を導入するという CDU 案も取り入れ，2007 年の公的医療保険競争強化法として取りまとめることになる．しかしながら，この議論の過程では新しい制度改革にあたって州政府の財政を活用するという意見があったことから州政府の反発が高まり，これが連邦政府と州政府の対立という新しい対立軸をメルケル政権内部に持ち込むことになってしまった．

　外交政策については，EU の中心となることがメルケル政権の第一の目標であった．ヨーロッパ憲法条約の批准についてはオランダとフランスの国民投票で否決されるなど厳しい状況であったが，2007 年の EU 会議で議長国であったドイツの提案により，現在の基本条約の改正により対応するということで加盟国がまとまり，それがリスボン条約として結実する．また，対米関係においてもシュレーダー政権の反米的な姿勢を変革し，NATO 対応においてもアメリカに配慮をする姿勢を見せることで，その関係を大きく改善した．

　その後，ドイツ経済の回復を受けてメルケル政権は安定する．しかしながら，ギリシャの金融危機に端を欲する財政支援問題やシリア難民の受け入れ

290

方針を巡ってドイツ国民間の対立が深刻化しており，さらに中国経済の失速を受けてドイツ経済の先行きにも不安が出始めている．

参考資料

小野一（2012）『現代ドイツ政党政治の変容　社会民主党，緑の党，左翼党の挑戦』吉田書店．

熊谷徹（2014）『ドイツ中興の祖——ゲアハルト・シュレーダー』日経 BP 社．

熊谷徹（2015）『日本とドイツ——ふたつの「戦後」』集英社新書 0793D，集英社．

小林勝訳（2009）『リスボン条約』御茶の水書房．

近藤正基（2009）『現代ドイツ福祉国家の政治経済学』ミネルヴァ書房．

近藤正基（2013）『ドイツ・キリスト教民主同盟の軌跡 —— 国民政党と戦後政治 1945～2009』ミネルヴァ書房．

坂井榮八郎（2003）『ドイツ史 10 講』岩波新書 826，岩波書店．

福島清彦（2002）『ヨーロッパ型資本主義——アメリカ市場原理主義との決別』講談社現代新書 1628，講談社．

三島憲一（2006）『現代ドイツ——統一後の知的軌跡』岩波新書 905，岩波書店．

主な統計資料

表1　総医療費の対 GDP 比（％）

表2　人口 1000 人当たりの医師数

表3　人口 1000 人あたり看護師数

表4　人口 1000 人当たり総病床数

表5　人口 1000 人当たり急性期病床数

表6　人口 1000 人当たり精神科病床数

表7　人口 1 人当たり年間受診回数

表8　平均在院日数（全入院）

表9　平均寿命

表10　乳児死亡率（出生 1000 対）

表11　年齢調整自殺死亡率（人口 10 万対）

表12　喫煙率（15 歳以上の常習喫煙者の割合）

表13　高齢化率及び外国人人口割合

付表　1980 年から 2010 年にかけての英仏独蘭日 5 か国の医療制度改革の歴史

主な統計資料

表1 総医療費の対GDP比（%）

	1990	1995	2000	2005	2010	2015
フランス	8.0	9.8	9.5	10.2	10.7	11.0
ドイツ	8.0	9.5	9.8	10.2	11.0	11.1
日本	5.8	6.4	7.4	8.1	9.5	11.2
オランダ	7.1	7.4	7.1	9.4	10.4	10.8
イギリス	5.1	6.0	6.3	7.4	8.5	9.8

出典：OECD Health Statistics 2016（2016）

表2 人口1000人当たりの医師数

	1990	1995	2000	2005	2010	2014
フランス	3.0	3.2	3.3	3.3	3.3	3.3
ドイツ	..	3.1	3.3	3.4	3.7	4.1
日本	1.7	1.8[1]	1.9	2.0[2]	2.2	2.4
オランダ	..	..	2.4	2.7	3.0	3.4
イギリス	1.6	1.8	2.0	2.4	2.7	2.8

1）日本は1994年．2）日本は2004年．
出典：OECD Health Statistics 2016（2016）

表3 人口1000人あたり看護師数

	1990	1995	2000	2005	2010	2014
フランス	..	..	6.7	7.6	8.5	9.6
ドイツ	..	..	10.5	11.2	12.1	13.1
日本	..	..	..	8.8[1]	10.1	11.0
オランダ	..	..	10.3	11.4	11.8	10.0
イギリス	..	..	9.0	10.2	9.5	8.2

1）日本は2004年．
出典：OECD Health Statistics 2016（2016）

表4 人口1000人当たり総病床数

	1990	1995	2000	2005	2010	2014
フランス	..	..	8.0	7.2	6.4	6.2
ドイツ	..	9.7	9.1	8.5	8.3	8.2
日本	..	15.4	14.7	14.1	13.5	13.2
オランダ	5.8	5.3	4.8	4.5	4.7[1]	..
イギリス	..	..	4.1	3.7	2.9	2.7

1）オランダは2009年．
出典：OECD Health Statistics 2016（2016）

主な統計資料

表5　人口1000人当たり急性期病床数

	1990	1995	2000	2005	2010	2014
フランス	..	..	5.1	4.6	4.3	4.1
ドイツ	..	7.5	6.8	6.4	6.2	6.2
日本	..	12.0	9.8	8.3	8.1	7.9
オランダ	3.7	3.3	3.1	2.9	3.3	..
イギリス	..	..	3.2	3.0	2.4	2.3

出典：OECD Health Statistics 2016（2016）

表6　人口1000人当たり精神科病床数

	1990	1995	2000	2005	2010	2014
フランス	..	..	1.0	0.9	0.9	0.9
ドイツ	..	1.2	1.1	1.1	1.2	1.3
日本	..	2.9	2.8	2.8	2.7	2.7
オランダ	1.8	1.7	1.6	1.4	1.4[1]	..
イギリス	..	..	0.9	0.7	0.5	0.5

1）オランダは2009年.
出典：OECD Health Statistics 2016（2016）

表7　人口1人当たり年間受診回数

	1990	1995	2000	2005	2010	2014
フランス	5.9	6.4	6.9	7.0	6.7	6.3
ドイツ	..	6.8	7.7	8.1	9.9	9.9
日本	13.8	14.6	14.4	13.7	13.1	..
オランダ	5.5	5.7	5.9	5.4	6.6	8.0
イギリス	6.1	6.1	5.3	5.0	5.0[1]	..

1）イギリスは2009年.
出典：OECD Health Statistics 2016（2016）

表8　平均在院日数（全入院）

	1990	1995	2000	2005	2010	2014
フランス	..	..	6.0	5.8	5.7	5.6
ドイツ	..	12.5	10.1	10.2	9.5	9.0
日本	..	33.2	24.8	19.8	18.2	16.9
オランダ	10.7	9.5	8.5	6.8	5.6	..
イギリス	..	..	9.5	8.5	7.4	6.9

出典：OECD Health Statistics 2016（2016）

主な統計資料

表 9　平均寿命

女性

	1990	1995	2000	2005	2010	2014
フランス	80.9	81.9	83.0	83.8	85.3	86.0
ドイツ	78.5	79.9	81.2	82.0	83.0	83.6
日本	81.9	82.9	84.6	85.5	86.3	86.8
オランダ	80.2	80.5	80.7	81.7	83.0	83.5
イギリス	78.5	79.3	80.3	81.3	82.6	83.2

男性

	1990	1995	2000	2005	2010	2014
フランス	72.8	73.8	75.3	76.7	78.2	79.5
ドイツ	72.0	73.3	75.1	76.7	78.0	78.7
日本	75.9	76.4	77.7	78.6	79.6	80.5
オランダ	73.8	74.6	75.6	77.2	78.9	80.0
イギリス	72.9	74.0	75.5	77.0	78.6	79.5

出典：OECD Health Statistics 2016（2016）

表 10　乳児死亡率（出生 1000 対）

	1990	1995	2000	2005	2010	2014
フランス	7.3	5.0	4.5	3.8	3.6	3.5
ドイツ	7.0	5.3	4.4	3.9	3.4	3.2
日本	4.6	4.3	3.2	2.8	2.3	2.1
オランダ	7.1	5.5	5.1	4.9	3.8	3.6
イギリス	7.9	6.2	5.6	5.1	4.2	3.9

出典：OECD Health Statistics 2016（2016）

表 11　年齢調整自殺死亡率（人口 10 万対）

	1990	1995	2000	2005	2010	2013
フランス	20.8	20.4	18.2	17.1	15.9	14.4
ドイツ	17.1	15.3	12.8	11.4	10.8	10.8
日本	17.5	16.9	22.3	22.1	21.2	18.7
オランダ	10.0	9.8	9.4	9.4	9.2	10.5
イギリス	8.2	7.4	..	6.7	6.7	7.5

出典：OECD Health Statistics 2016（2016）

表 12　喫煙率（15 歳以上の常習喫煙者の割合）

女性

	1990	1995	2000	2005	2010	2014
フランス	22.0	21.0	21.0	19.1	20.7	19.4
ドイツ	..	17.8		18.8		17.1
日本	9.7	10.6	11.5	11.3	8.4	8.5
オランダ	32.0	31.0	29.0	22.1	18.8	16.7
イギリス	30.0	..	25.0	23.0		17.0

男性

	1990	1995	2000	2005	2010	2014
フランス	39.0	36.0	33.0	..	26.4	25.8
ドイツ	..	31.3	..	27.9		25.1
日本	53.1	52.7	47.4	39.3	32.2	32.2
オランダ	43.0	41.0	35.0	28.4	23.1	21.7
イギリス	31.0		29.0	25.0		22.0

出典：OECD Health Statistics 2016（2016）

表 13　高齢化率及び外国人人口割合

	高齢者人口割合（65 歳以上）						外国人人口割合	外国出生人口割合
	1990	1995	2000	2005	2010	2014	2013	2013
フランス	14.0	15.2	16.1	16.5	16.9	18.0		12.0
ドイツ	15.3	16.1	17.2	19.2	21.0	21.6[1]	9.3	12.8
日本	12.1	14.6	17.4	20.2	23.0	25.1	1.6	
オランダ	12.8	13.2	13.6	14.2	15.5	17.1	4.9	11.6
イギリス	15.7	15.9	15.8	15.5	16.0	17.3	7.7	12.3

1）ドイツは 2013 年.
出典：OECD Health Statistics 2016（2016）

主な統計資料

付表　1980年から2010年にかけての

	80年	1	2	3	4	5	6	7	8	9	90年	1	2	3	4	5	6

イギリス ←

サッチャー・メージャー

NHS コミュニティケア
改革（1990年）

フランス ←→←←←→←→

ミッテラン社会党政権　　ミッテラン　ミッテラン社会党政権　ミッテラン　シラク
シラク　　　　　　　　　　　　　　　　　　　　　バラデュール
連立政権　　　　　　　　　　　　　　　　　　　連立政権
　　地方分権化法(1987年)　　　　　　　　　　　　　ジュ
　　　病院改革法（1991年）

オランダ ←→←

ルベルス中道右派政権　　　　　　　　　　　　　　コック連立
ワセナール協定　　　　デッカー委員会報告
（1982年）　　　　　　（1987年）
地域医療計画(2006年に廃止)
（1982年）

ドイツ ←

コール
第2次費用抑制法　　　　医療保障改革法　　　　医療保障構造法
（1981年）　　　　　　（1988年）　　　　　　（1992年）

日本 ←→←→←→←→←→←←→

鈴木　　　　中曽根　　　　竹下　　　海部　　　宮沢　細川←→　村山
　　　　　　　　　　　　　　←→　　　　　　　　　　羽田
　　　　　　　　　　　　　宇野

老人保健法（1982年）
　　第1次医療法改正（1985年）

　　　　　　　　　　　　　　　　　　第2次医療法改正(1992年)

主な統計資料

英仏独蘭日 5 か国の医療制度改革の歴史

7	8	9	00年	1	2	3	4	5	6	7	8	9	10年	1	2	3	4

ブレア・ブラウン
Our healthier nation
NHS Plan 2000

キャメロン
NHS 改革

シラク・ジョスパン連立政権　　シラク　　　サルコジ　　　　　オランド

ペプラン（1995 年）　　　　ブラジプラン（2004 年）　　HPST 法（2009 年）

政権　　　　　　　　ベルケネンデ右派連立政権　　　　リュテ右派政権
　　　　　　　　　　　　医療保険法改革
　　　　　　　　　　　　（2006 年）
　　　　　　　　　　　疾病管理制度導入
　　　　　　　　　　　（2007 年）

シュレーダー　　　　　　　　メルケル
第 2 次医療保険再編法　　アゲンダ 2000　　公的医療保険競争強化法
（1997 年）　　　　　　（2003 年）　　（2007 年）
公的医療保険連帯強化法（1998 年）
医療保険改革 2000（1999 年）
リスク構造調整改革法（2001 年，実行は 2007 年）
公的医療保険近代化法（2003 年）

橋本　　小渕　　森　　　小泉　　　安倍福田麻生 鳩山　　菅　　野田　安倍

DPC 導入（2003 年）

介護保険法（2000 年）　　　医療制度改革法（2006 年）
第 4 次医療法改正（2000 年）　　第 5 次医療法改正（2006 年）　　第 6 次医療法改正（2013年）
第 3 次医療法改正（1998 年）

医療提供体制改革ビジョン
（2005 年）　　　　社会保障・税一体改革（2012 年）

お わ り に

諸外国の医療制度を研究するようになって 20 年以上になる．きっかけは
フランス政府給費留学生としてフランス公衆衛生大学校（ENSP：Ecole Na-
tionale de la Santé Publique．現在は名称と機能の変更が行われ国立公衆衛生高等
学院 École des Hautes Études en Santé Publique：EHESP となっている．）への
留学であった．当時，留学先の ENSP は欧州統一後の加盟国間の医療シス
テムの整合性を確保することを目的に，フランス政府のミッションとして医
療制度の比較研究を行っていた．ヨーロッパ諸国だけでなく，世界の各国が
改革のアイデアを得ていたアメリカやカナダの制度についても精力的に研究
が行われており，各国の研究者や実務者が ENSP に招かれセミナーや講演
を行っていた．この研究プロジェクトの中心的役割を担っていたのが筆者の
指導教官であった Laurand Chambaud 氏である．Chambaud 氏は一般医とし
ての勤務の後 ENSP に入学し，その後保健省の公衆衛生監督医を経て，オ
ランド政権下で内閣官房の公衆衛生担当主任補佐官を務め，現在は国立公衆
衛生高等学院の学院長を務めている．

　筆者も氏から日本の医療制度についてまとめることを求められると同時に，
カナダをはじめとする諸外国の医療制度研究に現地調査も含めて参加させて
もらうことができた．Chambaud 氏は制度研究を行う上での留意点として，
歴史的分析，文化的分析，疫学的分析，人口学的分析の 4 つが重要であると
強調していた．特に，各国の制度はそのように作られてきた歴史的経緯があ
り，それを理解しなければ正しい制度分析はできないという主張から歴史的
分析には特に重点をおいて調査を行うことを求められた．正直，これはかな
り骨の折れる作業であった．常にフランスの制度を意識しながら，各国の制
度について歴史的経緯を踏まえながら記述するという作業は，それまで，ヨ

301

おわりに

ーロッパの政治と現代史にあまり関心のなかった筆者にとってはとてもつらいものであった．原典主義のChambaud氏の方針で，各国の医療関連法を読み解くという分析はそれまで経験したことのないレベルの苦行であった．特に，オランダの法律は体系が難しく，本当に正しく理解しレポートを書くことができたのかどうか，現在でも不明である．法律は当該法だけでなく，関連する政令や省令，通達そして他の法律（時にはナポレオン法典！）まで必要に応じて読み込むことが必要であるという，法学部の学生なら当然であることが，門外漢の私には当初まったく理解できておらず，何回も書き直しを命じられた．さらに制度改革に関連する新聞や雑誌の記事を読んでその要約をするというのも膨大な作業であった．今となれば良い思い出であるが，当時は本当に自分が役に立っているのか，自信を持てない状態であった．しかしながら，この経験が今の研究に大きく役立っていることは言うまでもない．

帰国後，幸運にも厚生労働省や健保連，支払基金，日本医師会などの調査協力依頼を受けることができ，継続的にヨーロッパの医療制度を研究することができている．研究者として非常に幸運なことだと思う．フランスでの経験がDPCの開発や医療計画の研究，医療情報システムの研究につながっている．筆者にとってフランス留学は大きな契機になった．筆者にフランス留学の機会を与えて下さった恩師である華表宏有先生（産業医科大学名誉教授）に御礼を申しあげたい．

こうした経緯があるので，いつかヨーロッパの医療制度の比較制度研究を著書という形でまとめたいと考えていた．筆者のヨーロッパの医療制度に関する論文をお読みいただいた二木立先生（日本福祉大学・前学長）から勁草書房の橋本晶子さんをご紹介いただき，幸いにもこのような形で出版することができた．お二人に心から感謝したい．日頃からご指導をいただいている慶応義塾大学名誉教授・田中滋先生にはヨーロッパへの関心を維持するためのモチベーションをいろいろな形でいただいている．ヨーロッパ史に高い見識を持たれている田中先生との折に触れてのディスカッションは，この本を書くにあたっての一つの縦糸になっている．また，イギリスの記述に際して

おわりに

は片山壽先生（前尾道市医師会長），ドイツ・オランダの記述に関しては鈴木邦彦先生（日本医師会常任理事）の調査に同行させていただけたことが大変参考になった．お二人の先生に深謝したい．ドイツの分析に関しては早稲田大学名誉教授・土田武史先生に多大なるご助力をいただいた．さらにこの分野での造詣の深い小林篤さん（損保ジャパン日本興亜総合研究所）にも多くの助言をいただいた．このようにこの本は多くの先生方のご支援をいただいて完成させたものである．新設医科大学の卒業生（2期生）である筆者には教えを乞うべき同門の先輩がいない．こうした境遇を克服できたのは上記のように多くの先生方にご指導をいただいたおかげである．改めてお礼を申し上げる．

　最後に，このような研究をできているのは，当時まだしゃべることもできなかった0歳児の長女・有希を日本に残って育て，そして臨床医として働きながら，フランスで一人暮らしをする筆者を支えてくれた妻・明美のおかげである．また，大学で経済学を専攻している長男・康平との欧州史及び欧州経済をめぐる議論はこの本を書く上で役に立った．その意味で個人的にも一つの区切りとなる著書であると考えている．このように個人の想いの強い動機で書かれた本であるが，医療制度に関心を持つ方々の何らかのお役にたてば，筆者の望外の喜びである．

　なお，本書の執筆中に筆者の留学時代，いつも私を支えてくれたクラスメートの André Kérjan 氏の訃報が届いた．Le Man のある Pays de la Loire 地方の公衆衛生監督医になった後も，筆者のフランスの現地調査をサポートしてくれた親友であり恩人である．この本を書くにあたってもたくさんの助言をもらった．心よりご冥福を祈ると同時に，この本を上梓することで彼へのお礼としたい．

平成29年5月　北九州にて

著　者

事 項 索 引

あ

InEK（病院財政研究所）··················151

IQWiG（医療の質と効率に関する研究所）
···156

ICER（増分費用効果比）··············24, 25

IGeL（個人的医療サービス）···········160

アゲンダ 2000 ·····························197

アゲンダ 2010（Agenda 2010）········287

Agence nationale d'appui à la
performance des établissements de
santé et médico-sociaux　→ANAP

Agence Régional de l'Hospitalisation
→ARH

Agence Régionale de la Santé　→ARS

Assisted living（支援型すまい）········213

Arztencentrum（医師センター）······147

Arzneimittelmarktneuordingsgesets
→AMNOG

Arzneimittelausgaben Begrenzungsgesetz
（薬剤支出制限法）·····················157

新しい社会民主主義 ·····················199

新しい中道 ·····················182, 199, 287

Affectation de Longue Durée　→ALD

RS（保健ネットワーク）··············74, 187

RSC（マネージドケア）·····················40

RLV（基準診療行為量）·················149

ROSP（公衆衛生の目的のための報酬）

····································70, 204

Algemene Wet Bijzondere Ziektekosten
→AWBZ

アルツハイマー財団 ·····················221

Altenpflegeheim　→APH

RPR ···265

Allocation de Longue Durée　→ALD

Our healthier nation ···················197

い

医局制度 ·····································235

ECN（全国クラスわけ試験）········65, 91

医師センター ·······························147

医師報酬規程 ·······························142

医師補助者 ··································111

依存型福祉 ·····························182, 262

一億総活躍社会 ···························233

一般医 ·····························4 110, 112

一般福祉税····························45, 202

EBM（連邦統一価格表）··········142, 149

移民問題 ·····································188

医療及び社会ケア法·························18

医療改革法 ··································130

医療・介護情報の活用による改革の推進に
関する専門調査会第 2 次報告 ········252

医療技術評価 ·········11, 32, 175, 203, 246

医療ケア機構 ·······························112

医療計画 ·····································239

事 項 索 引

医療行為規定……………………91

医療構造法 ……………………130

医療支出目標 ……………………79, 93

医療情報部 ……………………42, 78

医療職カード……………………51

医療専門職 ……………………148

医療地図……………………41

医療手帳 ……………………271

医療の質と効率に関する研究所 ………156

医療の質の評価・公表等推進事業 ……239

医療保険改革 2000（GKV-
　Gesundheitsreform 2000）…………137

医療保険基金 ……………………102

医療保険費用抑制法 ……………135

医療保険メディカルサービス ……160

医療保障改革法 ……………………136

医療保障構造法 ……………………136

Incremental Cost-Effectiveness Ratio
　→ICER

Institut für Qualität und
　Wirtschaftlichkeit im Gesudheits-Wesen
　→IQWiG

Integrated care ……………………223

Individuelle Gesundheitsleistung
　→IGeL

Independent-sector Treatment Center
　……………………14

Independent living（予防自立型すまい）
　……………………213

Integrierte Versorgungs（統合的医療）
　……………………143

え

ARH（地方病院庁）……………………44

ARS（地方医療庁）………45, 56, 63, 68, 82

英国病 ……………………261

HRG（イギリス版 DRG）…………7, 29

HAS（高等保健機構）……………55, 57, 68

HAD（在宅入院制度）…………72, 84, 95

HTA（医療技術評価）
　……………………11, 23, 175, 203, 246

HTP ……………………152

HPST 法（病院・患者・健康・地域に関す
　る法律）……………………55

ANAES（全国医療評価認証機構）……55

ANSM（フランス医療品・保健製品安全
　庁）……………………61

ANAP（全国医療・社会医療機関支援機
　構）……………………55, 57, 242

AMNOG（薬剤市場再編法）…………156

ALD（長期給付）……………………39, 54

AOK（地域地区疾病金庫）…………130

Expert Patient Programme …………15

AQP（提供者不問制度）……………22

エクステルナ……………………65

エコロジスト ……………………265

Education térapeutique（治療的健康教
　育）……………………76

SROSS（地方医療計画）…………41, 43, 56

SROS-PRS ……………………56, 68, 221

SHA（戦略的地域当局）……………12

SHO ……………………26

SSIAD（在宅看護ケアサービス）………84

SCR（標準化レセプト比）……………240

SPwGI ……………………227

Etablissement d'hébergement pour
　personnes âgées dépendantes
　（Ehpad：要介護高齢者居住施設）……79

AWBZ（例外的医療費支出保障）……104

ATIH（病院情報技術庁）…………57, 78

事 項 索 引

エーデル改革……………………………89

Any Qualified Provider　→AQP

NICE ………………………………8, 10

NHS（国民保健サービス）………3, 4, 23

NHS 111 …………………………12, 15, 221

NHS amenity-beds ……………………29

NHS Institute for Innovation and
　Improvement（NHS 革新及び改善研究
　所）………………………………………242

NHS Improvement ……………………22

NHS 及びコミュニティケア法 National
　Health Service and Community Care
　Act ………………………………………7

NHS Direct ………………………12, 15

NHS Choice ……………………………5

NHS トラスト病院………………………7

NHS Performance Assessment
　Framework ……………………………11

NHS 番号 ………………………………27

NHS Plan 2000 …………………………13

NHS pay-beds …………………………29

NSF………………………8, 10, 33, 240

NZa（医療ケア機構）…………………112

NUB ……………………………………159

APA（自立個人給付）…………………63

APH（高齢者ケア施設）………………247

FT（基金トラスト）……………………13

FTO ……………………………………117

Epreuves Classantes Nationales　→ECN

MSA ……………………………………54

MDK（医療保険メディカルサービス）
　…………………………………………160

LFSS（社会保障財政法）………45, 68, 93

LTP ……………………………………152

LPP（価格リスト）……………………50

Einzelleistungen（個別給付・付加給付）
　…………………………………………158

Einheitlicher Bewertungsmassstab
　→EBM

お

ONDAM（年間支出目標額）
　………………43, 45, 68, 79, 93, 251

大きな社会 ……………………………187

お薬手帳 ………………………………220

Objectif National de Depenses d'assurance
　Maladie　→ONDAM

オランダ医薬品適正利用機構 …………117

Allgemeine Ortskrankenkasse ………130

オルー法 ………………………………266

か

開業看護師………………………………83

介護医療院 …………………………207, 236

介護型すまい …………………………213

階層モデル ……………………………225

ガイドライン …………………………240

かかりつけ医……………………47, 48, 81, 227

家庭医 ……………………………4, 158, 164

　──主導の医療 ……………………143

　──診療 ……………………………158

　──制度 …………………………123, 138

carte de professional de santé（医療職カ
　ード）……………………………………51

看護小規模多機能施設 …………………208, 236

患者個人カードシステム………………50

患者負担補填タリフ …………………144

完全保険 ………………………………132

官民パートナーシップ ………………210

管理競争 ………………101, 107, 109, 119

307

事 項 索 引

き

企業疾病金庫 ……………………130
基金トラスト……………………13
基準診療行為量 ………………149
基準定額交付金 …………………133
基準病床数 ………………………239
基準報酬決定委員会 ……………116
基礎的保険 ………………………102
機能的総括予算制 ………………116
Key Performance Indicator　→KPI
基本タリフ ………………………143
逆選択 ……………………………132
90 年連合/緑の党 ………………284
QALY（質調整生存年）…………23, 24
共産党 ……………………………265
共同診療所 ………………………112
協約料金……………………63, 68, 92
キリスト教社会同盟（CSU）…………283
キリスト教民主アピール ………277
キリスト教民主同盟（CDU）…………283

く

Quality account ……………14, 29, 239
Quality Adjusted Life Year　→QALY
Classification Commune de l'Activités
　Médicaux　→CCAM
Krankenversicherung-
　Kostendämpfungsgesetz（第一次費用
　抑制法）………………………135
Krankenheitsvollversicherung ………132
Krankenhaus- Kostendämpfungsgesetz
　（病院費用抑制法）………………135
Grundpauschale（基準定額交付金）…133
Clinical Commissioning Group　→CCG

Grifith レポート ………………………6
クリームスキミング …………………119
Groupes Hômogènes de Malades ………42

け

Care Quality Commission　→CQC
警告委員会………………………………54
経済・財政一体改革会議 ………………252
経済・財政一体改革推進委員会 ………197
契約化原則………………………………43
KHS（けいじゅヘルスシステム）……216
Gesundheitsreformgesetz（GRG：医療改
　革法）…………………………130, 136
Gesundheits-structurgesetz（GSG：医療
　保険構造法）…………………130, 136
Gezetz zur Stärkung des Wettbewerbs in
　der gesetzlichen Krankenversicherung
　（GKV-WSG：公的医療保険競争強化法）
　………………………………130, 141
Gesetz zur Refrom des
　Risikostrukturausgleichs in der
　gesetzlichen Krankenversicherung（リ
　スク構造調整改革法）………………139
Gesetzliche Krankenversicherung
　（GKV：公的医療保険連帯強化法）…136
KDB ……………………………………228
Gate Keeper ……………………………47
ゲートキーピング（Gate keeping）
　…………………………………4, 112, 172
Gebührenordnung für Ärtzte　→GOÄ
KPI ……………………………………252
Gemeinsamer Bundesausschuss　→G-BA

こ

コアビタシオン…………………………40, 267

事 項 索 引

公益資本主義 ……………………255
後期高齢者医療制度 ………………202
公衆衛生の目的のための報酬……………70
公的医療保険競争強化法 …………130, 141
公的医療保険近代化法 ……………139, 156
公的医療保険連帯強化法 ………………136
公的病院サービス ………………218
高等保健機構 …………………55, 61
高齢者ケア施設 ………………247
国民健康保険 …………………202
国民戦線 …………………265
国民保健サービス ………………3
個人医療カード…………………47
個人的医療サービス ………………160
個人予算……………………22, 104
Kostenerstattungtarif（費用償還タリフ）
…………………144
Code Deontologie（医療行為規定）……91
個別給付 …………………158
Comité de l'Alerte（警告委員会）………54
Comité Régionale de l'Organisation
Sanitaire et Sociale →CROSS
コミッショニング（commissioning）
…………………12, 186
Commission for Quality Control（CRC）
…………………8
Commission for Health Improvement
→CHI
コミュニティカフェ ………………213
コミュニティケア ………………186, 217
Community Health Centre …………14, 28
コミューン・県・地域の権利と自由 …266
雇用促進法 …………………285
College van Zorgverzekeringen →CVZ
混合診療 …………………159

Consultant（診療部長）……………26
Continuing Care Retirement Community
→CCRC
Contractualisation（契約化原則）……43
Contribution Sociale généraliée →CSG
Contribution pour le remboursement de
la dette sociale →CRDS
コンパクト・プラス・ネットワーク …212
Couverture Maladie Universelle →CMU
Conference Régional de la Santé et de
l'Autonomie →CRSA

さ

在宅看護ケアサービス………………84
在宅入院 …………………180
——制度……………………72, 84, 95
サクランボつみ …………………124
Zusatsatzversicherung（付加保険）…132
Zusatzleistungstarif（保険外給付タリフ）
…………………144
Zusahlungstarif（患者負担補填タリフ）
…………………144
Service de soins infirmiers à domicile
→SSIAD
Service Publique Hospitalier（公的病院サ
ービス）…………………218
Substitution（代替政策）…89, 118 179, 236
the Health and social care act ……11
左翼党/民主社会党…………………284
参照価格制 …………118, 136 155, 203

し

CIZ（ニーズアセスメントセンター）…104
CRSA（地域保健・自立委員会）……56, 82
CROSS（地方医療社会組織化委員会）

309

事 項 索 引

　　…………………………………41

GRG（医療改革法）……………130, 136

CRDS（社会負債償還税）……86, 202, 271

CEPS（保健製品経済委員会）…………62

JAHIS……………………………78

CHI ……………………8, 11, 15

GHM ……………………42, 63, 78

CANAM ………………………54

CSG（一般福祉税）………………45

GSG（医療構造法）……………130, 136

CNAMTS …………………54, 78

CNU（基準報酬決定委員会）…………116

General Practitioner　→GP

GMG（公的医療保険近代化法）…139, 156

CMU（低所得者向け社会扶助制度）……39

支援型すまい ………………………213

GOÄ（医師報酬規定）……………142, 160

次官・若手プロジェクト ……………254

CQC ………………8, 11, 15, 31, 239, 240

(GKV) -Solidaritätsstärkungsgesetz（公
　的医療保険連帯強化法）……………136

GKV-WSG（公的医療保険競争強化法）
　　……………………………130, 141

GKV-Modernisierungsgesetz　→GMG

CCRC ………………………213

CCAM（診療行為共通分類）…………78

CCG ………………………18, 187, 223

市場原理主義的手法 ………………177

市場主義的改革………………………33

質の保証 ………………………180

質評価 ………………………239

実費用補填原則 ………………137

疾病管理 ……………113, 119, 204

　　――事業 ………………………139

　　――制度 ………………………49

――プログラム …………143, 144, 231

疾病金庫連邦中央連合会 …………156

質を勘案した支払い方式 …………181

G-DRG …………………………138, 151

Senior House Officer ……………26

GP（一般医）………4, 27, 110, 112

GP surgery ………………………12, 27

GP システム ……………………112

GPwSI ………………………32, 227

GP ファンドホルダー ………………7

GP post ………………………112

G-BA（連邦共同委員会）………141, 149

CPOM（医療・サービス提供に関する複
　数年契約）……………………………
　68

CVZ（医療保険基金）……………102

社会実験 ………………………184

社会主義的統制主義………………42

社会的疎外者対策法 ………………272

社会党 ………………………265

社会負債償還税………………86, 202, 271

社会保障財政法 ………………45, 93

社会保障ワーキンググループ ………252

自由開業看護師 ……………90, 92

自由開業言語聴覚士………………93

自由開業作業療法士………………93

自由開業セクター………………90

自由開業理学療法士 ………90, 93

週 35 時間法 ………………………272

収支相等原則………………………40

自由診療の医師料金規定 …………160

自由党 ………………………260, 278

自由民主人民党 ……………278, 284

Junior House Officer ……………26

ジュペプラン………………42, 197, 271

事 項 索 引

生涯現役社会 ……………………233, 248
償還制 ………………………………201
傷病手当金 …………………………143
自立型福祉 …………………………182, 262
自立個人給付………………………63
シルバー民主主義 …………………255
新移民法 ……………………………188
診断群分類 …………………………174
人頭制 ………………………………112
診療行為共通分類…………………78
新臨床研修制度 ……………………235

す

Schéma Régionale de l'Organisation
　　Sanitaire et Sociale　→SROSS
Skilled Nursing home ……………208
Standardized Claim Ratio　→SCR
Standardtarif（標準タリフ）…………132
Strategic Health Authority　→SHA
Spitzenvervände der Krankenkassen
　（Spik：疾病金庫連邦中央連合会）…156

せ

成果に応じた報酬…………………71
責任化原則…………………………43
セクター1医師……………………63, 67, 92
セクター2医師……………………63, 67, 92
ZBC（独立治療センター）…………115, 180
Therapeutic Health Education（治療的健
　康教育）……………………………209
セルフケア …………………………219
Selbstbehaltstarif（免責タリフ）………144
セルフメディケーション …………219
1991年病院改革法 ………………42
全国医療・社会医療機関支援機構…55, 242

全国医療評価認証機構……………… ……55
全国医療保険連合………………………54
全国クラスわけ試験……………………65
全国統一単価……………………………150
全国被用者疾病金庫……………………78
全国保険者連合…………………………62
選択タリフ ……………………143, 144
Centre for Clinical Practice …………10
Centre for Public Health Excellence …10
Centre for Health Technology Evaluation
　……………………………… ……10
Centrum indicatiestelling zorg　→CIZ
専門医診療 ……………………………158
戦略的地域当局…………………………12

そ

総額予算制………………………………40
増分費用効果比…………………………24
social prescribing（社会的処方）………19

た

第一次費用抑制法 ……………………135
第三者支払い方式 ……………………201
第三の道………182, 198, 199 263, 287
代替政策………89, 118, 125, 179. 207, 236
代替調剤制度 …………………………157
第二次医療保険再編法 ……………136
多機能診療所……………………………95
Darzi レポート …………………14, 16
タスクシェアリング ……………207, 209
タスクシフティング ……………207, 209
Dunning 委員会 ………………………124
多文化主義 ……………………………190
Tarification à activité　→T2A
短期医療（費）保障 ……………102, 109

311

事 項 索 引

男女平等法 ……………………272

ち

地域医療計画…………………82, 117
地域医療構想 ……………198, 219, 236
地域医療福祉拠点化事業 …………217
地域医療連携推進法人 ……………237
地域地区疾病金庫 ………………130
地域病院共同体………………………56
地域包括ケア …………………190, 217
地域保健・自立委員会………………56
cherry picking（サクランボつみ）……124
地方医療計画 …………………41, 43
地方医療社会組織化委員会…………41
地方医療庁 …………………45, 82
地方公衆衛生計画…………………60
地方疾病金庫連合…………………54
地方都市リノベーション事業 …………211
地方病院庁……………………………44
地方保健自立委員会…………………82
地方保険庁……………………………56
地方保健優先課題…………………60
中央社会医療審議会………………203
柱状社会……………………………278
長期医療費保障制度 ………………109
長期医療保険 ………………………104
長期給付……………………………39
治療的健康教育…………12, 32, 76, 209, 219

て

DIM（医療情報部門）……………42, 78
Diagnosebehandelcombinatie（DBC：オ
　ランダ版 DRG）………………………115
DRG ……………………………72, 250
DRG/PPS（包括支払い方式）………44, 72

DMP（患者個人カードシステム）
　…………………50, 82, 139, 143, 144
DOT program ……………………116
提供者不問制度………………………22
Disease management（疾病管理）
　…………………113, 119, 139, 143, 204
T2A（フランス版 DRG/PPS）………44, 72
DBC-A ……………………………115
DBC-B ……………………………115
DPC ………………………………250
Division d'Information Médicale　→DIM
ディリジズム（dirisism）…42, 77, 198, 268
Dekker 委員会 ……………………106
　—— 報告……………………………89
デッカープラン ……………………106, 197
Démocratie sanitaire（保健民主主義）
　…………………………………57, 82
De Jong 委員会報告 ………………244

と

ドイツ医師会 ………………………161
ドイツ社会民主党 …………………284
統合医療 ……………………………165
統合ケア ……………………………125
統合的医療 …………………………143
統制主義………………………77, 198
Doktersassistent（医師補助者）……111
特定健診・特定保健指導事業 …………232
特別の外来医療 ……………………143
独立治療センター …………………115, 180
Dossier Médical Personalisé　→DMP

な

内部市場 ……………………………6
National Institute for Clinical Excellence

事項索引

→NICE

National Institute for Heath and Care
Excellence ……………………8

National Service Framework →NSF

National Health Service →NHS

Nursing home（介護型すまい）………213

ナーススペシャリスト ………………111

ナースプラクティショナー（Nurse
practitioner）………………27, 111, 180

Nurse prescriber …………………27

7：1問題…………………………237

に

二重財政方式 …………135, 137, 150, 202

ニーズアセスメントセンター …………104

2009年7月21日HPST法…………55

入所型ケア施設 …………………247

Numerus clausus ……………………65, 110

ニューレイバー ……………………262

任意保険 …………………………102

ね

ネオコーポラティズム ………………278

ネガティブウェルフェア ………182, 262

Nederlandse Zorgautoriteit →NZa

Nederlands instituut voor verantwoord
medicijngebruik（オランダ医薬品適正
利用機構）………………………117

ネットワークモデル ………………225

の

Neue Untersuchungs und
Behandlungsmethoden →NUB

は

Buurtzorg …………………………122

Higher Trim Point（HTP）…………152

Biesheuvel Committee ………………108

Vitalカード…………………………39, 50

Hausarzt（家庭医）………………158

Versichertenpauschalen（包括支払い）
………………………………158

Personal budget（個人予算制度）………22

働き方ビジョン検討会 ………………208

Verpleegkundig specialist（ナーススペシ
ャリスト）………………………111

Public-Private Partnership →PPP

Value Based Pricing →VBP

ハルツⅣ法…………………………287

ひ

P4P ………………14, 71 181, 239

PRS …………………55, 60, 187

PRSP（地方保健優先課題）…………60

PACS法……………………………272

PFI（Private Finance Initiative）…7, 210

BKK（企業疾病金庫）
………………………………130

Huisartsen Post（共同診療所）
………………………112

Big society構想 ……………………264

PbR（成果に基づく支払い方式）
…………………………… 14, 29

PPP（官民パートナーシップ）
………………182, 2_0, 262

病院改革法…………………………41

病院間組合 …………………………217

病院・患者・健康・地域に関する法律…55

313

事 項 索 引

病院財政研究所 ……………………151
病院施設法 …………………………116
病院情報技術局……………………78
病院費用抑制法 ……………………135
評価療養制度 ………………………246
被用者保険制度……………………38
標準化レセプト比 …………………240
標準タリフ …………………………132
費用償還タリフ ……………………144

ふ

Foundation Trust（FT：基金トラスト）
　…………………………………………13
Facharzt/Facharztin füur
　Allgemeinmedizin（家庭医）………158
fachärztliche Versorgung（専門医診療）
　…………………………………………158
farmacotherapeutisch overleg（FTO）
　…………………………………………117
Fit for work ………………………232
VBP（価値に基づく価格設定）……25, 181
Festbeträge（参照価格別）…………155
Fallpauschalen（FP）/Sonderentgelt
　（SE）（診断群分類）………………137
付加給付 ……………………………158
付加保険 ……………………………132
複数年契約……………………………68
浮動点数制……………………………93
Pflegeheim（入所型ケア施設）…………247
プライマリケア………………31, 172, 223
プライマリケアグループ（Primary Care
　Group）……………………………12
プライマリケアトラスト（Primary Care
　Trust, PCT）……………………12
プラクティスナース（Practice Nurse）

（Praktijkondersteuner）
　………………………………12, 27, 111, 180
ブラジプラン………………………………46
フランス医薬品・保健製品安全庁………61
Priorité Régionale de la Santé　→PRS
Priorité Régionale de la Santé Publique
　→PRSP
puéricultrice（新生児・乳幼児ケア専門看
　護師）………………………………68
Preferred Practitioner Model ………14
Preferred provider model …………120
Prevention Santé ……………………60
ブレア改革…………………………………8
Block contract ………………………14

へ

Pay for performance　→P4P
Patient centered……………………225
Besondere ambulante ärztliche
　Versorgung（特別外来医療）………143
Beitragssicherungsgesetz（保険料安定化
　法）………………………………139
Beitragsrückerstattungstarif（保険料償還
　タリフ）……………………………144
Betriebskrankenkasse　→BKK
ベバリッジ報告 ……………………3
Payment by Result　→PbR
Health and Social Care Act（医療及び社
　会ケア法）…………………………18
health care center …………………223
Health Technology Assessment　→HTA
Health Resource Groups　→HRG

ほ

Point flottant（浮動点数制）……………93

314

事 項 索 引

包括支払い …………………………158
保革連立政権 ……………………267
保険医 ………………………………147
保健医療計画 ……………………198
保険外給付タリフ ………………144
保険者機能 ………………………204
保健製品経済委員会………………62
保健ネットワーク ……………72, 74
保健民主主義 ……………………57, 82
保険料安定化法 …………………139
保険料償還タリフ ………………144
Hausarztzentrierte Versorgung（家庭医
　主導の医療）……………………143
hausärztliche Versorgung（家庭医診療）
　………………………………………158
ポジティブウェルフェア ………182, 262
保守党 ………………………………260
Hospitalisation à domicile　→HAD
補足制度………………………………39
ホテルコスト ……………………247
Haute Autorité de la Santé　→HAS
ポピュリズム ……………………196
ポリクリニック …………………223

ま

マーストリヒト基準 ……………178
マーストリヒト条約 ……………178
Managed competition（管理競争）
　…………………………………101, 119
マネージドケア………………………40

み

民主 66 ……………………………278

め

Maison multifunctionele（多機能診療所）
　………………………………………95, 223
Medizinische Dienst der
　Krakenversicherung　→MDK
Medizinische Fachangestellte（医療専門
　職）…………………………………148
Médecin Traitant（かかりつけ医）…47, 48
Médecin Reférant（かかりつけ医）……48
免責制………………………………50, 103
免責タリフ …………………………144

も

Monitor …………………………………22
門番機能 ………………………………4

や

薬剤支出制限法 …………………157
薬剤市場再編法 …………………156

ゆ

URCAM（地方疾病金庫連合）…………54
UNCAM（全国医療保健連合）…… …54, 62
UDP ………………………………………265
Union Nationale de la Caisse d'Assurance
　Maladie　→UNCAM
Union Régionale de Caisse d'Assurance
　Maladie　→URCAM

よ

要介護高齢者居住施設………………79
予防自立型すまい ………………213

315

事 項 索 引

ら

ライフコースアプローチ …………222, 243

La communauté hospitalière de territoire
（地域病院共同体）…………………………56

l'allocation personnalisée d' autonomie
→APA

り

リスク構造調整 ………………103, 133, 202
——改革法 …………………………139

repeat prescription ……………………31

リフィル処方……………………………31

Rémunération sur objectifs de santé
publique（フランス版疾病管理制度）
………………………………………49, 70

リュールップ委員会 ……………………140

れ

例外的医療費支出保障 …………………104

Regelleistungsvolumen →RLV

Registrar（医局員）……………………26

Leistungskomplexe（個別給付・付加給

付）………………………………………158

résposabilisation（責任化原則）…………43

Reseau de soins coordonés →RSC

Réseau de la Santé（保健ネットワーク）
………………………………………72

レセプト ……………………………………250

連邦共同委員会 …………………………141

連邦統一価格表 …………………………142

連立政権………………………………………40

ろ

Lower Trim Point（LTP） …………152

Loi de Financement de la Sécurité Sociale
（1996 年社会保障財政法）
………………………………………45, 93

労働党 ………………………………260, 278

わ

ワセナール協定 …………………………279

割引契約強制制度 ………………………157

を

Walk in centre ……………………19, 28

人 名 索 引

う

ウィルデルス，ヘルト ……………………282
ヴェレボゴワ，ピエール ………………270

え

エントーベン，アラン …………………101

お

オランド，フランソワ …………………275

か

片山壽 …………………………………………225

き

ギデンス，アンソニー …………………263
キャメロン，デーヴィッド……17，187，263

く

クシュネール，ベルナール………………57
クレッソン，エディット ………………270

け

ゲンシャー，ハンス・ディートリッヒ
…………………………………………285

こ

コール，ヘルムート ……………………285

コック，ウィム ……………………182，199，279

さ

サッチャー，マーガレット …… ……6，261
サルコジ，ニコラ
………………55，77，183，188，273，274

し

シェール，ヴェルター ……………………285
シモンズ，ハンス ………………………106
ジュペ，アラン……………………42　183，271
シュミット，ウルラ ……………………290
シュミット，ヘルムート ………………285
シュレーダー，グアハルト …182，199，286
ジョスパン，リオネル ………… ………272
シラク，ジャック………………………77，267

す

鈴木邦彦 ……………………………………227

て

デッカー，ヴィセ ………………………106

と

ド・ビルパン，ドミニク ………………274

は

バイル，フランソワ ……………… ………254

317

人名索引

ハム，クリス …………………………171
バラデュール，エデュアール …………270
バルケネンデ，ヤン・ペーター …189, 281
ハルツ，ペーター ………………………287

ふ

ファビウス，ローラン ………………267
ファン・ゴッホ，テオ …………189, 281
フォルタイン，ピム ……………………280
ブラウン，ゴードン ……………………262
ブラジ，フィリップ・ドゥステ…………46
ブラント，ヴィリー ……………………285
ブレア，トニー ………………182, 199, 262

へ

ヘンドリクス，ヨー ……………………105

み

ミッテラン，フランソワ……………40, 266

め

メージャー，ジョン ………………6, 261
メルケル，アンゲラ ……………………288
メルツ，ハンス・ルドルフ ……………289

ら

ラファラン，ジャン゠ピエール ………273

り

リュテ（ルテ），マルク…………………282
リュールップ，バート …………………140

る

ルベルス，ルドルフス …………………279
ル・ペン，ジャン・マリー ……………269

ろ

ロワイヤル，セゴレーヌ ………………274

著者略歴
1960 年　岩手県生まれ
1985 年　産業医科大学医学部卒業
1991 年-1992 年　フランス政府給費留学生
1992 年　フランス国立公衆衛生学校卒業
1993 年　京都大学博士号（医学）取得
　　　　産業医科大学医学部公衆衛生学講師を経て，
現　在　産業医科大学医学部公衆衛生学教授
専門領域：公衆衛生学（保健医療システム，医療経済，産業保健）
e-mail：smatsuda@med.uoeh-u.ac.jp
著　書　『介護予防入門』（社会保険研究所，2005），『臨床医のための DPC 入門』（じほう，2006），『基礎から読み解く DPC 第 3 版』（医学書院，2011），『医療のなにが問題なのか』（勁草書房，2013）

欧州医療制度改革から何を学ぶか
超高齢社会日本への示唆

2017 年 10 月 30 日　第 1 版第 1 刷発行

著　者　松　田　晋　哉
発行者　井　村　寿　人
発行所　株式会社　勁　草　書　房
112-0005 東京都文京区水道 2-1-1　振替 00150-2-175253
（編集）電話 03-3815-5277／FAX 03-3814-6968
（営業）電話 03-3814-6861／FAX 03-3814-6854
大日本法令印刷・松岳社

©MATSUDA Shinya　2017

ISBN978-4-326-70100-1　　Printed in Japan

〔社〕出版者著作権管理機構　委託出版物〕
本書の無断複写は著作権法上での例外を除き禁じられています。
複写される場合は，そのつど事前に，〔社〕出版者著作権管理機構
（電話 03-3513-6969，FAX 03-3513-6979，e-mail: info@jcopy.or.jp）
の許諾を得てください。

＊落丁本・乱丁本はお取替いたします。

http://www.keisoshobo.co.jp

【講座　医療経済・政策学】

西村周三・田中　滋・遠藤久夫……編著
第 1 巻＊医療経済学の基礎理論と論点　　2700 円

遠藤久夫・池上直己……編著
第 2 巻＊医療保険・診療報酬制度　　2900 円

田中　滋・二木　立……編著
第 3 巻＊保健・医療提供制度　　2600 円

池上直己・西村周三……編著
第 4 巻＊医療技術・医薬品　　2600 円

田中　滋・二木　立……編著
第 6 巻＊医療制度改革の国際比較　　2600 円

＊　　　＊　　　＊

二木　立
医療経済・政策学の視点と研究方法　　2400 円

二木　立
民主党政権の医療政策　　2400 円

二木　立
TPP と医療の産業化　　2500 円

二木　立
福祉教育はいかにあるべきか　　2500 円

二木　立
安倍政権の医療・社会保障改革　　2400 円

二木　立
地域包括ケアと地域医療連携　　2700 円

二木　立
地域包括ケアと福祉改革　　2500 円

松田　晋哉
医療のなにが問題なのか　　3500 円

勁草書房

＊表示価格は 2017 年 10 月現在．消費税は含まれておりません．